现代名医
圆机活法与达方效药 丛书

哮喘卷

邢斌 主编

U0334960

中国中医药出版社
·北 京·

图书在版编目（CIP）数据

现代名医圆机活法与达方效药丛书·哮喘卷 / 邢斌主编 . —北京：中国中医药出版社，2019.9

ISBN 978 – 7 – 5132 – 5589 – 9

Ⅰ . ①现… Ⅱ . ①邢… Ⅲ . ①哮喘—中医临床—经验—中国—现代 Ⅳ . ① R249.1

中国版本图书馆 CIP 数据核字（2019）第 097623 号

中国中医药出版社出版

北京经济技术开发区科创十三街 31 号院二区 8 号楼

邮政编码 100176

传真 010-64405750

山东润声印务有限公司

各地新华书店经销

开本 880×1230 1/32 印张 16 字数 404 千字

2019 年 9 月第 1 版 2019 年 9 月第 1 次印刷

书号 ISBN 978 – 7 – 5132 – 5589 – 9

定价 79.00 元

网址 www.cptcm.com

社 长 热 线 010-64405720

购 书 热 线 010-89535836

维 权 打 假 010-64405753

微信服务号 zgzyycbs

微商城网址 https://kdt.im/LIdUGr

官 方 微 博 http://e.weibo.com/cptcm

天猫旗舰店网址 https://zgzyycbs.tmall.com

如有印装质量问题请与本社出版部联系（010-64405510）

现代名医圆机活法与达方效药丛书·哮喘卷
编委会

丛书总序

中医药治病的经验浩如烟海，我认为主要由两部分组成，一是医学家特别是名医的经验，二是民间的经验特别是单方验方，当然两者之间可能会存在一定的交集。本丛书涉及的研究主要集中在现代医家的经验上。

医家经验，可以从不同角度分类。假定从"常"与"变"角度分，则一是常法，二是变法。常法是指多数人都掌握的，具有一定共识的经验，可以理解为诊疗常规。变法，是某些医家独到的经验，仔细分析，又有两种情况。第一，这种独到经验，是能广泛用于某种疾病的。第二，这种独到经验，是用于某种疾病的某些特殊情况的。

医家经验，还可以从理法方药的角度进行分类。比如，某位名医治疗某种疾病的理论，这属"理"；治疗某种疾病的方法，这属"法"；治疗某种疾病的经验方，这属"方"；治疗某种疾病的特色用药，这属"药"。

自然，进一步"常"与"变"也可以从理法方药的角度进行分类。"变"，属理法者，就是圆机活法；"变"，属方药者，就是达方效药（当然，"常"属方药者，也是达方效药）。这就是本丛书、本专题研究叫"圆机活法与达方效药"之所由来。

要注意，常法与变法不是一成不变的。比如，在缺乏经验的医生那里，教科书上的内容都可能未必全然掌握，那就很有可能对于别人属常法的东西对他来说就是变法了。反之，在经验与学识都很丰富的医生那里，别人眼里的变法对他而言则是常法。

常法、变法不是一成不变的另一层因素，是因为中医学术与经验在进步，当人们发现某种变法更符合临床实际，更有效果后，逐步推广、验证，慢慢就会把它作为共识而补充进常法。

显然，"常"与"变"都是很重要的。"常"是基础，"变"是提高。"变"是需要不断变的，这意味着进步；"变"是需要不断总结的，这样"变"才能变为"常"，因而"常"也在不断变，不断完善。这是中医发展之路。

对个人而言，当然首先要学常法，打基础，之后广读书，多临床，其不断提高的过程，就是多识变法，实践变法，总结变法，将变法转化为常法的过程。

问题在于，中医发展之路，我看走得不好。因为似乎没有看到人们去总结"变",把"变"变为"常"。我们的"常",还是基于古代的类似于"中医内科学"这样的专著，还是基于现代的若干专家撰写的教材（他们往往又是基于古代的类似于"中医内科学"这样的专著以及自身经验，而没有经过大规模研究）。没有认认真真研究"变"，总结"变"，"变"就永远只被少数人掌握，甚至束之高阁，那"常"就永远还是那个"常"，没有进展。

多数中医的个人发展之路，恐怕同样走得不好。原因是一样的，读书少，研究少，动脑子少，临床再多，也多属重复劳动，没有质量，没有进步。

所以当务之急，无论是从中医发展的角度，还是为了每一位中医师的个人发展，都要研究变法、总结变法。

本丛书、本专题研究特别强调两点。

一是资料收集的全面性，尽可能多地收集现代诸位名老中医的经验，也包括一些不那么知名但确有独特认识的临床医师的经验。目的是摸清家底：我们到底有哪些理论，哪些方法。先不管常法、变法。二是强调眼光，要能分得清常法、变法，要循名责实，要有见识，能够把医家经验深层次的东西揭示出来。此话怎讲？因为不是每个医生都善于写，都写得思路清晰，条理清楚。有的医家的文章虽有价值，但思路或条理并不很清晰，这就需要我们去分析、去研究。总之，要删繁就简，突出独到经验；要循名责实，看到医家内在的东西。

如果我们能摸清家底，把既往中医治病经验的"常"与"变"搞得清清楚楚，那么只要借助我们的研究，每一位中医师治病水平的提升一定是快速的。在此基础上，如能形成中医人工智能，形成一个行业的计算机平台，许许多多的中医师都在这个平台上实践，进而产生大数据，并加以分析，那对于促进"变"转变为"常"将是极为有利的。换言之，将推动中医治病效果的提高与中医学的发展。

千里之行始于足下，让我们一点一滴地做起来！

邢斌

2018 年 3 月 31

几点说明

1. 本书是现代名医圆机活法与达方效药丛书之一种——哮喘卷。

2. 最初收集了近 200 位现代名医诊治哮喘的经验。原拟全文保留这近 200 位名医的经验，这样读者能读到原汁原味的资料。但经过反复思考，我们放弃了这样的想法。原因有二：第一，篇幅太大；第二，雷同的内容不少。因为毕竟医家的经验仍以常法为主，独到的、独门的经验到底是少的，假定将近 200 位名医经验原封不动、连篇累牍地照搬上来，读者一定读得昏昏欲睡，提不起劲来。所以最终决定要突出特色。那特色为何？其实就在这"圆机活法"与"达方效药"八字。经验寻常者，少录甚至不录，这样我们剔除了一些医家，最后保留的医家有 151 位，即便是这些保留下来的医家，也删繁就简，而重点突出属"圆机活法"与"达方效药"的内容，并在文末列关键词以期"点睛"，希望能给读者留下较深印象。当然，读者的层次是不一样的，我们的整理工作也考虑到普通读者的需求，故适当保留一些属于常法的内容。

总之，本书的特点是：资料宏富而又不冗长，关键在于突出重点，希望在"圆机活法"与"达方效药"上给予读者切实的帮助。

3. 本书分四章。第一章以高等医药院校教材《中医内科学》

（第五版）为基础，简述哮喘诊治的常法。第二章是全书重点，以医家为单位，介绍他们诊治哮喘的独到经验，本书共收录了151位医家经验。第三、四章是总结，即以第二章的资料为基础，综述哮喘诊治之变法与达方效药。

4. 每一医家经验的文前为名医介绍和带有提要性质的编者按。文中根据需要插入编者按，或归纳，或注解，或阐析，或引申，或附以相关资料，或参以编者经验，或提出商榷意见。原文中的按语改称"原按"。每篇文章末尾注明参考文献。

5. 虽尽力查找这些医家的生平，包括生卒年，但仍有一些未能知其经历。因此第二章篇目的排列无法以医家生年为序，只能采用音序。但有一种情况例外：父子兄弟医家紧邻安排，则父在前而子在后、兄在前而弟在后。如徐小圃、徐伯远、徐仲才父子三人，即按此原则排序。

6. 因本书是"哮喘卷"，故有一些早期的医家会应用马兜铃等药物，而马兜铃现已禁用，一般情况将不再特意出注说明。

7. 本书暂未涉及针灸的内容，容以后增补。

目　录

第一章

哮喘诊治之常法

哮喘，即哮证，是一种发作性的痰鸣气喘疾患。发时喉中哮鸣有声，呼吸急促困难，甚则喘息不能平卧。下面根据中医高等院校中医内科学 5 版教材，简述哮喘证治之常法如下。

一、对哮喘病因病机的一般认识

一般认为，哮喘之病理因素以痰为主，而痰的产生责之于肺不能布散津液、脾不能运输精微、肾不能蒸化水液，以致津液凝聚成痰，伏藏于肺，成为发病的"夙根"。此后，如遇气候突变、饮食不当、情志失调、劳累等多种诱因均可引起发作。

哮喘发作期的基本病理变化为"伏痰"遇感引触，痰随气升，气因痰阻，相互搏结，壅塞气道，肺管狭窄，通畅不利，肺气宣降失常，引动停积之痰，而致痰鸣如吼、气息喘促。

若哮喘反复发作，则可从实转虚，在平时表现肺、脾、肾等脏气虚弱之候。肺虚不能主气，气不化津，则痰浊内蕴，肃降无权，并因卫外不固而更易受外邪的侵袭诱发；脾虚不能化水谷为精微，上输养肺，反而积湿生痰，上贮于肺，影响肺气的升降；肾虚精气亏乏，摄纳失常，则阳虚水泛为痰，或阴虚虚火灼津成痰，上干于肺，而致肺气出纳失司。三脏之间互相影响，可致合病，表现为肺、脾、肾的气虚及阳虚，或肺肾的阴虚。在间歇期感觉短气、疲乏，常有轻度哮症，难以全部消失。一旦大发作，每持续不解，邪实与正虚并见，肺肾两虚而痰浊壅盛。严重者，心阳亦同时受累，甚至发生"喘脱"危候。

二、对哮喘辨证与治法的一般认识

一般认为，哮喘之辨证总属邪实正虚，发作时以邪实为主，未发时以正虚为主。邪实当分寒痰、热痰的不同；正虚应审其阴阳之偏虚，区别脏腑之所属，了解肺、脾、肾的主次。

治疗当根据"发时治标，平时治本"的原则。发时攻邪治标，祛痰利气，寒痰宜温化宣肺，热痰当清化肃肺。反复日久，发时正虚邪实者，又当兼顾，不可单纯拘泥于攻邪。平时应扶正治本，阳气虚者应予温补，阴虚者则予滋养，分别采取补肺、健脾、益肾等法，以冀减轻、减少或控制其发作。如寒热虚实错杂者，当兼而治之。

三、对哮喘辨证论治方药的一般认识

一般认为，哮喘当分发作期、缓解期辨证论治。

1. 发作期

（1）寒哮

治法：温肺散寒，化痰平喘。

方药：射干麻黄汤。

若表寒里饮，寒象较甚者，可用小青龙汤。哮喘发展剧烈者，可考虑在密切观察下服用紫金丹以祛痰定喘。若病久，阴盛阳虚，则用苏子降气汤。

（2）热哮

治法：清热宣肺，化痰定喘

方药：定喘汤。

若病久热盛伤阴，虚中夹实，可用麦门冬汤加味。

此外，若哮喘发作时以痰气壅实为主，寒与热俱不显著者，可用三子养亲汤加味，另吞皂荚丸，必要时可予控涎丹泻其壅痰。

2. 缓解期

（1）肺虚

治法：补肺固卫

方药：玉屏风散。

若畏寒明显，可用桂枝汤。如气阴两虚，可用生脉散加减。

（2）脾虚

治法：健脾化痰。

方药：六君子汤加减。

（3）肾虚

治法：补肾摄纳。

方药：辨其阴阳，分别选用金匮肾气丸或七味都气丸化裁。

肾虚不能纳气者，加胡桃肉、冬虫夏草、紫石英，或予参蛤散，并可常服紫河车粉。

编者按：应该说，中医内科学 5 版教材编写的质量还是不错的，至少哮喘这一章节的质量是不错的。我看目前很多的中医临床医师的水平都达不到教材的水平。比如，教材中提到的紫金丹、控涎丹、皂荚丸，目前有几个临床医师在用？假定说紫金丹含剧毒药物，一般医生很难使用，这还情有可原，那控涎丹、皂荚丸呢？特别是皂荚丸又有几个医生在使用呢？

第二章

现代名医诊治哮喘的独到经验

安效先

编者按：安效先（1942—），主任医师，中国中医科学院西苑医院儿科学术带头人，第三、四、五批全国老中医药专家学术经验继承工作指导老师。其专著《安效先儿科临床经验集萃》有较多章节记录了他治疗小儿哮喘的学术思想和临床经验，现撮要介绍其特色如下。

1. 安氏提出小儿哮喘发作的"风、痰、瘀"学说。认为"痰瘀伏肺"是哮喘的夙根，风邪为其发作诱因，哮喘的发作是"风、痰、瘀"相互作用的结果。

2. 咳嗽变异性哮喘夙根为风伏肺络，肺气宣肃失常，气道处于挛急状态，外风引动内风而作咳。治疗以疏风宣肺、解痉止咳为法。具体用药为炙麻黄、杏仁、蝉蜕、川贝、黄芩、桑白皮、葶苈子、苏子、五味子、石菖蒲、地龙、射干、生白芍、炙甘草、苍耳子、辛夷、仙鹤草、百部。如患者近期感染而痰热较甚，加用清热化痰法；若肝火偏旺，可加用泻肝清肺法；咳嗽日久，耗伤肺阴，加用敛肺润肺法；动则作咳，加用滋补肺肾法。

此外，安氏研究时间医学，根据咳嗽时间，帮助判别证型。①若患儿清晨咳嗽气急，同时伴有鼻痒、流涕、喷嚏、眼痒等症状，说明风邪较甚。②若下午咳重，痰少，或痰黏不易咳出，同时伴有舌红苔少，通常属肺热，或阴虚燥咳，方用泻白散或沙参麦冬汤加减；若痰多色黄，多属痰火倒流于肺，加用鱼腥草、青黛、蛤粉、莱菔子等；若咳嗽呈阵发性痉咳，咳嗽时面红面赤，甚至呕吐，属肝火犯肺，加用青黛、木瓜、生白芍、炙甘草等。③若夜咳明显，则又可分为两种情况：若患儿咳嗽时间较长，痰少，同时伴有活动后咳嗽明显，辨证属于肺肾气虚型，方用人参胡桃汤加减以补益肺肾、纳气止咳，方中通常加用当归以助止咳；若患儿夜间阵咳较重，同时伴有痰多，影响睡眠者，一般属于风伏肺络或肺热久咳型，在基本方基础上加用青黛、蛤粉、石菖蒲等清肝泻肺化痰。

3. 活动后咳喘是否加重，是安氏辨别小儿哮喘是否属于肺肾两虚证的重要依据。

4. 用药经验：①喜用炙麻黄宣肺平喘，儿童哮喘发作期时必用该药，同时配伍清肺化痰、降气平喘的药物，疗效肯定。②常用五味子配伍炙麻黄治疗小儿咳嗽变异性哮喘及哮喘发作，意在宣肺定喘的同时，收敛肺气，以防肺气发散太过。③五味子、薤白二药相伍，一寒一温，一敛一宣，互相佐制，用治小儿急性哮喘发作期痰多胸闷。④仙鹤草性平而补虚，现代研究有止咳平喘、抗菌抗病毒作用，安氏常配百部用于哮喘、咳嗽，配麻黄则可防其宣散太过。⑤射干化痰止咳平喘、地龙清肺平喘，安氏常用于治疗小儿肺热喘息发作时。⑥治哮喘，常在宣肺化痰平喘基础上，加入芍药甘草汤以增加疗效。⑦治小儿哮喘，补肾药如紫河车、冬虫夏草效果明显，但有易促进患儿性早熟之弊，故选用人参胡桃汤，以太子参易人参、核桃，肺肾双补，又无明显不良反应。

医案举例

吕某，男，6岁6个月。

2008年9月6日初诊。

主诉：患儿咳喘反复发作4个月。

病史：患儿近4个月来反复咳喘，喘促，夜能平卧，有痰，未发热，大便不干。查体：咽略红，舌红，苔白，肺部可闻及哮鸣音，心无异常。哮喘史1年，反复发作，血清过敏原检测总IgE阳性，否认哮喘家族史。

诊断：支气管哮喘。

辨证：肺脾两虚，痰热内蕴。

治法：泻肺补肾，标本兼顾。

处方：炙麻黄 5g，杏仁 10g，地龙 10g，射干 10g，黄芩10g，桑白皮 10g，葶苈子 6g，苏子 6g，仙鹤草 10g，百部 10g，太子参 10g，核桃仁 4 个，4 剂。

二诊：患儿已不喘，傍晚仍咳，活动后咳嗽加重，有痰，大便不干。查体：咽略红，舌红，苔白，肺呼吸音粗，心无异常。

处方：炙麻黄 5g，杏仁 10g，地龙 10g，黄芩 10g，桑白皮10g，葶苈子 6g，苏子 6g，太子参 10g，麦冬 10g，炒枣仁 10g，百合 10g，乌梅 6g，核桃仁 4 个，7 剂。

原按：哮喘发作期以风热犯肺、痰瘀阻络为多见，但由于小儿体质特点为"易虚易实"，故虚实之间容易互相转化，因此临床中虚实夹杂证也多见，故扶正祛邪为其治疗大法。本例患儿久病不愈，表现为虚实夹杂、上盛下虚。上盛肺实，表现喘促胸闷、咳嗽痰鸣；下虚肾气不足，活动后咳喘加重，所以在宣肺降气平喘同时益气补肾纳气。热重加金银花、连翘、生石膏、知母、桑白皮、青黛；痰多加海蛤粉、法半夏、白果、芦根、茅根；喘重加射干、土鳖虫、白芍、甘草；胸闷加瓜蒌、薤白。

点睛：小儿哮喘风痰瘀学说·咳嗽变异性哮喘经验方·判别肺肾两虚证的重要依据·五味子·芍药甘草汤·仙鹤草

参考文献

安效先，潘璐，冀小华. 安效先儿科临床经验集萃. 北京：北京科学技术出版社，2016.

毕可恩

编者按: 毕可恩（1937—），山东中医药大学附属医院儿科主任医师、教授，兼任全国中医药高等教育学会儿科分会副理事长。毕氏治疗哮喘有其独到的认识与经验，现介绍如下。

1. 发病机制

小儿哮喘的发病，古人多认为痰饮是宿根。但毕氏从临床上看，哮喘患儿很少有泛吐痰涎者，故他重新审视，并根据经典，提出哮喘发病机制是脾气散精的功能和肺宣五谷味的功能障碍，从而导致肺之气道失去水谷精微的濡润而发生哮喘。这类哮喘属脾肺气虚喘，简称"虚喘"。也可兼有肺经郁热，肺经郁热的主要症状是咽部红肿，故也可称为"虚热喘"，这类哮喘在小儿哮喘中较多见。另一类则是实热喘，是由于饮食失节，长久以膏粱厚味为主食：一方面食停中焦伤脾，脾散精于肺的功能障碍；另一方面则积热上蒸，熏灼于肺，肺失宣肃，或积热灼津，气道干涩，也可致喘。

2. 辨证要点

（1）辨虚实：前已言及，虚主要是指脾肺气虚，多不考虑肾虚（成人哮喘则多考虑肾虚）。食后即便，便次多，大便粗糙为脾气虚的辨证依据；面色苍白，自汗盗汗，尤以睡中周身汗出较多，为肺气虚的辨证依据。二者常兼而有之，其舌质多偏淡，苔多薄白。小儿实热喘主要据胃肠郁热辨证，其中以面颊红赤、口渴喜饮、大便秘结、小便黄赤、舌质红为主要依据。

（2）辨乳食停滞：乳食停滞是哮喘的重要病因，尤其是高蛋白、高热量饮食是实热哮喘的重要发病内因，也是诱因。其辨证依据主要是食积郁热的证候群：一是腹部胀满、舌苔厚腻，说明有乳食停滞；二是手足心热、面颊潮红、大便秘结、唇舌红赤等，说明有郁热表现。这两组症状一定是相兼并存的。

（3）辨津伤：典型的肺胃阴虚喘不难辨证，但临床少见。而脾肺气虚喘、食积痰热喘、积热喘也应重视津伤的存在。凡吼喘如拽锯者，都应考虑有津液损伤，肺脏气管失润的机制。气虚喘伴见便次多，但便时不爽；食积痰热喘、积热喘伴见舌苔干燥、口渴喜饮、大便干秘，这都与津伤有关。尤其当津伤严重时，即使虚喘，也常见大便干秘。积热喘的便秘，除因积热结聚大肠外，津伤肠道失润的因素也应考虑。

（4）辨痰的性质：小儿哮喘，一般少痰或无痰，偶尔也可见到咳吐痰涎者。凡痰涎清稀或咳吐块痰者，其色青灰，多属虚痰；凡痰涎黏稠，难以咳吐，其色黄者，为热痰。

（5）辨夹杂：虚喘可夹实、夹热。所谓实，主要指乳食停滞，表现腹部胀满；所谓热，主要指肺经郁热，表现为偏淡的舌体上可见红色郁点，或有咽部红肿。

3. 辨证分型

（1）脾肺气虚喘：咳喘反复发作，每因偶感风寒而诱发。初发时，流清涕，鼻塞，清晨起床时常打喷嚏，咳喘加剧，有的可咳吐清稀痰涎。平素纳呆食少，食后即便，便量多，睡中周身汗出，面色萎黄。舌质偏淡，舌苔薄白。

（2）食积痰热喘：咳喘持续不已，喉间痰声辘辘，但很少咳吐痰涎，每因过食膏粱厚味而诱发。平素贪食高蛋白、高热量饮食，形气壮实，面色红赤，烦躁，口渴喜饮，腹部胀满，大便干秘，手足心热。舌苔厚腻或厚燥，舌质红赤。

（3）积热喘：素体壮，禀赋强。多因偶感温邪、暑热或冬季取暖时室内干热而诱发。咳喘阵作，喉间如拽锯声。大便干秘，口渴喜凉饮。舌苔燥，舌质红。

4. 治疗要点

（1）祛除病因：脾肺气虚者，玉屏风散必用；大便稀、便次多者，选用炒扁豆、薏苡仁益脾渗湿；食积郁热致喘者，重在消食导滞，当选用焦山楂、槟榔、炒麦芽之类，或用自拟消积定喘汤：焦山楂12g，槟榔、枳实、连翘、炒莱菔子、炒葶苈子、桔梗、地龙、炙枇杷叶各9g，皂角3g，全瓜蒌15g；积热致喘者，重在清理肺胃郁热，选用金银花、菊花、黄芩、炙枇杷叶之类；表邪已除，单纯属肺经郁热者，可用地骨皮、桑白皮。如鼻流清涕，或鼻干如有火热冒出者，为表邪尚未尽解，地骨皮、桑白皮断不可用。

（2）重视通肺窍定喘和肃降肺气：哮喘总属肺窍闭塞，气道不通，因此在祛除病因治本的同时，要重视通肺窍定喘，常用地龙、皂角。对实证或虚证便秘者，加用枳实调气导滞，也有解痉平喘之功。哮喘发作时，应重视肃降肺气，常用炒莱菔子、炒葶苈子。

（3）无论哪一证型的哮喘，都应重视清肺热：食积痰热喘和积热喘，无疑有肺经郁热。即使脾肺气虚喘，因肺气阻遏不得宣降，气郁久也必化热。再者多因外邪诱发，有咽部红肿。故无论哪一证型的哮喘，都应重视清肺热。常用连翘、玄参、炙枇杷叶、全瓜蒌，既可清肺热，又可清化痰热。热喘用量应重，虚喘应轻。脾肺气虚喘常夹食积，故也应选加焦山楂、槟榔之属化积导滞。

（4）酌加润肺益阴之品：哮喘的发作与肺津亏损、气道失润而涩有关，现代医学也发现哮喘发作时有不同程度的水液脱失。沙参、麦冬、玉竹之类可酌情选用。当大便干秘时，应重用当归以养血滋液，润肠通便。但当鼻塞、流清涕，表证未解时，滋润药应慎用。

5. 方药心得

（1）脾肺气虚喘：补脾益肺，佐以宣肃肺气。方用玉屏风散化裁。虽为气虚，但常夹郁热，故去白术，以免燥性助热，改用炒山药，与黄芪、防风配伍，起到补脾固表而不恋邪的作用。以桔梗、连翘、玄参清肺热；以炙枇杷叶、全瓜蒌清肺热并化痰；以炒莱菔子、炒葶苈子泻降肺气以平喘；以地龙、皂角解痉透肺窍以平喘。

常用处方：黄芪 20g，炒山药 15g，防风 10g，桔梗、连翘各 10g，玄参 12g，炙枇杷叶 10g，全瓜蒌 15g，炒莱菔子 10g，炒葶苈子 10g，地龙 10g，皂角 6g。

（2）食积痰热喘：消积导滞，清肺化痰，佐以透窍平喘。方用清气化痰丸化裁。以枳实、焦山楂、槟榔消积导滞；以炙枇杷叶、全瓜蒌清肺化痰热；以桔梗、连翘、玄参宣肺清热；以地龙、皂角透肺窍解痉平喘；以炒莱菔子、炒葶苈子肃降肺气并化痰。

常用处方：枳实 10g，焦山楂 12g，槟榔、桔梗、连翘各 10g，玄参 15g，炙枇杷叶 10g，全瓜蒌 15g，炒莱菔子、炒葶苈子各 10g，地龙 10g，皂角 6g。

（3）积热喘：清肺平喘，肃降肺气。方用泻白散化裁。以地骨皮、黄芩、连翘、玄参清肺热；以桑白皮泻降肺气，并清肺热；以炙枇杷叶、全瓜蒌、桔梗清肺化痰热；以炒莱菔子、炒葶苈子降泻肺气并化痰；以地龙、皂角解痉平喘；以天麦冬、生地黄清热养阴生津。

常用处方：地骨皮 10g，黄芩 6g，桑白皮、桔梗、炙枇杷叶各 10g，全瓜蒌 30g，炒莱菔子、炒葶苈子、连翘各 10g，玄参 15g，地龙 10g，皂角 6g，天麦冬、生地黄各 20g。

编者按：从上述处方可知，毕氏治小儿哮喘，各型均用：桔梗、连翘、玄参、炙枇杷叶、全瓜蒌、炒莱菔子、炒葶苈子、地龙、皂角。脾肺气虚喘，加黄芪、炒山药、防风；食积痰热喘，加枳实、焦山楂、槟榔；积热喘，加地骨皮、黄芩、桑白皮、天麦冬、生地黄。

综上，据毕氏临床经验，小儿哮喘虚多实少，故需补者为多。即便哮喘发作，肺气壅塞，但属虚证，仍要大补。

医案举例

●**案1**　杨某，男，6岁。1988年11月12日初诊。

主诉：反复咳喘2年，发作2天。

病史：患儿因玩耍后，身汗出多，继发咳喘。平素大便次数多，常食后即便，易汗出，睡中周身汗出多，每遇寒受凉常要打喷嚏，流鼻涕，甚则咳嗽喘憋。近2天每在午夜后喘憋加重，难以平卧。查体见面色萎黄，身体消瘦，舌质偏淡，苔白略厚腻，咽（－），双肺满布哮鸣音，腹略胀。辨证属脾肺气虚，肺失清肃，气机壅塞气道。治以补益肺脾，宣降肺气。

处方：黄芪20g，炒山药15g，防风10g，桔梗10g，麦冬12g，沙参10g，枳实6g，地龙10g，皂角6g，炒莱菔子10g，炒葶苈子10g。

效果：服3剂，咳喘大减，夜间能平卧入睡；服5剂已不喘，仅偶咳几声。去地龙、皂角、枳实，加焦山楂、炒麦芽，继服9剂，睡中周身汗出明显减少。随访半年未再复发。

●**案2**　解某，男，8岁。1986年6月12日初诊。

主诉：反复喘憋4年，咳喘发作1个月。

病史：此次发作后，经用青霉素、泼尼松、舒喘灵等药治疗，喘咳未能缓解，难平卧就寝。睡中头汗出多，大便干秘，平素总是以肉、鱼、虾等高蛋白类为主食，食蔬菜很少。但愈吃高营养食品，喘憋愈易发作，并渐趋加重。查体见形气壮实，面色红，苔厚略燥，舌质红赤，双肺布满哮鸣音，腹部胀满，手心热。辨证属食积郁热，熏灼肺脏，灼伤津液，气道不利致喘憋气促。治以清肺泻热，消积导滞，宣肺平喘。

处方：金银花 12g，菊花 10g，桔梗 10g，炙枇杷叶 10g，全瓜蒌 30g，连翘 10g，枳实 10g，槟榔 10g，焦山楂 10g，炒莱菔子 15g，炒葶苈子 12g，生地黄 20g，麦冬 15g，地龙 10g，皂角 6g。并嘱多进食蔬菜，忌食一切膏粱厚味。

效果：服 3 剂，喘憋消失。原方继服 3 剂，巩固疗效，并嘱坚持以素淡饮食为主，随访 2 年，哮喘未再发作。

●**案 3**　谢某，男，8 岁。1987 年 6 月 5 日就诊。

主诉：哮喘 2 年。

病史：近 2 年咳嗽喘促，昼夜如此，喉间有痰鸣音，吐痰不出，多家医院均诊断为支气管哮喘，患病后即不能参加体育活动。经抗生素、氨茶碱等治疗，喘不减轻，服氟美松可暂得缓解。素大便干秘，口渴喜饮。查体见发育营养中等。舌苔厚腻略黄，舌质红。呼吸时，可见轻微抬肩欠肚，双肺满布哮鸣音，腹胀满。辨证属食积痰热，蕴阻肺窍。

处方：消积定喘汤。同时改善饮食。

效果：服 2 剂，大便变软，喘减轻。服 6 剂后，自己已无喘憋的感觉，但活动后仍微喘。又服 6 剂，一切如常儿。嘱坚持多吃蔬菜，少进高蛋白饮食。随访 2 年，身体健康，哮喘未再发作。

编者按：毕氏之观点与遣方用药规律如前所述，观其医案，短期疗效与长期疗效均极佳，再仔细揣摩其方药，虽有特色但似乎还不至于人无而我独有，唯皂角一味方方均用，此药属峻烈药，且用于小儿剂量相对较大。其案疗效之优，难道实在于此？

点睛：小儿哮喘虚多实少·脾肺气虚喘·实热喘·玉屏风散·消积定喘汤·皂角

参考文献

毕鸿雁.毕可恩儿科经验辑要.北京：人民军医出版社，2014.

曹培琳

编者按：曹培琳，山西省名老中医。曹氏治疗哮喘，提倡培补"三真"（真气、真阴、真阳）。虚喘培补"三真"自不待言，实喘曹氏也辅用培补"三真"，而且人参、西洋参、蛤蚧等药物剂量较大，这是他的特色。

曹氏认为，培补"三真"（真气、真阴、真阳）为哮喘的治本之法。实喘，祛邪肃肺、化痰平喘为主，培补"三真"为辅；虚喘，则培补"三真"为主，止哮平喘为辅。

具体而言，实喘自拟肃肺定喘汤：人参 15 ～ 20g，干姜 15g，麻黄 10 ～ 15g，桂枝 10 ～ 20g，细辛 3 ～ 6g，杏仁 12g，半夏 12g，百部 20g，乌梅 20g，白果 12g，地龙 20g，白芍 15 ～ 20g，甘草 8 ～ 15g，生姜 10g；对于虚喘，自拟培补三真平喘汤：高丽参 20g，党参 20g，西洋参 15g，鹿角胶 20g，熟地 20g，蛤蚧一对（去头足，先煎 1 小时），麦冬 20g，百部 20g，紫菀 15g，附子 10g（先煎 1 小时），炒苏子 15g，款冬花 15g，炒白术 18g，炙甘草 10g。

除服汤药外，曹氏还应用针灸治疗哮喘。实喘取穴：肺俞、脾俞、足三里、定喘、膻中、天突、尺泽；虚喘取穴：肺俞、肾俞、脾俞、定喘、太溪、太渊。

此外，曹氏还自制喘停膏（白芥子 2g，细辛 1g，公丁香 1g，甘遂 2g，麻黄 1g，共研细粉，用生姜汁适量调成膏状）用于三伏贴。

点睛：培补"三真"

参考文献

曹培琳，王晋，李生进 . 太原：山西科学技术出版社，2015.

曹惕寅

编者按： 曹惕寅（1881—1969），从其伯父清末御医曹沧洲学医，为上海名老中医，中华人民共和国成立后任上海市中医文献馆馆员。汤、散、丸剂的联合应用是曹氏治疗咳喘的特点。他主张"发则汤散同服，平时丸散同服"，可达到彻底治愈或减轻发病的目的。

曹氏认为，咳喘相当于西医之喘息型支气管炎与支气管哮喘，属温热性杂病，是由于体内积热蒸痰，复感外邪，气机升降出入失常所致。

咳喘患者中，凡属实多虚少者，他向以"万病唯求一通"为主要治则，治法上以宣肺化痰、畅达气机、疏通脾胃为主。治本则以健脾助运为主，确无表邪者，方加益肾之品。

曹氏认为，对于咳喘顽疾，要搜索潜伏经络窠囊之余孽，必须深入缓治，方能拔除根株。故汤、散、丸剂的联合应用是曹氏治疗咳喘的特点。主张"发则汤散同服，平时丸散同服"，可达到彻底治愈或减轻发病的目的。

1. 汤剂

适用于咳喘发作时形寒发热、鼻塞流涕、咳嗽、气急、痰声嘶鸣等症，常用桑叶、薄荷、葶苈子、紫菀、杏仁、枳壳、旋覆花、生蛤壳、白前、炒莱菔子、保和丸等，并随症加减。如气逆喘甚属实者，加银杏肉（生打）冲服；咸痰虚喘者，加胡桃肉（生打）冲服、七味都气丸（包煎），亦可用蛤蚧尾（研末）冲服；兼见喉蛾者，加僵蚕、马勃、飞人中白；胁痛者，加青葱管、丝瓜络；平素喜饮酒者，加陈皮、薏苡仁、茯苓；外感寒邪者，上方去桑叶、薄荷、牛蒡子，加苏叶、防风；咳嗽不爽，口干舌红者，加黄芩、竹茹、生甘草等。

2. 散剂

适用于咳喘发作期或缓解期。常用四一定喘粉（竹沥半夏 30g，炙紫菀 21g，僵蚕 15g，杏仁霜 21g，炙橘白 21g，白前 15g，共研细末，分成 41 包），每次 1/2 包（约 3g），每日 2 次，温开水送服，连服 41 天为 1 个疗程，一般服 2 ～ 3 个疗程。八一定喘粉（川贝粉 45g，生紫菀 30g，远志 30g，竹沥半夏 60g，象贝母 48g，橘白 30g，共研细末，分成 81 包），服法与上方相同。一般于冬至时始服，连服 81 天，取冬至阳长阴消之意，可以促进疾病的向愈。此外，还可根据痰涎性质和症状加减用药：如顽痰者，僵蚕加量；老痰者，远志加量；热痰者，竹沥、半夏加量；风痰者，杏仁、象贝加量；表卫不固者，加玉屏风散：干咳气急者，加黛蛤散；干咳无痰者，加北沙参、麦冬等。

3. 丸剂

适用于咳喘缓解期。临床应用时，如禀赋薄弱，脾虚积食不消者，用资生丸、参苓白术丸；气虚痰多者，用六君子丸；肾气失纳、痰咸者，用七味都气丸。此外，曹老还常用自拟人参培元丹（移山参、北沙参、天冬、五味子、白术、山药、百合、橘白、神曲、炒谷芽）。

医案举例

● **案 1**　曹某，女，23 岁。仁济医院住院。1960 年 11 月 10 日初诊。

病史：哮喘 18 年，气急咳嗽，鼻塞痰鸣，背重胸闷，胁肋牵痛，便艰溲少。脉象弦数，舌白尖红。痰浊内蕴，肺气失宣。法当宣肺化痰，泄浊化滞。

处方：大力子 9g，苏子 9g，莱菔子 12g，生紫菀 4.5g，白杏仁 12g，瓜蒌皮 12g，冬瓜子 15g，保和丸 12g（包煎），生蛤壳

30g，白前 6g，通草 3g。

11 月 17 日二诊：气急咳嗽，痰鸣口淡，胸闷胁痛依然。大便虽通，肺气未畅，痰浊阻蕴，仍从前法。

处方：大力子 9g，苏子 9g，白芥子 9，莱菔子 12g，生紫菀 4.5g，白杏仁 12g，冬瓜子 15g，旋覆花（包煎）6g，白前 6g，保和丸（包煎）12g。

11 月 24 日三诊：大便稀薄，痰热有转化之机。仍当宣气化浊，冀其气机更畅。

处方：白杏仁 12g，枳壳 4.5g，生紫菀 4.5g，大力子 9g，生蛤壳 30g，白石英 12g，炙橘白 4.5g，生苡仁 15g，丝瓜络 9g，青葱管 1 尺，川贝末（分 10 包，在咳嗽甚剧时，开水调服 1 包）9g。

11 月 30 日四诊：气急见缓。咳嗽鼻塞，胸闷胁痛，痰厚未减。积蕴之痰未化，气机仍未畅达。当再从原法。

处方：大力子 9g，生紫菀 4.5g，白杏仁 12g，枳壳 4.5g，瓜蒌皮 12g，陈皮 4.5g，生蛤壳 30g，白石英 12g，川贝末 9g（分 10 包，在咳嗽甚剧时，开水调服 1 包）。

12 月 7 日五诊：新感风邪，致鼻塞咳嗽更剧，当从原旨佐以驱风。

处方：薄荷 2.4g（后入），前胡 9g，大力子 9g，水炙紫菀 4.5g，白杏仁 12g，枳壳 4.5g，瓜蒌皮 12g，竹茹 9g，生蛤壳 30g，白石英 12g，冬瓜子 15g，莱菔子 12g。

12 月 14 日六诊：病情较好，唯寐醒作咳。此肺胃之痰热未清，当再清肺泄热，平气化痰。

处方：桑叶 9g，薄荷 2.4g（后入），大力子 9g，瓜蒌皮 12g，白杏仁 12g，枳壳 4.5g，水炙紫菀 4.5g，冬瓜子 15g，丝瓜络 9g，青葱管 1 尺，生蛤壳 30g，白前 6g，通草 3g，鲜芦根 30g，四一定喘粉（制南星七钱，竹沥夏一两，水炙紫菀七钱，象贝七钱，远志肉五钱，僵蚕五钱，共研细末，分41包，每包一钱。日服1包，开水调服）。早服参苓白术丸6g，晚服资生丸6g。

原按：此病经西医诊断为支气管哮喘，是患者在幼年时患麻疹之后遗症，逐渐发展，每年要发1～2次，经治疗后即平。这次连发数月不止，住院治疗，未见效果。曹师投以畅肺化痰平气之剂，步步减轻，至恢复工作。再嘱其服四一定喘粉和成方健脾助运之剂（丸），涤痰健脾，以期巩固疗效。

●**案2**　王某，男，31岁。仁济医院住院。1961年1月15日初诊。

病史：患喘已有6年，咳嗽气急，不得平卧，寐醒更剧，口淡痰多，痰觉咸味，脘腹鸣响。舌黄，中根白厚。痰热蕴于肺胃，胃气不纳而反上泛。先宜清肺化痰，助运化浊。

处方：大力子9g，苏子9g，白芥子9g，水炙紫菀4.5g，白杏仁12g，宋半夏9g，保和丸（包煎）12g，旋覆花（包煎）6g，代赭石12g，生蛤壳30g，莱菔子12g。

1月22日二诊：气急依然，唯咯痰较畅。肺气尚被痰浊壅积，清浊失司。当再从前法。

处方：旋覆花（包煎）6g，代赭石12g，生蛤壳30g，水炙紫菀4.5g，白杏仁12g，宋半夏9g，陈皮4.5g，生苡仁15g，保和丸12g，炒谷芽15g，乌药4.5g。

1月29日三诊：气急咳嗽稍减，脘腹鸣响亦止，唯痰咸，显系肺胃之痰未清，肾失摄纳之权，当双顾之。

处方：七味都气丸（分早晚2次吞）12g，代赭石12g，生蛤壳30g，白杏仁12g，宋半夏9g，乌药4.5g，保和丸（包煎）12g，炒谷芽15g，陈皮4.5g，苡仁15g。

2月4日四诊：咳嗽气急较平，痰咸未减，精神疲乏，胃纳欠佳。当再固肾助运，佐以化痰。

处方：七味都气丸（分早晚2次吞）12g，炒枣仁9g，远志肉 4.5g，炙鸡金 12g，乌药 4.5g，竹沥半夏 9g，陈皮 4.5g，代赭石 12g，生蛤壳 30g，白杏仁 12g，炒谷芽 15g，车前子 12g，通草 3g。

2月11日五诊：气急咳嗽好转，精神较好。唯久病之躯，因病而致体虚，因体虚而病辄易反复。当然以培养为主，化痰为辅。

处方：七味都气丸 12g（分早晚 2 次吞），炒枣仁 9g，远志肉 4.5g，川断 15g，桑寄生 15g，代赭石 12g，白杏仁 12g，宋半夏 9g，乌药 4.5g，陈佛手 3g，炒谷芽 15g，通草 3g。

另服四一固卫定喘粉（黄芪皮五钱，漂白术五钱，防风五钱，制南星五钱，竹沥半夏六钱，远志肉五钱，象贝五钱，僵蚕五钱，共研细末，分 41 包，每包一钱。日服 1 包，开水调服），早晚各服七味都气丸 6g。

原按： 此病经西医诊断为支气管哮喘。患者因少寐，辛劳过度，感受风寒而引起哮喘，步步发展，造成每天晨起须服止喘之药片三四片，否则不能行动，每天须服 10 余片甚至 20 余片，剧时尚须注射针剂。经治，服汤药 30 余剂，气喘得平，止喘药片每天减至晨起服一二片，余时可以不服。嘱服四一固卫定喘粉和成药七味都气丸 1 个月，现已恢复工作，不须再服止喘片。有时晨起微喘，待痰吐出些即平，再嘱他继续服四一固卫定喘粉和七味都气丸 3 个月，以图根治。

●**案 3** 朱某，男，38 岁。仁济医院住院。1961 年 2 月 25 日初诊。

病史：气急咳嗽，痰吐如沫，胸中痞满，左膺引痛，便通溲利，病已 3 月。脉软弦滑，舌黄白腻。痰湿交阻，肺气失宣，营络被阻，运化失职。法当宣肺化痰，通络助运。

处方：水炙紫菀 4.5g，白杏仁 12g，枳壳 4.5g，桔梗 2.1g，生蛤壳 30g，冬瓜子 15g，旋覆花（包煎）6g，代赭石 12g，丝瓜络 9g，青葱管 1 尺，通草 3g，枇杷叶（去毛，包）5 片，保和丸（包煎）12g。

3 月 4 日二诊：气急咳嗽，痰多白沫。脉软弦滑，舌黄垢腻。肺应降而不降，脾应升而不升，痰湿困于中焦。当再宣肺化痰，助运通络。

处方：枳壳 4.5g，桔梗 2.1g，水炙紫菀 4.5g，白杏仁 12g，冬瓜子 15g，莱菔子 12g，生蛤壳 30g，白石英 12g，带子丝瓜络 9g，青葱管 1 尺，通草 3g，保和丸（包煎）12g。

3 月 11 日三诊：气急见减，咳嗽未平。脉弦滑，舌黄腻。肺胃之气机未调。当再宗前法。

处方：枳壳 4.5g，桔梗 2.1g，瓜蒌皮 12g，白杏仁 12g，莱菔子 12g，保和丸（包煎）12g，生蛤壳 30g，白石英 12g，丝瓜络 9g，冬瓜子 15g，陈皮 4.5g，炒谷芽 15g。

3 月 18 日四诊：气急咳嗽渐平，唯舌黄垢腻未退。此痰浊未清，当从原意。

处方：枳壳 4.5g，桔梗 2.1g，白杏仁 12g，宋半夏 9g，冬瓜子 15g，莱菔子 12g，陈皮 4.5g，生苡仁 12g，旋覆花（包煎）6g，生蛤壳 30g，通草 3g，枇杷叶（去毛，包）5 片，赤芍 9g。

3 月 25 日五诊：气急咳嗽已轻，唯左膺之痛尚隐隐牵掣未已。络中之痰气未宣，当再宣气畅肺。

处方：生紫菀 4.5g，白杏仁 12g，枳壳 4.5g，郁金 3g，陈皮 4.5g，丝瓜络 9g，旋覆花（包煎）6g，生蛤壳 30g，通草 3g，枇杷叶（去毛，包）5 片，赤芍 9g。

4 月 1 日六诊：症状消失，唯舌未清。络中之痰气未净，当再宣络利气。

处方：旋覆花（包煎）6g，丝瓜络 9g，竹茹 9g，陈皮 4.5g，枳壳 4.5g，青葱管 1 尺，白杏仁 12g，冬瓜子 15g，水炙紫菀 4.5g，炒谷芽 15g。另嘱其服六君子丸 1 个月，每日 9g。

原按： 此病经西医诊断为支气管哮喘，兼肺气肿。患者因工作奔走，饥饱失时，伤风引起喘咳。初时不以为意，后逐步发展，病已2年，时发时好。这次发作已有3个月，治疗未见效果。经曹师诊治，投宣肺宽中、通络助运之剂，共40余剂而愈。并嘱其服六君子丸1个月，以助中运而恢复健康。

此外，上述三案除宣气利痰药外，皆佐以保和丸，疏通脾胃之积滞，以利转运水谷精微之枢机，升降有权，浊滞自化。

点睛：万病唯求一通 · 发则汤散同服，平时丸散同服 · 四一定喘粉 · 八一定喘粉

参考文献

［1］上海市中医文献研究馆.临床心得选集（第一辑）.上海：上海科学技术出版社，1965.

［2］郭天玲，郑昌雄.曹惕寅治疗咳喘的经验.江苏中医杂志，1981（1）：14–15.

晁恩祥

编者按：晁恩祥（1935—），教授，现任中日友好医院中医呼吸内科专业首席专家、中华中医药学会肺系病专业委员会主任委员、世界中医药联合会呼吸病专业委员会会长，是第三及第四批全国老中医药专家学术经验继承工作指导老师、第二届"国医大师"。晁氏对哮喘论述颇多，现述其要点如下。

1. 晁氏多年临床观察发现，哮病在临床上仅借痰之寒、热而做分类，是非常不全面的，有不少因过敏因素，如接触或吸入花粉、烟尘、异味、蜡虫、动物、毛屑等引发的哮病，"痰"象并不明显，临床上"风"象突出，且此类哮病从痰论治效果不好。晁氏通过查阅大量古籍文献，在继承前人经验基础上，结合自身经验，提出此类哮病应当称为"风哮"，其病因是"风邪"为患。而"风邪犯肺，气道挛急"是哮病急性发作时的主要病机，故创立疏风解痉法，为治疗"风哮"的根本治法，进而制订了具有祛风解痉、宣肺化痰平喘作用的黄龙疏喘汤，主要药物有麻黄、杏仁、地龙、白果、苏子、白芍、石菖蒲等。

2. 晁氏将哮病分为急性发作期与慢性持续期和缓解期。急性发作期与慢性持续期多以实证为主，或虚实夹杂，分风哮、寒哮、热哮、痰哮、虚哮等证型，并将先兆期列入急性发作期与慢性持续期中。缓解期则以脏腑虚损为主，分肺肾气虚和肺脾两虚两型。在临床中提出治哮八法，因属常法，故不赘述。

3. 咳嗽变异型哮喘：晁氏体会，对此病的认识应有别于传统中医药对咳嗽及哮喘的认识，可以把该病命名为"风咳"。"风邪犯肺"是其病因，"风邪犯肺，肺气失宣，气道挛急"为其主要病机，"疏风宣肺，缓急止咳"是其治法根本。本病表现相似，主症单一，病因病机相同，可一方统治，随症加减。主方：炙麻黄、杏仁、紫菀、苏子、苏叶、炙杷叶、前胡、地龙、蝉蜕、牛蒡子、五味子。

咳剧，可加罂粟壳以敛肺气。本品适用于咳嗽剧烈，时间较长，呈阵发行、痉挛性咳嗽，干咳无痰者。咳嗽时间长者，常加活血药，如赤芍、当归、葛根等。尤喜用葛根，葛根活血行气，通调肺胃之气，且能解表散风，一药多用。

医案举例

靳某，男，48 岁。2005 年 11 月 29 日初诊。

主诉：气喘胸憋 1 年，反复发作，加重 1 个月。

病史：1 年前发现喉间哮鸣音伴呼吸困难，来我院呼吸科就诊，查肺功能示：小气道通气障碍，舒张试验阳性。诊断为支气管哮喘，给予普米克都保及奥克斯都保 2 吸，早晚各 1 次。用药后能咳出大量稀白痰或少量块痰，用药半年无大发作。但仍每日反复发作喘憋，自觉胸闷明显，呼吸不畅，不咳嗽。近 1 个月胸憋喘鸣发作加重，气喘如牛，发作时伴咳嗽、流涕、喷嚏或咯黄痰，咽痒剧烈，口干明显，不能剧烈运动，生活质量明显下降，完全依赖上述药物控制病情，且药量逐渐增加。大便偏干欠畅。幼时有荨麻疹病史，过敏性鼻炎史半年。咽无充血，扁桃体无肿大。查体双肺可闻及少量哮鸣音。舌体胖大，质淡红，舌苔薄白腻，脉象弦细。

诊断：风哮（支气管哮喘）。

辨证：风邪犯肺，痰湿内阻，气道挛急。

治法：急则治其标，缓则治其本，风证当疏风。治宜疏风宣肺，化痰止喘，缓急利咽。

处方：炙麻黄 6g，杏仁 10g，紫菀 15g，苏子 10g，苏叶 10g，炙枇杷叶 10g，前胡 10g，五味子 10g，地龙 10g，蝉蜕 8g，牛蒡子 10g，金荞麦 15g，橘红 10g，鱼腥草 25g，黄芩 10g，瓜蒌 15g，7 剂。

二诊：服药 7 剂，胸憋明显减轻，咽痒、口干减轻，咳嗽随之减轻。咯痰渐利，胸闷及呼吸不畅基本消失。黄痰及块痰明显减少。仅晨起有小发作感，今晨不喷药能自行缓解，已停用抗过敏的仙特敏 3 天。

患者遵上法加减调服中药 3 个月，其间西药逐渐减量至停药，病情明显好转，平素已无明显喘憋，2006 年 3 月发现对家中宠物狗过敏，分开后症状全无，病愈。

原按：分析本案，在热哮、寒哮、痰哮等证型之外，风哮在临床中也很多见，其临床特点当有挛急突发，常有过敏因素或有过敏性鼻炎，见有咽痒、鼻痒、气道挛急等症状，常无明显的寒、热、痰的表现，因受风或异味加重（诱因）。患者服药后好转的最大特点是气道通畅感（患者尚感西药不满意），因此中药疏风解痉、宣肺降气、化痰平喘、调理气机在本案中是重点。支气管哮喘患者反复发作，喘憋不愈属风哮者，从风论治，确有良效。

点睛：风哮·黄龙疏喘汤·风咳

参考文献

晁恩祥.中国现代百名中医临床家丛书·晁恩祥.北京：中国中医药出版社，2011.

陈世安

编者按：陈世安，北京市名老中医。陈氏治哮喘重视补肺健脾益肾，并注意活血化瘀，自拟补肺定喘散"临床治愈不少多年不愈的哮喘顽症"，其经验值得进一步探究。陈氏经验由陈文伯先生整理，后者若干年后亦成为名老中医，也擅治哮喘，本书也收录了他的经验，读者可参考。

陈氏认为治疗哮喘既要宣肺定喘治其标，更要补肺健脾益肾治其本，尤其多年不愈反复发作的患者，多为肺、脾、肾三脏俱虚。值得注意的是，长期哮喘造成肺气不通，必然导致肺络瘀阻，为此佐以桃仁、红花活血化瘀之品以达血运而气行，不仅改善了症状，而且增强了宣肺定喘之功。陈氏自拟补肺定喘散，几十年来治愈不少多年不愈的哮喘顽症。北京市东城区北新桥医院在补肺定喘散的基础上加味制成补肺定喘注射液，1977—1978年初使用补肺定喘注射液治疗慢性气管炎和支气管哮喘患者，取得良好效果。

医案举例

徐某，女，29岁。

病史：自幼患哮喘病20余年，每遇寒冷则发作，喘不得卧，痛苦异常。于1959年冬季请陈氏治疗。

检查：喘息抬肩，夜不得卧，呼吸急促，喉中哮鸣，腰酸腹胀，动则喘甚，胸痛结气。舌苔白腻，舌质淡，脉沉弦细兼有滑象。

辨证：寒痰阻肺，肺肾不足。

治法：宣肺化痰定喘，补肺纳气归元。

处方：麻黄 6g，桂枝 10g，细辛 3g，杏仁 10g，法夏 10g，陈皮 10g，参蛤散 3g。

二诊：服前药哮喘减轻，夜间稍能平卧，唯胸痛续作。苔白腻质淡，脉沉弦细稍有滑象，继以前法加味治之。

处方：麻黄 10g，桂枝 10g，细辛 3g，川贝 6g，杏仁 10g，桃仁 6g，法夏 10g，陈皮 10g，参蛤散 3g。

三诊：患者前后服上方数剂，哮喘渐平，胸痛已减。苔薄白，质淡，脉弦细。为了巩固疗效，以散剂长服以防复发。

处方：野人参 10g，藏红花 10g，大蛤蚧 1 对（去头尾），川贝母 10g，杏仁 10g，桃仁 10g。研细末每服 1～2g，日服 2 次。

患者服半月哮喘已平，此 1 料服完后精神倍增，腰酸胸痛诸症悉除，此后近 20 年未复发。

点睛：补肺定喘散

参考文献

《北京市老中医经验选编》编委会.北京市老中医经验选编.北京：北京出版社，1980.

陈树森

编者按：陈树森（1918—1990），教授，曾任中国人民解放军总医院中医科主任。《陈树森医疗经验集粹》收录了陈氏治疗哮喘急性发作的 3 张经效验方与哮喘医案 1 则。

一、陈氏经验方

方一：定喘烟

曼陀罗花（或叶，又名洋金花），切成细丝，用薄纸卷烟，每支约 1g 重。哮喘发作时点燃吸烟，喘平即止。每次最大用量 0.1～0.2g，不可过量，谨防中毒。毒副反应有口干，头晕眼花，心跳加速等。适用于哮喘发作，痰多稀白者。痰热者忌用，青光眼、前列腺肥大者忌用。

如治杨某，男，50 岁。哮喘反复发作已 12 年，每逢冬季，受凉或感冒而诱发。3 天前受凉，先是鼻痒涕多；继则哮喘痰鸣，痰多稀白，不能平卧，舌苔薄白，脉弦滑。已服宣肺平喘之剂，疗效不佳，予定喘烟吸入，每天 3 次，每次 1/5 支，第 1 次吸后约 5 分钟缓解，半天后发作再吸约 5 分钟又止，连续吸烟 2 天后发作停止。

方二：宣肺定喘汤

组成为：炙麻黄 10g，地龙 15g，炙甘草 10g，杏仁 10g，牡荆子 15g。适用于哮喘或喘息性气管炎急性发作时。痰黄黏发热者，加炒黄芩 15g，鱼腥草 15g（后下），生石膏 30g（先煎）。

如治张某，男，30 岁。哮喘冬季发作已 3 年，这次 4 天前受凉后发作，鼻痒嚏多，哮喘阵作，不能平卧，夜间尤甚，痰稀白。予上方服 2 天后哮喘减轻，5 天后缓解。

方三：平喘丸

组成为：曼陀罗花（或叶）30g，炙远志 150g，甘草 150g，地龙 150g，研极细末，炼蜜为丸，每粒 3g，每服 1 粒，日 3 次（适应证同定喘烟）。

如治王某，女，35 岁，哮喘反复发作 3 年，3 天前因受凉后鼻痒涕多，哮喘阵作，胸闷气粗，夜间较重不能平卧，痰白而多，咳吐不爽，舌苔白腻，脉弦滑；听诊满肺哮鸣音。予平喘丸，第 2 天哮喘渐减，第 4 天缓解，咳痰亦少。

二、医案

靳某，女，56 岁。1987 年 9 月 29 日初诊。

主诉：发作性哮喘 50 余年，加重 1 天。

病史：患者自幼反复发作哮喘，每逢夏秋发作较频。发则哮喘，喉间水鸡声，不能平卧，吐白色泡沫痰，甚至憋气出汗，用氨茶碱、喘定、速喘灵等疗效均不理想，用强的松可控制。最近于 8 月 29 日急性发作住院 1 周，哮喘缓解出院，现用强的松每次 5mg，每日 2 次维持。昨天起时有哮喘，呀呷有声，入夜尤甚，泡沫痰色白而多，不能平卧，动则气短而汗。舌质紫暗，苔腻，脉沉细数。口唇指甲轻度发绀，呼吸短促，桶状胸，双肺满布哮鸣音，未闻及湿啰音。

处方：炙麻黄 10g，杏仁 10g，甘草 10g，黄荆子 15g，地龙 15g，黄芪 20g，制半夏 15g，知母 10g，贝母 10g，仙灵脾 15g，补骨脂 15g。

1987 年 10 月 5 日二诊：药后哮喘已解，不咳无痰，自汗亦解，已能平卧，强的松减为每次 5mg，每日 1 次。苔薄，脉沉细而弱。肺部听诊未闻及哮鸣音。原方有效，继续再进。

1987 年 11 月 9 月三诊：有时喉间不适，哮喘未发作。原方加紫河车粉 6g（分冲）。

1987 年 12 月 7 日四诊：11 月 30 日哮喘发作，但较前为轻，经对症处理加用强的松后即缓解，现无明显不适，纳可眠佳，再方标本兼顾，予补肾纳气、宣肺定喘。

处方：补骨脂 15g，仙茅 10g，黄芪 25g，仙灵脾 15g，女贞子 15g，菟丝子 15g，炙麻黄 6g，鹅管石 15g，黄荆子 15g，炙甘草 6g，杏仁 10g，地龙 15g。

编者按： 这则医案，属急性发作，病情较重，陈氏标本同治，化痰宣肺定喘佐以补肾，疗效颇佳，可供读者参考。

点睛：定喘烟·宣肺定喘汤·平喘丸·曼陀罗花

参考文献

陈树森 . 陈树森医疗经验集粹 . 北京：人民军医出版社，1989.

陈苏生

编者按： 陈苏生（1909—1999），曾任中国中医研究院研究员、上海中医文献馆馆员，与祝味菊先生合著《伤寒质难》。陈氏诊治哮喘发作期，注重调整肺气、排痰、脱敏，创制"二麻四仁汤"；平时则在调整肺气的基础上辨证施治，补虚泻实。

陈氏提出，哮喘发作期治疗有三点要注意：一是调整肺气。哮喘以外邪诱发为多，故多用宣肺疏表之品，但哮喘又有宿根，久病表卫不固者多，若宣散太过，则肺气受损，当与固表敛肺之品同用，"一开一阖"，共调肺气。二是排除痰浊。三是脱敏止咳。根据此三点，陈氏自拟二麻四仁汤，组成为：麻黄 4.5g，麻黄根 4.5g，杏仁 9g，桃仁 9g，郁李仁 9g，白果仁 9g，百部 9g，款冬花 9g，车前子 24g，甘草 4.5g，辛夷 9g，苍耳子 9g。方中麻黄平喘，麻黄根敛汗，开阖相济，调整肺气；杏仁降肺、桃仁化瘀，一气一血；郁李仁滑肠下气、白果敛肺而不敛痰，一滑一涩，有上（痰）下（便）分消之功。另配伍百部、款冬花止咳，车前子、甘草排痰，辛夷、苍耳子祛风脱敏。诸药合用，共奏调气除痰、脱敏平喘之功。哮喘大发作时，每日 1 剂，甚者 1 剂半；缓解期，隔日 1 剂或服 5 剂停 2 天后再服。

哮喘未发时，则因人施治。如小儿哮喘以过敏性为多，平时又多食积，故治宜健脾脱敏，可在调整肺气的基础上加太子参、苍术、厚朴、陈皮等；中老年患者久病入肾，可加补骨脂、菟丝子、枸杞子、核桃荚、冬虫夏草、制附子、灵磁石等温肾纳气之品。

医案举例

戚某，女，41 岁。1987 年初诊。

病史：24 岁时经上海市某医院诊为过敏性哮喘。嗣后稍遇气候失常或饮食不慎即发，并对尘埃异味皆过敏，兼见皮肤斑疹、呼吸困难、喘息不得平卧、汗多淋漓。每须经吸氧、静脉滴注氨茶碱、地塞米松等方能缓解。十数年来，虽经反复治疗，病终未愈，且日趋严重，经人介绍，至此求治。刻诊：鼻塞，头痛，形寒，口苦，胸闷，略见喘促。大便不实，皮肤散见红斑，瘙痒，云不治当大发作。治以二麻四仁汤为主方，因其过敏体质且兼表证，故辅以抗过敏及解表药，并兼宣畅气血。

处方：麻黄 4.5g，麻黄根 9g，杏仁 9g，桃仁 9g，郁李仁 9g，白果仁 9g，土茯苓 9g，忍冬藤 9g，连翘 9g，白薇 9g，苦参 9g，荆芥 9g，辛夷花 9g，苍耳子 9g（后 4 味为治过敏之主药），柴胡 9g，苍术 9g，牡蛎 30g，厚朴 6g，10 剂。

2 月后复诊，言药后哮喘未大发作，肤痒、斑疹略存。近日又有剧作之兆。

处方：前方去苦参、荆芥、辛夷花、苍耳子；加黄芩 9g，姜半夏 9g，10 剂。

半年后，时处长夏，哮喘发作并见瘙痒。

处方：前方加车前子 9g，白芥子 9g，苏子 9g，莱菔子 9g，7 剂。

药后症情得以控制。

自服二麻四仁汤始，发则服药，药则喘息平，反复 2 年余，发作渐疏，病势渐轻。后除遇天寒略有胸闷外，哮喘未再发。

点睛：二麻四仁汤

参考文献

［1］陈建平，陈明华.陈苏生老中医经验拾零.新中医，1992，24（2）：5-6.

［2］陈熠，王瑞春.陈苏生治疗哮喘病的经验.中国医药学报，1988，3（3）：44-45.

陈文伯

编者按： 陈文伯（1936—2018），教授，曾任首都医科大学中医药学院附属鼓楼中医医院院长、京城名医馆馆长、炎黄国医馆馆长，是第二、三、四批全国老中医药专家学术经验继承工作指导老师。《中国现代百名中医临床家丛书·陈文伯》收录了陈氏治疗哮喘医案 10 则。这些案例，最可贵处在于均有长期随访，其中最长者达 20 余年，少的也有 2 年，大多取得根治的显著效果。从这些案例可知，陈氏治哮喘提倡早用活血化瘀药，重视缓解期扶正治疗，善用外治法，这些经验均值得学习。

陈氏治疗哮喘，除常规方法外，有以下特色：

1. 常加入活血通络之品，如桃仁配杏仁，几乎每方必用，亦常用红花。

2. 重视缓解期的治疗，常用其师陈世安先生定喘散加减，嘱患者长期服药，取得显著疗效。常用人参（或西洋参、红参，或同时用）、蛤蚧、红花（或藏红花）、川贝（或浙贝）、桃仁、杏仁、黄芪、白术、甘草、山药、五味子等药物，制成散剂或丸剂，或颗粒剂装入胶囊服用。《中国现代百名中医临床家丛书·陈文伯》所收的 10 则哮喘医案中有 9 例均用此法。

3. 外治，采用酒剂搽膻中、天突、肺俞等穴，既有立竿见影的平喘效果，也可以作为预防哮喘复发的方法。具体用药及方法见"医案举例"。

医案举例

●**案 1**　刘某，女，60 岁。1977 年 8 月 10 日初诊。

病史：哮喘病史已 7 年，经医院检查诊为支气管哮喘并发肺气肿。

证候：喘促不安，夜不得卧，喉中有痰鸣音，咳嗽痰黄不易咳出，胸膈痞闷，发热恶风寒。舌红，苔薄白，脉浮数。

辨证：外感风邪，肺热痰阻。

立法：疏风宣肺，清热化痰。

处方：麻黄6g，杏仁10g，生石膏30g，生甘草6g，鱼腥草30g，枇杷叶15g，前胡10g，白前10g，桃仁10g，草红花10g，川贝母10g。

上方7剂，水煎服。

嘱避风邪，少厚味，不过劳。

1977年8月17日二诊：服上方后，发热恶风寒已退，哮喘已平，唯咳嗽少量痰，纳呆食少，胸膈胀满，腰酸乏力。舌红苔白，脉滑稍数。继以扶正化痰，止哮定喘。

处方：生黄芪30g，西洋参10g，怀山药30g，炒白术30g，川贝母10g，桃仁20g，杏仁20g，五味子10g，枇杷叶30g，蛤蚧1对，草红花10g，浙贝母10g，生甘草9g。

上方10剂，共研细末，水泛为丸。每次服6g，日服3次，白开水送服。

1977年12月18日三诊：服上方4月余，哮喘未再发作，饮食、睡眠、二便均调和。舌淡，舌边有齿痕，苔白稍腻，脉沉缓。继以前方加减治之。

处方：蛤蚧粉10g，红参10g，生黄芪30g，炒白术30g，山萸肉30g，怀山药30g，五味子10g，桃仁20g，杏仁20g，川贝母10g，浙贝母10g，枇杷叶30g，全当归30g，草红花10g，生甘草9g。

上方5剂，研细末。每次服5g，日服3次，白开水送服。

嘱避风邪，少厚味，多散步。

1978年3月24日四诊：服上方散剂3月余，哮喘未作，但在寒冷之时胸膈仍胀闷，苔白稍腻，脉沉缓。继以前法治之。

处方：藏红花 10g，红参 10g，蛤蚧 1 对，川贝母 10g，桃仁 20g，杏仁 20g，全当归 30g，赤芍 10g，白芥子 6g，麻黄 6g。

上 10 味药浸泡在 1000mL 白酒（65°）内，每日将此酒瓶（罐）上下摇动数次，密封 7 天后，用棉签蘸酒外涂，日行 4 次，涂下列穴位：天突穴、膻中穴及前胸部位；定喘穴、肺俞穴、心俞穴及后背部位。以此外治法，坚持用药巩固疗效冀图根治。

1978 年 5 月 16 日五诊：病人告之，每日外用药酒，至今哮喘未再发作。

后于 1986 年转告哮喘已除，体健若常人。

原按：本案系老年哮喘合并肺气肿而急性发作，为热痰阻肺所致。方中以麻黄、杏仁、石膏、生甘草疏风宣肺，止嗽平喘为君药；鱼腥草、枇杷叶、前胡、白前清肺顺气，止咳消痰平喘为臣药；桃仁、红花活血化瘀，通肺气活肺络，使肺脉气血宣畅；川贝母、生甘草清肺化痰平喘。二诊、三诊服上方发热恶寒已退，哮喘亦平，但痰邪尚存，继以扶正祛邪以收全功。方中黄芪、红参、山药、白术、甘草、蛤蚧、五味子、山萸肉、当归以扶正祛邪，为治本之药；二贝、桃仁、杏仁、枇杷叶、红花祛痰邪而使正气得复，故哮喘可除。四诊服上方半年有余，咳喘虽除，但肺窍痰郁血瘀尚存，继以红参、蛤蚧补肺益肾治其本；以藏红花、全当归、桃仁、赤芍通肺络；以贝母、杏仁、白芥子利肺气、祛痰阻，使气机通畅则胸膈胀满可除。以酒剂外用搽前后背，除肺络痰阻之余邪。

●**案 2**　葛某，男，88 岁。1998 年 2 月 16 日初诊。

病史：早期罹患哮喘多年，逐渐发展为肺气肿、肺心病（心衰Ⅱ～Ⅲ度），已 30 余年病史，每年住院 2 ～ 3 次。去年 11 月中旬因肺部感染病危住院治疗，春节期间出院在家，但时有发作。在家中输液、服西药治疗，病情好转，但痰鸣哮喘难以控制，故求余往诊服中药治疗。

证候：呼吸短促，平卧则胸闷，坐起则喘甚心悸短气，喉中痰鸣，下肢按之凹陷，眼睑浮肿，语声无力，纳呆食少，大便秘结。舌质暗，苔白腐，脉沉细数无力、尺脉弱。

辨证：五脏虚衰，痰饮阻肺，心肺瘀阻。

立法：补五脏，化痰饮，通肺气，祛瘀阻。

处方：红参5g，西洋参5g，生黄芪30g，炒白术20g，茯苓10g，五味子10g，怀山药30g，全当归20g，麦冬10g，南沙参20g，玉竹10g，桃仁10g，赤芍10g，丹参10g，川贝母10g，苦杏仁10g，生甘草6g，葶苈子30g，7剂。

嘱避风寒，以稀软、易消化饮食为主。

1998年2月24日二诊：服上方痰鸣、气喘、浮肿好转，夜寐已能平卧，大便仍有秘结。舌红，苔白腐，脉沉细数无力、尺弱。

处方：继以前方加减，加火麻仁15g，郁李仁15g润肠通便，7剂。

1998年3月2日三诊：服上方咳喘未发作，大便通畅，日行1次，动则心悸喘息，舌淡红，苔白，脉沉细。继以扶正化痰、活血通脉、纳气归原之剂。

处方：西洋参3g，红参3g，蛤蚧粉1.5g，川贝母粉0.5g，桃仁3g，杏仁3g，怀山药15g，全当归3g，玉竹3g，葶苈子3g，五味子3g，生黄芪10g，麦冬3g，南沙参3g，丹参3g，炒白术3g，火麻仁3g，郁李仁3g，生甘草3g，15剂。

嘱避风寒，少厚味，少言谈，调呼吸，多按摩，多禅坐。

1998年3月18日四诊：精神转佳，食欲好，喜看电视。舌淡苔白，脉沉细。守前方继服14剂。

1998年11月8日五诊：自3月至今间断服中药200余付，夏秋季节根据不同气候变化，在扶正的基础上进行加减用药，诸症悉减，脉象已出现缓象，唯尺脉尚弱，正气渐复可知，宗前法进退用药调治。

处方：蛤蚧粉 3g，红参 6g，西洋参 6g，山萸肉 6g，五味子 6g，麦冬 6g，怀山药 15g，生黄芪 15g，炒白术 10g，玉竹 10g，全当归 10g，南沙参 15g，桃仁 3g，杏仁 3g，川贝母 3g，生甘草 3g，15 剂。

1998 年 11 月 24 日六诊：服上方后看书、看电视不觉疲劳，食欲佳，喜吃蛋糕类，搀扶下可慢步走到轮椅上，时有夜寐梦多。舌红苔白，脉弦缓。继以在补五脏的基础上通心血，活心络，利肺气，通肺络，使心肺之脉络气血贯穿，可消心肺二脉之瘀阻。

处方：红参 10g，蛤蚧 3g，灵芝 10g，西洋参 3g，菖蒲 10g，远志 10g，五味子 10g，麦冬 10g，生黄芪 30g，怀山药 30g，炒白术 15g，川贝母 6g，桃仁 10g，杏仁 10g，当归 10g，赤芍 10g，川芎 6g，生甘草 6g，30 剂。

嘱服药后若症状平稳，继服上方不必易方。

2000 年 2 月 18 日七诊：患者虽 90 高龄，诸症悉除，可在室内整理书籍资料，每年去医院进行 2 次体检，未发现旧病复发。为了使病人正气得复，邪气得除，嘱继服中药缓图根治。

处方：红参 5g，西洋参 5g，蛤蚧粉 3g，生黄芪 15g，怀山药 15g，焦白术 10g，全当归 10g，桃仁 5g，杏仁 5g，玉竹 10g，远志 10g，川贝母 3g，生甘草 3g，30 剂。

嘱避风寒，多静养，勿过劳，调气息，多禅坐，勿多言，饮食以粥为主，勿多餐。

此后 4 年多，每年不间断地服上方进行加减治疗，除偶有感冒外，自认为健如常人，时有药半弃之不用之时。

2005 年 4 月，去北京某医院进行全身体检，天有不测风云，住院 3 日后肺部感染，在应用抗生素时出现胃肠过敏，造成大出血，抢救无效而病逝，终年95岁。

原按： 本案系耄耋之年，罹患哮喘、肺气肿、肺心病、心衰之危重病证。初诊方中以红参、西洋参、生黄芪、炒白术、怀山药、五味子、茯苓、全当归大队大补元气兼补五脏之品以求力挽狂澜；南沙参、玉竹、麦冬滋补心肺之阴精，与上药同用，使五脏之阴阳精气相得益彰，正气得复，生命保全；桃仁、赤芍、丹参活心脉，通肺络，使心肺气血通畅，痰瘀自除；川贝母、杏仁、生甘草润肺消痰，止哮平喘；一味葶苈子泻肺利气，祛痰平喘，无论是寒饮弥漫，痰火壅塞，喘息急促，肺肿胀满，虚实寒热皆可使用，只要配伍得当，久用此药绝无致虚之理，的确是一味披坚执锐，导痰平喘之才。服上方7剂，痰喘得缓。唯大便秘结，二诊于上方加火麻仁、郁李仁润肠通便之品。三诊时诸症悉减，哮止喘平，唯动则心悸喘息，脉仍沉细，正气仍不足。以前方加蛤蚧增强纳气归原之品。四诊时自觉精神转佳，食欲好，舌淡苔白，脉沉细，守前方继续服药。至1998年11月8日，几个月服中药以来哮喘基本平复。经夏、秋季节，择气候之变化在扶正方的基础上进行加减调治，不仅诸症著减，而脉象已出现和缓之象，正气大增可知，宗前方进退。六诊时可在旁人搀扶下在室内慢步走到轮椅坐下，故效不更方，在前方基础上击鼓再进。七诊时服药调理已2年之久，患者已届90岁高龄，诸症悉除，可在室内活动。为延年益寿，嘱继服中药缓图根治。八诊前后调治已7年有余，体健如常人，不料赴医院进行体检后肺部感染，因药物过敏大出血而病逝。

● **案3** 广某，男，78岁。1986年11月10日初诊。

病史： 该病人于10年前罹患支气管哮喘，每遇天气变化则突然发病，经过长期中西医药物治疗，至今未能根治。11月10日，天气突然变冷，上午10点30分哮喘突然发作。因家中无人，自己去医院，于途中因病情加重而瘫倒在马路旁，被行人发现后抬到医院急诊室，求余会诊。

证候：颜面青紫，面部浮肿，喉中痰鸣如水声，胸闷气结，呼吸困难，张口抬肩不能平卧，唇甲发绀，喘促不安。神志尚清，但精神极度不安。听诊：双肺满布哮鸣音，心率96次/分，心律尚齐，腹软，无腹肌紧张。舌质紫暗，苔白腻，脉滑数。

辨证：寒痰阻肺，肺脾肾三脏俱虚。

立法：扶正祛邪，止哮定喘。

处方一：陈氏"定喘搽剂"。用棉签蘸药酒在膻中穴、天突穴点按搽药，然后在前胸部位进行搽药。病人搽后随即呼吸通畅，继而在后背肺俞穴、定喘穴旋转擦揉10分钟后症状缓解。1小时后症状消失，状如常人。心率80次/分，哮鸣音全部消失。舌质仍呈紫暗，苔白腻，脉滑。可自己下地自行交费取药。嘱每日早、中、晚定时按前后穴位擦揉10分钟。

处方二：内服陈氏"止哮定喘散"。

麻黄9g，细辛30g，五味子10g，姜半夏10g，陈皮10g，草红花10g，桃仁20g，杏仁20g，川贝母10g，生黄芪30g，蛤蚧10g。

上方10剂，共研细末。每次服9g，日服3次，白开水送服。

2年后经追访，哮喘未再发作。

原按： 本案系哮喘急性发作，患者因年老体衰在来院途中病倒，在急诊室抢救，应用陈氏"定喘搽剂"，得快速止哮定喘之效。外用药1小时后不仅哮喘止，而且两肺哮鸣音消失。该药有"简便、快速、安全、价廉、有效"的特色，这正是中医"外病内治，内病外治"之优势体现。

点睛：活血·定喘散·定喘搽剂外治

参考文献

陈文伯.中国现代百名中医临床家丛书·陈文伯.北京：中国中医药出版社，2009.

陈先泽

编者按： 陈先泽（1941—），广东省潮州市中医医院儿科主任医师，广东省名老中医。陈氏治疗哮喘经验丰富，特别对如何辨别小儿哮喘的寒与热，提出"年龄越小的小儿，对渴、饮、痰的寒热表现越有难辨之处，故以苗窍情况及其排泄物变化的观察尤为确切"，洵为经验之谈。

陈氏对小儿哮喘病因、病机、辨治的见解与经验，有以下特色。

1. 小儿哮喘病因的认识，特别提出当今尚有因误药而伤戕正气，顽痰内伏，外邪引动而发病。这些小儿哮喘既无过敏病史，又无遗传性因素，但是服药史明显。当今滥用抗生素、羚羊角、山羊角、水牛角等，有医者给用的，有家人给服的，所谓"是药三分毒"，超量则害，此之谓也。还有一种民间习惯，每逢外感或"上火"的时候，除轻易滥用上面的"应急之药"外，或随意用青草药煎服，山村里尤为这样。加上冷饮冰品盛世，寒冷伤脾胃，亦损伤正气，导致痰饮内留，外感或六淫触发而哮喘发作，并不鲜见。

2. 如何辨别小儿哮喘的寒证与热证。一般从喜冷饮与喜热饮、口渴与否、痰液的清稀与黄稠、舌苔白与黄、舌质淡而胖与红而瘦来辨别，前者为寒，后者为热。但是年龄越小的小儿，对渴、饮、痰的寒热表现越有难辨之处，故以苗窍情况及其排泄物变化的观察尤为确切。如眼睑内侧红与不红，眼眵的有与无，白黏与黄浊或干结，鼻涕清与黄浊，清晨连续喷嚏与否，口气热与不热，大便干结与溏泻，色灰褐与淡黄带白或青带白，味臭秽与酸带腥或无味，小便色赤而臭难闻与清利不臭，量多少及遗尿与否，结合面色、山根情况以辨寒热。陈氏从 70 例 181 次临床观察中表明，寒哮、热哮之比为 1：1.42（例次），以热喘为多。与蒋氏对 100 例次小儿支气管哮喘急性期临床观察的结论——"以热喘居多"相同。[《江苏中医杂志》1983（6）：17]

3. 哮喘发作期，寒哮可用小青龙汤合苏葶丸加减。若兼里热，则用大青龙汤；若见于阳虚者，用麻黄半夏姜辛五味汤加味，常用药物：麻黄、姜半夏、细辛、五味子、桂枝、苏子、制附子、沉香、杏仁、磁石。若为热哮可用定喘汤加减，常用药物：麻黄、黄芩、生石膏、白果、桑白皮、杏仁、款冬花、葶苈子、法半夏、重楼、地龙。

4. 哮喘缓解期，肺虚可用玉屏风散加味，常用药物：黄芪、党参、白术、防风、五味子、龙骨、牡蛎、南杏仁、川贝母。脾虚可用陈夏六君子汤加味，常用药物：党参、白术、茯苓、怀山药、陈皮、法半夏、炙甘草、僵蚕、砂仁、炒谷麦芽。肾虚用六味地黄丸。肾阳虚者，加用制附子、肉桂、淫羊藿、巴戟天、益智仁、紫河车；肾阴虚者，加用麦冬、五味子、紫河车；痰多而喘者，加用法半夏、鹅管石、赭石。

5. 合理应用虫类药物，如地龙、僵蚕、蜈蚣、全蝎、五灵脂等，对控制哮喘发作的作用显著。应用紫河车大补精血，对巩固疗效有显著效果。

6. 小儿患肺系疾病，尤其是肺炎，若调治不周，易继发哮喘。临床实践表明，新生儿、婴幼儿年龄越小，患肺炎后继发本病的概率越大。这一类病孩的缓解期多表现为气阴不足，可用鱼鳔、西洋参酌量以调补固其本，益气阴亦润肺；或用太子参、麦冬、五味子煎水合鱼鳔炖服。若素体脾胃不足或曾患久泻、久痢损伤中气，干咳阵阵、咳中带哮，无痰或咳出白沫，舌质淡胖，则用理中汤调理。

医案举例

李某，男，9 岁。1982 年 3 月 24 日初诊。

病史：周岁内曾患肺炎住院治疗。未满 2 岁时，因感冒始发哮喘痰鸣，嗣后反复发作，年发作 3～4 次，今年发作稍频，年 4～5 次，转换季节及天气突变即发作。现发哮咳 3 天，症见哮鸣喘急，喉间水鸡声伴阵发咳嗽，午夜后及晨间咳嗽尤剧伴哮鸣气急息短。两肺听诊可闻及干性啰音及笛鸣音，经多家医院检查见肺纹理粗乱，拟支气管哮喘。其父亲在幼儿时曾发哮喘，年长而愈。唇舌淡，舌苔白厚，脉浮滑。证属小儿哮喘之冷哮。治拟散风寒、宣肺气、豁顽痰，方用加味三拗汤。

处方：炙麻黄 2g，杏仁 9g，生甘草 1.5g，前胡 10g，葶苈子 6g，苏子 8g，细辛 1.5g，姜半夏 6g，代赭石 10g，枇杷叶 10g，2 剂。

患者缓解后，证系脾肺两虚，用陈夏六君子丸、胎盘、红参或白糖参交替调治，以补益脾肺，亦利填先天，同时以治痰之源、涤痰之器，从而使本固而病愈。

点睛：小儿哮喘寒热之辨识·热哮多于寒哮·紫河车·鱼鳔

参考文献

陈先泽，陈越.陈先泽儿科 50 年临证心得.北京：人民军医出版社，2014.

陈孝伯

编者按：陈孝伯，主任医师，曾任上海市中医医院内科主任。陈氏发掘朱丹溪椒目劫喘之经验，并做了临床系统观察，使这一应用并不广泛的药物在哮喘诊治中得到普遍使用，厥功甚伟。

陈氏研读朱丹溪著述，指出《丹溪心法》《丹溪手镜》《脉因证治》三部著作中，在哮喘门均提及"诸喘不止"用椒目为劫药以劫喘。这里都突出一个"劫"字。"劫"，有"强取"之意，是前人治疗急证急则治标的一种强有力的有效措施。

陈氏学习这一经验，将椒目研粉，令患者每日服 3 次，每次服 3g，直接吞服或装胶囊服，亦可榨油制成胶丸，每丸含200mg，日服 3 次，每次服三五丸。十余年来，通过大量临床观察和实验研究，证明椒目劫喘有着特殊的效果。

椒目劫喘有如下特点：①起效快。据临床观察记录分析，绝大部分病例在服药 5 分钟后，自觉症状即开始缓解，胸闷减轻，气道通畅，咯痰爽快；10 分钟左右，肺部听诊哮鸣音显减或消失。②临床疗效好。观察近期疗效 786 例，有效率为 87.1%，显效率为 57.9%；有些长期依赖激素的哮喘患者，服该药后能逐步递减直至停用激素。③运用范围广。现代医学之支气管哮喘、喘息性支气管炎、心源性哮喘、肺气肿等用之均有显著的平喘疗效，符合古人椒目劫"诸喘不止"的论述。

总之，陈氏认为，椒目具有药源广、作用快、疗效好、用途广、价格低、不良反应甚微、服用方便等特点，具有劫喘起效快的特效，是中医急诊工作中比较理想的一种新的平喘中药，值得推广应用。

点睛：朱丹溪·椒目劫喘

参考文献

詹文涛.长江医话.北京：北京科学技术出版社，1996.

陈耀堂

编者按： 陈耀堂（1897—1980），江苏武进人，丁甘仁先生弟子，上海市名老中医，为参与上海中医学院筹建的元老。陈氏认为哮喘关键在虚，急性期标本兼治，缓解期以河车粉预防，有其理论与实践价值。

陈氏对治疗哮喘宗朱丹溪"凡喘未发，以扶正为主，已发以散邪为主"之说不以为然。他认为哮喘大多自幼即发，来诊时发作多已几年甚至数十年，病久必虚，即使外感风寒而发，但"邪之所凑，其气必虚"。其表现虽可如张景岳形容之实喘者——"气长而有余……胸胀气粗，声高息涌，膨膨然若不能容，唯呼出为快也"——也属真虚假实。哮喘发作时，呼长吸短，乃肾气不足，吸入之气不能归肾所致。故陈氏主张标本兼治，拟订一通治方：蜜炙麻黄 9g，光杏仁 9g，生地黄 12g，熟地黄 12g，山萸肉 6g，五味子 3g，干姜 3g，旋覆花（包煎）9g，生甘草 3g。属寒者，加附片 9g，黑锡丹 9g；热者，加黄芩 9g，地龙 9g，桑白皮 9g；阴虚者，加沙参 9g，麦冬 9g；痰多者，加白矾 6g，半夏 9g；痰不易咯出者，加白芥子 6g，炙远志 6g；动则喘甚者，加补骨脂 9g，核桃仁 9g；湿重者，加厚朴 9g，半夏 9g；对过敏引起哮喘者，加凤凰衣 4.5g，蝉蜕 4.5g，露蜂房 6g；对感染引起哮喘者，加鱼腥草 30g，四季青 30g，野荞麦根 30g；纳食衰少、食后作胀而喘更甚者，加橘白 4.5g。

至于预防哮喘，可用河车粉长服，因哮喘大多自幼发病，先天不足，如能在儿童期持续服用河车粉 3g，日 2 次，至发育时即可停止发作。若错过这一时期，则哮喘常缠绵难愈。

点睛：哮喘关键在虚·紫河车

参考文献

陈耀堂.孟河陈耀堂医案.北京：人民卫生出版社，2012.

陈子富

编者按： 陈子富，北京中医药大学教授。陈氏从实践中体会到"肺与大肠相表里"，并非虚设，依此理论治疗咳喘效果较佳。值得注意的是，陈氏经验即使无便秘的哮喘患者也可用润肠通便之品，亦能增加疗效。

陈氏在从医之初，遇热哮病人兼有便秘者，用化痰平喘、清热止咳之剂，偶加润肠之品，收效颇速。后无便秘的哮喘病人则试加润肠之品，平喘效果亦佳，但多限于实热证者。再后又在寒凝痰结的咳喘患者身上，用温化寒痰、下通大肠之法，其平喘之速、痰去之快，令人振奋。这样，才体会到"肺与大肠相表里"之说并非虚设。长期以来，依此理治咳喘，甚至改润肠为峻下，治愈者数以百计。

医案举例

张某，女，24岁。

病史：3岁时患肺炎，愈后留有咳喘，久治不愈，渐成冬季轻、入夏重之哮喘病。西医诊为过敏性哮喘，也曾在首都医院做脱敏治疗。1980年夏，病发颇重，急送医院抢救，并求中医参与治疗。视其跪伏于床，臀高头低，面部青紫，眼睑浮肿，大口喘息，喉中痰鸣。诊其脉滑数有力，望其舌苔黄而腻，边尖质赤，不思饮食，近二日无便。辨其证属痰热互结，郁于胸膈，肺失宣降而致喘发。

处方：定喘汤加石膏、大黄、川朴，上以宜通肺气，止咳平喘，下以通肠降逆，清热除痰。

速煎速服，头煎服后二时许，喘轻撤氧，痰易咳出。四时后再服二煎，便下喘平，次晨停用西药。后住院两月续服中药，病情平稳。次年夏季暑热更甚而未犯。

点睛：肺与大肠相表里

参考文献

陈彤云.燕山医话.北京：北京科学技术出版社，1992.

程丑夫

编者按：程丑夫（1949—），湖南中医药大学教授、湖南省名中医。《程丑夫医案精华》一书，记录了其治疗哮喘医案6则。第一案，属风寒束肺，治以祛除风寒，用华盖散取效。第二案，为外寒内饮，初诊用二陈汤合华盖散，复诊用小青龙汤而建功。第三案，属风邪外束，寒痰伏肺，初诊用射干麻黄汤取效，再以温胆汤收功。第四案，属肝郁气滞、肝风犯肺。第五案，病机为痰热阻肺，先拟定喘汤清热化痰定喘，继以柴芩温胆汤清肺化痰，后以麦味地黄汤补益肺肾以图本。第六案，证属寒痰伏肺兼有风邪，患者病情较为顽固，然先以小青龙汤加减治其标，继而先后用四君子、人参胡桃汤治疗，病竟豁然。以上诸案多属常法。第四案临床较为少见，摘录如下，供读者揣摩。

刘某，男，25岁。2009年4月21日初诊。

主诉：反复胸闷喘促10余年，再发1天。

病史：幼时即出现胸闷喘促，诊断为支气管哮喘。今晨与他人发生口角后，情绪波动较大，随后出现咳嗽，咳少量白黏痰，不易咳出；伴有明显胸闷气促，喉中喘鸣音明显，右胁肋胀痛，头晕目眩，偶有肢端麻木，面色红赤。无畏寒发热，无鼻塞咽痛。脘腹胀满而不欲饮食，大小便尚正常。舌质红，苔薄黄，脉弦。查体：双肺呼吸音粗，双肺可闻及少许干性啰音。心率108次/分。

辨证：肝郁气滞，肝风犯肺。

治法：疏肝解郁，祛风止咳。

处方：过敏煎加减。银柴胡10g，乌梅10g，防风10g，五味子10g，丹皮12g，郁金10g，僵蚕6g，钩藤10g，地龙10g，甘草 6g。5 剂。

2009 年 4 月 25 日二诊：服药后胸闷较前缓解，无明显喘闷，但仍有咳嗽，无痰，右胁肋胀痛，偶有刺痛，面稍赤，食纳欠佳，继以疏肝解郁，祛风止咳之法，给予疏肝理脾汤加减。

处方：柴胡 10g，前胡 10g，白芍 15g，枳壳 10g，白术 10g，陈皮 10g，赤芍 15g，川芎 10g，桔梗 10g，紫菀 10g，郁金 10g，僵蚕 6g，甘草 6g。5 剂。

2009 年 5 月 8 日三诊：无胸闷、右胁肋胀痛，时有咳嗽，不剧烈，纳食较前好转。考虑患者仍有肝气郁结，继以疏肝理气为主，给予自制中成药疏肝理脾丸 5 瓶口服。

原按：肝气郁结，肝肺气机升降失调，肺气上逆，使津液失布，聚痰成饮，形成气、血、痰和湿等诸郁上行于肺，引起哮喘发作。肝气郁结可导致肺气不降，而肺失宣化也可导致肝气郁结。肝气郁、肝气逆而化风是本病例发病中心环节，故治疗上以疏肝行气为主，兼以息风止咳，使得肝气舒则肺气宣降正常，哮喘自愈。

点睛：肝气郁结·肝风犯肺·过敏煎·疏肝理脾汤

参考文献

范伏元.程丑夫医案精华.北京：人民卫生出版社，2016.

程门雪

编者按： 程门雪（1902—1972），现代著名中医学家，曾任上海中医学院首任院长。程氏对伤寒、温病学说均有高深的造诣，擅治热病和疑难杂症。他博采古今，善于运用古方治疗哮喘。

程氏尝借用外科之阳和汤，治疗小儿色㿠体弱、阳虚哮证数年，获良好效果。亦推崇《张氏医通》冷哮丸及三建膏贴肺俞穴，以及哮吼紫金丹。

其阳和汤用药为：熟地30g，白芥子3g（炒研），鹿角胶9g，姜炭1.5g，麻黄1.5g，肉桂3g，生甘草3g，水酒各半煎，加五味子1.5g。

冷哮丸组成为：麻黄、川乌、细辛、蜀椒、白矾、牙皂、半夏曲、陈胆星、杏仁、甘草、紫菀、款冬花。

三建膏组成为：天雄、附子、川乌、桂心、官桂、桂枝、细辛、干姜、蜀椒。

哮吼紫金丹组成为：白砒、豆豉。

阴虚痰热者，可参考杏轩《医述》所载哮喘一方，组成为：熟地15g，当归3g，茯苓4.5g，半夏4.5g，橘红4.5g，金沸草4.5g，麦冬4.5g，甘草1.5g，淡豆豉3g，黑山栀3g，海浮石6g。立方以金水六君为主，合滋阴养血以治痰，山栀、豆豉清火，金沸草咸能消痰，海浮石咸以降火。程氏认为，如能合用黛蛤散则更好。

点睛：阳和汤·冷哮丸·三建膏·哮吼紫金丹

参考文献

程门雪.漫谈咳、喘、哮、痰饮的证治.中医杂志，1980（2）：10–13.

崔玉衡

编者按： 崔玉衡（1929— ），河南省开封市名中医，曾任开封市第二人民医院中医科主任、开封市中医学会副会长、名誉会长。崔氏治哮喘思路明确，步骤井然，可资师法。

崔氏治疗哮喘采取三步治疗法。

第一步，是针对急性发作的缓急平哮法，目的是迅速控制哮喘。

其自制"平哮灵胶囊"，组成为：洋金花（即曼陀罗花)0.3g，地龙5g，椒目3g（以上1日量）。共研细面，装胶囊，在哮喘急发期服用，每次4～6粒，每日2～3次，孕妇及青光眼患者忌服。洋金花辛温有毒，有较强的解痉平喘止咳作用；椒目辛温，地龙咸寒，二药均能平喘利水，且寒热互制互用，协助洋金花达即刻平喘之效。

就诊时一经明确诊断，当时就让病人服用4～6粒，并留观1小时，留观期间，每20分钟听诊1次患者肺部哮鸣音变化情况，最快的服药20分钟，哮鸣音就可减少一半以上，闷喘随之减轻。这为下一步中药辨证治疗赢得了时间。

第二步，是急性期的标本兼治法。

"平哮灵"胶囊为治标之药，为使哮喘从根本上缓解，还须辨证分型，标本兼治。崔氏认为，哮喘发作时，支气管黏膜充血水肿，黏液腺分泌增加，所以痰液增多。痰其实是哮喘之标，它是由内外寒热病邪引起哮喘后产生的，故内外寒热之邪侵袭是发病之本。治当标本兼顾。

寒哮，用小青龙汤加味，重用细辛（6～9g）；加茯苓15g，徐长卿15g，葶苈子20～30g，炙甘草6g。热哮，用麻杏石甘汤，加桑白皮 15g，地龙 13g，黄芩 15g，鱼腥草 30g，射干 12g，徐长卿 15g，僵蚕 13g，蝉蜕 9g，甘草 6g。麻黄是治喘要药，寒热之喘皆可应用，热哮配石膏，以制麻黄燥热之性，二者比例是1 :（3 ～ 5）。

哮喘持续不解者，应于宣肺开闭方中佐以虫类药搜风驱邪，解痉脱敏。常用自拟方"平哮汤"治疗，组成为：炙麻黄6 ～ 9g，炒杏仁 13g，桑白皮 20g，地龙 13g，蝉蜕 6g，蜈蚣 2条，当归 12g，石韦 20g，细辛 5g，徐长卿 20g，甘草 6g。方中徐长卿、蝉蜕有较强的解痉脱敏作用；石韦镇咳祛痰、平喘利水，治哮喘单味大量应用即有良效；蜈蚣息风解痉、通络散结，协当归之活血，能改善肺及气管的血液循环，改善气管通气量，达到平哮目的。

第三步，缓解期要坚持治疗，采用扶正固本法。

缓解期常用自拟方"益气固肾汤"，组成为：黄芪 15g，白术10g，防风 6g，熟地 20g，菟丝子 15g，太子参 15g，五味子 6g，地龙 13g，徐长卿 20g，白果仁 15g，蜈蚣 1 条，甘草 6g。水煎服，隔日 1 剂，亦可做水丸或片剂，每次 6g，每周 3 次。本方把补肾益气与解痉脱敏结合起来，在哮喘缓解后服用半年以上，可使哮喘发作次数逐渐减少，发作时症状逐渐减轻，最后达到治愈的目的。

在培补期间，如哮喘复发，则仍须应用第一、二法。

点睛：治哮喘三步法・迅速控制・标本兼治・扶正固本・洋金花（即曼陀罗花）・椒目・虫类药・益气固肾汤

参考文献

［1］王虹.崔玉衡治哮三法.河南中医，1998，18（4）：227-228.

［2］陈贵廷.中国当代名医名方录.北京：北京科学技术出版社，2008.

丁光迪

编者按： 丁光迪（1918—2003），南京中医药大学教授、博士研究生导师，曾主编《诸病源候论校注》《诸病源候论校释》《中医各家学说》（教参）《东垣医集》等，专著有《中药配伍应用》《东垣学说论文集》《金元医学评析》等。丁氏出生于中医世家，祖辈世为小儿医，其家传验方止哮豆，仅用猪胆汁、大豆两味，但治哮喘疗效甚好，颇值参考。

丁氏认为，小儿哮喘大都由于热病后遗，肝胆留有郁热，乘土侮金，使肃降之气不行，反而上逆；又土不生金，肺气更弱，所以反复发作，为哮为喘，缠绵不已。祖传验方"止哮豆"，由猪胆汁、黄大豆两味组成，方中猪胆汁凉肝脾、去郁热；黄大豆宽中下气，补脾生金。全方清热补脾，肃肺止哮。哮喘无论寒热久暂都可用，尤其是麻疹或其他急性感染后所致者为良。

制服法：取腊月新鲜猪胆三五个，不落水，吊起，防止胆汁溢出。将黄大豆（记好粒数）纳入猪胆中，约装至六七成，使豆没入胆汁中，将胆囊口扎紧，悬挂于背阴通风处，待百日（最少要一个冬季）后取出，吹干（不能见阳光，否则要发臭）。用炭火加瓦上，炙焦存性，摊在地上（垫一层纸）出火气一宿，然后研成粉末，装入玻璃瓶中待用。每日 1～2 次，每次约 10 粒豆之量，3 岁以上小儿加倍，用粥浆或温水调服。连服 1～3 个冬春，最效的仅需服 1 个冬春，一般服 2 个冬春，其哮自平。

注意事项：①此药应当预制，干燥保存，不能曝晒，更不能稍受湿气，防止变腐发臭。如果粉末结成块，并有臭气，是药已变质，不能服用。②药中不要加糖加盐，以免有些盐哮、糖哮的患儿不适。③服药要坚持，按冬春季节服用；药量不必增减，始终按年龄规定量即可，并不必配合汤药，尚未发现加汤药效果更佳的。

医案举例

刘某，男，10岁。

幼时因家中无人照料，母亲每地下劳动，即带到田埂上吃奶玩耍，如此一段时间，冒风受寒，因而成病。先咳嗽，后成哮喘。连绵八九年，越发越重，哮喘已无分春夏秋冬，多能发作。中西药均少效。予服止哮豆，第一个冬春即大见好转，再服一个冬春痊愈。发育良好，至今健硕。

点睛：止哮豆·猪胆汁

参考文献

丁光迪.中国百年百名中医临床家丛书·丁光迪.北京：中国中医药出版社，2001.

董漱六

编者按： 董漱六（1916—1993），曾任上海市第二人民医院中医科主任医师，是首批全国老中医药专家学术经验继承工作指导老师。董氏推崇子和与东垣学说，主张攻病宜早，缓病缓治，重病当用峻药，中病即止，又善于运用膏方调理。他对哮喘的诊治具有丰富的经验，曾采用含有白砒之加味紫金丹，系统观察其效果与安全性，而缓解期则用参蛤麻杏膏以冀根治，这些经验值得临床参考。

董氏治疗哮喘寒实证，采用加味紫金丹。药物组成：白信、白矾、杏仁、蝉衣、陈皮、马兜铃、甘草、沉香、银杏肉。上药共研细末，用桑白皮煎汤，水泛为丸，如芝麻大。食后温开水送服。本方为1956年上海市第二人民医院开设哮喘专科门诊、病房时自制备用之品。紫金丹出自宋代许叔微之《普济本事方》，由生白砒、淡豆豉组成，系治疗寒哮之良方。白砒（即白信）为大热大毒之品，内服有劫痰定喘之功，对寒实哮喘急性发作确有显效，然若超量误服，则危殆立至，因此必须严格掌握剂量，且不宜久服。至于加味紫金丹，则是清代孟河名医马培之的经验方。新方因增加了清肺化痰、降气定喘类药物，故能减轻白信的毒性而不损其平喘之功。临床曾用于门诊病人80余例、住院病人30例，疗效显著，无一例出现副作用。

董氏治哮喘缓解期，自拟参蛤麻杏膏，组成：生晒参（或党参）、蛤蚧、麻黄（去节）、杏仁、炙甘草、生姜、红枣、银杏肉。本膏由参蛤散、三拗汤加银杏肉、姜、枣组成。全方益气固本，平喘止嗽，扶正祛邪，标本兼顾，寓治于补，以冀根治宿疾。不分男女老幼，常年均可服用。

点睛：加味紫金丹·参蛤麻杏膏

参考文献

上海中医药大学中医文献研究所.内科名家董漱六学术经验集.上海：上海中医药大学出版社，2002.

董廷瑶

编者按： 董廷瑶（1903—2002），主任医师，曾任上海市静安区中心医院中医科主任、上海市中医文献馆馆长，系首批全国老中医药专家学术继承工作指导老师，从事中医儿科临床80余年，是公认的当代儿科泰斗。主要著作有《幼科刍言》《幼科撷要》等。董氏治疗哮喘从痰论治，可资参考。

董氏认为，哮喘发病之主因，为痰浊阻塞气道，故祛痰为治疗大法。祛痰又分驱痰、杜痰两法。驱痰即以宣肺解表、化痰蠲饮之剂迅速平哮定喘；杜痰即以健脾化饮之剂杜绝生痰之源。

1. 驱痰法

如素有痰饮，重感风寒者，用小青龙汤；喘而兼烦躁，用小青龙加石膏，或叶氏家传苏陈九宝汤（麻黄汤加桑白皮、乌梅、生姜），适用于寒邪较轻的痰喘患儿。

寒包痰火者，用千金定喘汤，有时亦用叶氏五虎汤，原方为麻杏石甘汤加细茶，董氏以细辛1.5g易细茶，以其辛以润之也，石膏亦仅用9～12g。

董氏亦参用三子养亲汤，生炒莱菔子同用可涌痰下痰。如实痰壅塞之急症，用控涎丹0.6～1.2g，或礞石滚痰丸12g，迫痰下气平，再用六君子汤调补。如久病累肾，确系肾不纳气之证，尚可加用黑锡丹9～12g，甚或单服人参蛤蚧散，始可取效。

2. 杜痰法

杜痰是杜绝生痰之源，常用通阳扶脾法。常用苓桂术甘汤，其次为星附六君汤。

有部分患儿，频发痰喘，缠绵迁延，董氏认为此因胸阳不振，气化失常，寒饮久留，滞恋肺络，应杜痰与驱痰并进，可予张锡纯的理饮汤（苓桂术甘加干姜、白芍、橘红、川朴），气分不足加黄芪，并参以半夏、白芥子、鹅管石、细辛、五味子、苏子诸品。

此外，对于肺虚痰多、易伤风而发咳喘的患儿，平时可用款冬花 12g，冰糖 12g，隔水炖服，每天 1 剂，炖服 2 汁，可连服 1～2 个月。此法在临床应用，有其防治之功。

医案举例

●**案 1** 武某，男，8 岁。1981 年 5 月 20 日初诊。

病史：宿哮时发，近两周来每夜喘作不止，已服麻黄汤、小青龙等药效不显。胸脘满闷，痰味清稀，舌苔白润，脉弱而弦。为饮邪盘踞胸中，治以通阳化饮。苓桂术甘汤加味。

处方：茯苓 9g，桂枝尖 4.5g，焦白术 9g，清草 3g，鹅管石 12g，白芥子 9g，黄芪 6g，川朴 4.5g，干姜 1.5g，杏仁 6g，5 剂。

二诊：喘咳已平，舌苔亦化，纳食稍增，面色较润。宿饮深踞，前法追踪。

处方：上方去川朴；加苏子 9g，干姜用至 6g，5 剂。

其后病情稳定，二月不发，嘱服款冬花 12g，冰糖 12g，隔水炖服，日 1 剂。连日服用，既巩固，又防治。

●**案 2** 贾某，男，10 岁。

病史：哮喘时发时止，已有 5 年，前因外感，身热喘剧，咳痰不利，舌质红，苔薄白，二脉滑数，二便尚调，治以清宣散寒。

处方：麻黄 3g，杏仁 6g，石膏 15g（先煎），生甘草 3g，细辛 2.5g，黄芩 5g，象贝 10g，桑叶 10g，射干 6g，地龙 6g，3 剂。

二诊：表寒已化，身热亦平，咳喘好转，舌红苔薄，二便尚调，治以宣养兼施。

处方：南沙参 10g，桑叶 10g，桑皮 10g，杏仁 6g，石膏 15g

（先煎），生甘草 3g，川贝母 4g，地龙 6g，款冬花 10g，炙苏子 6g，海石 12g，4 剂。

三诊：喘平咳少，舌薄纳差，二便尚调，再以养肺和胃。

处方：南沙参 10g，百合 12g，桑皮 10g，款冬花 10g，杏仁 6g，川贝母 4g，石斛 10g，生甘草 3g，紫菀 6g，海石 12g，4 剂。

药后咳和纳动，以百合固金汤加减调理之。

原按： 该患儿素体热盛，复感新寒，引发咳喘，故初以五虎汤清宣散寒。3 剂后，外寒已除，肺气渐宣，痰气转活，故以桑杏石甘为主加沙参、川贝母、冬花等养肺化痰，兼加海石化老痰。三诊后喘平得和，以其宿哮多年，肺肾阴虚，故以百合固金汤为主，以调补之。

● **案 3** 颜某，女，10 岁。

病史：哮喘 1 年，不时举发，夜咳阵作，喉中痰鸣，鼻涕稀多，纳谷不香，二便尚调，舌苔白滑，质淡润，脉濡。治以化饮为上。

处方：茯苓 10g，桂枝 3g，焦白术 10g，清甘草 3g，细辛 1.5g，姜半夏 10g，生姜 2 片，红枣 3 枚，麻黄 3g。5 剂。

二诊：药后流涕已无，喉痰减少，咳嗽不多，唯汗出淋漓，舌苔薄润。续治以温化痰饮。

处方：桂枝 3g，焦白术 10g，清甘草 3g，姜半夏 10g，杏仁 6g，炙苏子 5g，淡干姜 1.5g，生姜 2 片，红枣 3 枚，炒白芍 6g。5 剂。

药后咳痰已无，汗出减少，舌薄纳动，再以温阳和营调治数剂而安。

原按： 此患儿素有内饮，反复感邪，使之寒饮难化，故初以苓桂术甘等合小青龙汤加减使用，以温化散寒，此是将驱痰与杜痰二法融为一矣。二诊时涕已无，而痰鸣少，唯汗出淋漓，故使以苓桂术甘合桂枝汤，固卫和营兼化饮也，药后诸恙悉平，再以调治而安。

　　点睛：驱痰法·杜痰法·五虎汤·苓桂术甘汤·理饮汤·款冬花炖冰糖

　　参考文献

　　［1］董廷瑶.幼科刍言.上海：上海科学技术出版社，2010.

　　［2］董幼祺，董继业.董氏儿科.北京：中国中医药出版社，2010.

　　［3］王霞芳，邓嘉成.中国百年百名中医临床家丛书·董廷瑶.北京：中国中医药出版社，2001.

杜勉之

编者按： 杜勉之，江西省名老中医。其与杜平合著之《医海拾贝》，介绍了内服外敷治疗哮喘的医案。现摘录如下。

陈某，女，18岁。1977年11月25日初诊。

病史：哮鸣气喘不得卧3天。缘于入院前2天因受寒后即感咳嗽、鼻塞胸闷，翌日呼吸困难，不能平卧，伴胸闷腹胀而入院治疗。既往曾患慢性支气管哮喘反复发作已5年，否认肺结核及心肾病史。

检查：神清气促，形体稍胖，精神困倦，面色苍白，张口抬肩，端坐呼吸，冷汗淋漓，口唇指甲发绀，四肢稍冷，胸廓膨胀，呈桶状胸。心率98次/分，律齐，未闻及明显杂音，两肺满布哮鸣音。血检：白细胞$8.5×10^9$/L，中性粒细胞71%，淋巴细胞20%，嗜酸性粒细胞9%。X线检查：两肺纹理粗乱，提示"慢支"。西医诊断：慢性支气管哮喘急性发作。

入院后，经用氨茶碱、麻黄素、喘息定以及激素等药治疗，未能控制病情发展，乃转中医治疗。

症见：端坐呼吸，不能平卧，咳嗽气喘，鼻翼煽动，摇头撷肚，痰鸣如拽锯，痰白而稠，胸闷纳呆，尿少便溏，舌淡红，苔白腻，脉弦滑。

辨证：痰饮内停，留伏于肺，阻遏气道。

治法：温肺散寒，豁痰利气。

治疗：

（1）急性发作期，予小青龙汤加减。

处方：麻黄6g，桂枝6g，干姜6g，甘草6g，白芍10g，半夏10g，五味子10g，杏仁10g，生石膏10g，桔梗10g，细辛

3g，3 剂。

（2）缓解期，外敷消喘膏。

处方：白芥子 30g，延胡索 30g，细辛 15g，甘遂 15g。

上药 4 味共为细末，另取生姜半斤捣烂取汁，将药末调成浆糊状药膏备用。

将药膏摊于纱布敷料上，约 5cm×5cm 大小圆形药膏。再纳少许麝香（或冰片代之）于药膏中心，敷贴在患者肺俞、心俞、膈俞、劳宫、天突等穴上。从夏季初伏之日起，每伏敷贴 1 次，每次敷贴 1～2 小时，如贴后皮肤起泡无妨。选敷腧穴以肺俞为主，每次均宜敷贴，其余腧穴备用，每次可任意选择两穴敷贴。

效果：急性发作时，服小青龙汤加减 1 剂，喘大减，3 剂而喘止，诸恙悉退而缓解出院。出院后于次年夏季外敷消喘膏 3 次，当年秋冬两季，哮喘发作次数大为减少，症状亦相应减轻，每年夏季连敷 3 次。3 年后，哮喘已基本停止发作，诸恙亦平。5 年后随访，未再复发。

原按：本例哮喘急性发作时用小青龙汤加减，近期疗效满意，但远期疗效实赖消喘膏之功。此膏是由温寒化饮、活血通络等功效的药物组成，又在夏季三伏之日外敷，借阳热亢盛之时，使通阳化饮之功效更大，又借腧穴通道，使药力直达病所，俾豁痰蠲饮、化瘀通络之剂充分发挥效能。痰饮已除，瘀浊得化，肺气通利，则哮喘自止，亦即"冬病夏治"的疗法。

点睛：小青龙汤·消喘膏

参考文献

杜勉之，杜平.医海拾贝.南昌：江西科学技术出版社，1987.

费开扬

编者按： 费开扬（1925—），中国中医科学院研究员、主任医师，曾任《中医杂志》名誉总编。

哮喘发作期，以宣肺豁痰平喘为要务。费氏认为，宣肺平喘首推麻黄。但医者用麻黄，多虑其有发汗、耗肺气、伤宗气之嫌，况哮喘大多反复发作，本虚标实，易自汗出者为多见，故临证选用时有所顾忌。实际上，麻黄经炮炙后，去掉了挥发油，保存生物碱，已无发汗之力，仅存平喘之功。个别畏服麻黄者，费氏则仿张锡纯重用赭石处方：煅赭石30g，葶苈子20～30g，旋覆花（包煎）10g，杏仁9g，厚朴9g。其中葶苈子一味，人多畏其"泻肺"之名而不敢多用，费氏认为用量不够每每乏效，其平喘之功亦不能体现出来，费氏最多用至45g。

哮喘缓解期，费氏认为单纯使用补气敛肺、补益肾气之方，有时效果不显，而在大队补益固本方药中加入适量麻黄，常可获意想不到之效。

点睛：麻黄·仿张锡纯重用赭石·葶苈子

参考文献

李平.费开扬治疗哮喘病用药经验.江苏中医，1998，19（6）：10.

冯视祥

编者按：冯视祥（1914—），四川省中医药研究院主任医师。20世纪40年代，被誉为南充"四大儿科"之一，60年代在成都中医学院附属医院儿科工作，"冯小儿"之名随即誉满蓉城。

　　冯氏治疗哮喘颇有独到见解。虽然他礼貌地说古今医家对哮喘的认识是符合实际的，实则他是反对古人将哮喘主因归结为痰的。他认为，哮喘的根本原因是肾虚，而治以补肾就能收到很好的效果。冯氏说，小儿肾虚的表现自然不如成人明显，特别是有些小儿的确找不到肾虚的征象，但是就凭反复持续性哮喘这一点，就能说明他是肾虚，而通过补肾就能收到满意效果。所以，冯氏是旗帜鲜明的持哮喘补肾说的名医。

　　冯氏治哮经验收录于《当代名医临证精华丛书·小儿咳喘专辑》一书中，可惜的是文章不知是何人整理的，条理不清，有的地方前后也不太一致，现作归纳提要如下。

　　1. 由于历史条件的限制，古代医家不可能把以肺部感染为主因的"小儿哮喘性支气管炎"与以变态反应（过敏）为主因的"小儿支气管哮喘"加以区分。前者以多痰多咳为表现，后者则少痰少咳。因此，将两个不同哮喘病的主要病因均指为"痰"是值得商榷的。

　　2. 小儿支气管哮喘的发作虽在肺，其实以肾虚为根本。用补肾法防治本病，其显效率颇高。其临床体会，"发时治肺"和以"攻邪为主"的原则，对病程短和症状轻者可以收效，至于病程长而症状重以及持续性哮喘患儿疗效多不理想。

　　3. 从多年临床工作中探索出"标本同治，宣、降、纳并举"的治疗原则，在平喘疗效上虽不及西药快，但持久性则较强，还可以缩短补肾疗程，收到远期疗效。小儿肾虚多系先天性的，与成人人为的肾气损伤和久病伤肾有所不同。支气管哮喘由肾虚不能抗御外邪而发病，与哮喘性支气管炎以感染且痰多属邪实为主有所不同。标病与本因处于相等的情况，故宜标本同治。

4. 小儿肾虚的症状确不如成人明显，较大的儿童可询及有腰酸脚软、下肢畏寒、夜尿多等肾虚症状；仔细望诊亦可查见：方头、肋缘外翻，或身材矮小，或头发稀少、色黄少华等肾虚迹象；若重审脉象，往往重按无力。根据辨病与辨证相结合，对那些虽无法诊察出肾虚症状的小儿，只要是反复持续性哮喘，便是肾虚不纳气所致，而同样运用上述的治法，亦能取得满意的效果。

编者按： 冯氏如果在世，已经是百岁高龄了，他的文章可能发表于1980年，那时候的小孩"肾虚的症状确不如成人明显"，这是千真万确的。但是现在的小朋友呢？肾虚者比比皆是，黑眼圈、眼袋、头发发黄，有这些征象的小孩子真是太多了。

5. 哮喘急性发病时，虽有外邪与痰的标实证，但同时也存在肾气不足的本虚证，故形成上实下虚的病机，故在发病时宜分清寒热（分肺热肾虚、肺寒肾虚两型），标本同治，攻补兼施，从调气着手，宣、降、纳并举。

（1）肺热肾虚型，用一号平喘汤：麻黄、杏仁、银花、连翘、女贞叶、苏子、苦葶苈、地龙、胡桃、淫羊藿、补骨脂、胡芦巴、甘草。病程长者酌加巴戟天、冬虫夏草、山药、熟地等一二味。

（2）肺寒肾虚型，用二号平喘汤：麻黄、杏仁、法半夏、陈皮、茯苓、苏子、苦葶苈、白芥子、胡桃、补骨脂、胡芦巴、鹿角片、甘草。病程长者加淫羊藿、锁阳、制附片、熟地、山药等一二味。

发作期的祛邪平喘，每用葶苈子、苏子、麻黄。

哮喘往往夜间发作较多，因此在给药的次数上规定每日分早、中、晚和睡前4次服药，特别要强调晚上临睡前给药，这对于控制发作和减轻症状有一定作用。

6. 间歇期多属虚证，宜补肾元以治根本。冯氏采用温柔补肾法而略偏温，旨在增益肾元阳气而发挥其"纳气"的功用。选取温和而不刚热之品，如胡桃仁之甘温、巴戟之微温，以及补骨脂、淫羊藿温而不燥等。附片大辛大温一般不用，或偶而一用仍需配伍熟地、怀山药等具有滋补之性以制其刚热。观冯氏文章及医案，另还常用：胡芦巴、熟地、枸杞、锁阳、菟丝子等。

医案举例

●**案 1** 吉某，男，8岁。1973年9月10日初诊。

主诉：持续哮喘20天前来就诊。

病史：患儿自幼患哮喘，每因气候变化受寒热而发，今年8月20日发高烧后，每晚哮喘大发作，气急痰鸣，张口抬肩，嘴唇发绀，不能平卧。外院诊断为支气管哮喘，注射庆大霉素，口服氨茶碱、非那根、强的松、四环素3周，又服中药9剂，哮喘仍未得到控制，只能一时缓解，因而来就医。诸症如前，精神疲乏，下肢软弱，面色苍黄。舌质红，苔黄白相间，脉滑数无力。双肺满布哮鸣音。诊为哮喘，属肺热肾虚。治以宣肺豁痰，清热平喘，补肾纳气。

处方：麻黄6g，杏仁6g，银花藤30g，连翘15g，苏子15g，苦葶苈15g，地龙9g，橘红皮9g，鲜女贞叶30g，胡桃4枚，补骨脂12g，胡芦巴12g，甘草3g。

煎3次和匀，分4次服，每日1剂（煎药法和服法以下同）。嘱其停服西药。上方连服4剂，5天内仅发作两次，症状亦较前为轻，患儿可以入睡。

9月26日二诊：咳嗽，浊涕，咽部充血，夜间多汗，此为痰除气畅而肺尚未得清，肾气仍虚。

处方：守上方加怀山药30g。

9月29日三诊：患儿于27日晚受凉，当晚哮喘又作一次而轻，伴发热（体温37.6℃），咳嗽加剧，鼻衄，双肺有干啰音。舌质红，咽部充血。仍以上方为基础，加重清热剂。

处方：麻黄6g，杏仁6g，黄芩6g，银花藤30g，板蓝根21g，苏子15g，苦葶苈15g，鲜女贞叶30片，胡桃仁4枚，胡芦巴12g，瓜蒌皮12g，补骨脂12g，地龙9g，甘草3g。

服上方3剂，哮喘5天未发。

10月3日四诊：轻微咳嗽，吐黄稠痰，食少，汗多，咽部不红。舌质正常，苔微黄。此为肺经余热未尽。

处方：麻黄6g，甘草6g，银花藤30g，连翘15g，麦芽15，苏子15g，苦葶苈15g，鲜女贞叶30片，胡桃仁4枚，胡芦巴12g，瓜蒌皮12g，补骨脂12g，地龙9g，白术9g。

10月8日五诊：服上方3剂，哮喘一直未发，此肺热已清，标病得解。当日处以脾肾双补之方，嘱其连服10余剂，巩固疗效。

随访7年，患儿哮喘一直未发。

●案2　林某，女，4岁。1973年11月7日初诊。

主诉：反复哮喘3年加重1年，急性发作1天。

病史：患儿半岁时开始发生哮喘，嗣后每年秋季遇感冒即发，夜间尤甚，其症呼吸困难，喉间痰鸣，张口抬肩，不能平卧，嘴唇发绀，往往半夜就诊。既往曾用四环素、卡那霉素、强的松、氨茶碱、非那根等药，尚能暂时平息，近年来发作频繁，往往持续半月，间歇1周又发，以上药物效果不佳，急性发作时需注射肾上腺素可缓解一时，因而求治于中医。昨因气候骤冷受寒，当晚整夜哮喘，呼吸困难，不能平卧，偶咳吐白色泡沫痰。

查体：双肺满布哮鸣音，舌质正常，苔白，面色灰暗，精神欠佳；可见方头，肋缘外翻，四肢欠温，脉滑无力。查血：白细胞 8.25×10^9/L，多核细胞 29%，淋巴细胞 39%，嗜酸性细胞 32%。病属支气管哮喘，证属肺寒肾虚。治以辛温开肺，降逆祛痰，纳气平喘。

处方：麻黄 6g，杏仁 6g，法半夏 6g，橘红皮 9g，茯苓 9g，白芥子 9g，地龙 9g，苏子 12g，补骨脂 12g，苦葶苈 12g，胡芦巴 12g，鲜女贞叶 20 片，胡桃仁 30g，甘草 3g。

煎 3 次和匀，分 4 次服（以下同）。

11 月 10 日二诊：服上方 3 剂，哮喘减轻，昨晚只发 1 小时，偶而咳出黄稠痰。

处方：守上方，去白芥子，加黄芩 6g，大枣 15g。

11 月 13 日三诊：患儿下半夜仍轻度发喘，但已可入睡，咳嗽。昨日腹痛，泻稀大便 5 次。

处方：守上方，去大枣、补骨脂，加广木香 6g，黄连叶 12g，紫菀 12g。

11 月 17 日四诊：服上方 3 剂，腹泻止，哮喘未发，微咳，白色痰。查血：白细胞 7.65×10^9/L，多核细胞 43%，淋巴细胞 41%，嗜酸性细胞 14%，单核细胞 1%。

处方：仍用 13 日方，去木香、黄连，加山药 15g。

11 月 23 日五诊：患儿自 15 日起，哮喘一直未发，不咳，精神好转。舌质淡，苔薄白。拟补脾肾治本以巩固疗效。

处方：党参 9g，白术 9g，橘红皮 9g，法夏 6g，胡桃仁 30g，巴戟 12g，补骨脂 12g，甘草 3g。嘱服数剂。

1974 年 3 月随访，患儿 4 个多月来哮喘未发，平安越过冬季。查血：白细胞总数和分类计数均属正常。因不愿再服药，补肾法未予进行。随访观察 5 年，哮喘一直未发。1979 年 1 月以受寒哮喘小发 1 次，给服二号平喘汤 1 剂而哮平，尽 3 剂后改用补肾法。

处方：怀山药 15g，茯苓 9g，五味子 6g，山萸肉 6g，胡桃仁 30g，淫羊藿 10g，补骨脂 10g，胡芦巴 10g，熟地 10g，枸杞子 10g，锁阳 10g。嘱服 2 周。至今哮喘未复发。

编者按： 以上两案均用鲜女贞叶，可惜冯氏未对此作出阐述，读者临床可试用之。

点睛：哮喘以肾虚为本·宣、降、纳并举·温柔补肾法·发作期分肺热肾虚与肺寒肾虚

参考文献

史宇广，单书健.当代名医临证精华丛书·小儿咳喘专辑.北京：中医古籍出版社，1988.

傅再希

编者按：傅再希（1899—1984），教授、主任医师，曾任江西中医学院中医基础理论教研室主任。傅氏治哮喘，主张以开窍排痰为主，但认为一般化痰药效力太弱，而推崇麻黄、细辛、牙皂、白芥子等峻烈药。

傅氏对哮喘的认识，赞同丹溪"专主于痰"之说，故治疗上主张以开窍排痰为主。

他认为，哮喘有冷哮、热哮之别，而以冷哮居多，且无论冷哮、热哮，究其内因，皆宿疾久伏所致。

由于肺窍中积有顽痰，平时潜伏不动，故举止动作无异于常人。若感触风寒暑湿，过食油腻生冷，或酸咸失调，触动宿痰，则突然发作。痰鸣气涌，喉中呀呷作声，欲咳不能，头汗如雨，胸中满塞，不能仰卧。此时治疗以开窍剔痰为主，方如皂荚丸、千缗汤、小青龙汤、射干麻黄汤等，用药如麻黄、细辛、小牙皂、白芥子等。

傅氏认为哮证发作皆由顽痰闭塞所致，可用麻黄、细辛等开通肺窍。又痰涎胶固，不易咳出，可用小牙皂、白芥子等，服后患者咳出一些坚韧黄绿色的浓痰，哮即立止。若只用一般化痰平喘之药，如苏子、紫菀、款冬花、半夏等，犹如隔靴搔痒，无济于事。傅氏临证常在以上诸方基础上化裁，自拟一方，每获良效。药用麻黄、小牙皂（炙，去皮弦）、川朴、陈皮各6g，白芥子（炒，研）、姜半夏、茯苓各9g，细辛、甘草各3g，生姜3片，红枣3枚。如系热邪诱发，兼见口渴、面赤者，麻黄、细辛、牙皂、芥子亦可应用（分量不变），只需方中配以石膏24g，黄芩9g，切不可全用寒凉药。

1954 年，傅氏在抚州市中医联合诊所工作时，有一旅客路过抚州，适逢哮证发作，痰鸣喘息，坐在路旁，不得动弹。后被过路人搀扶至诊所，傅氏按上法用药，仅 1 剂而哮喘立止，翌日即可启程。

傅氏认为，后学者常对麻黄、细辛、牙皂、芥子等多畏其峻利，不敢轻试，这是不对的。中医治哮，虽亦难断根，但若治疗得法，认真忌口，则近期疗效仍可保证。

此外，哮证发作时，不应用参芪之类补益升提其气，亦不宜用阴药以凝固其疾，常见有些不明医理者，见其喘促，唯恐气脱，辄妄用人参、黄芪、枸杞、熟地等，以致偾事者甚多，不可不引以为戒。又，一般哮证与肾气失纳之气喘也不同，亦不可用黑锡丹等镇坠。

编者按：傅氏治哮喘发作，擅用开窍剔痰峻药，是其高明处，值得效法。然反对应用人参、黄芪、枸杞、熟地、黑锡丹等补益镇潜之品，是耶非耶，尚有待临床检验。

医案举例

吴某，男，13 岁。1964 年 8 月 13 日初诊。

病史：罹哮喘已 4 ～ 5 年，或数月一发，或一月数发。今晨又突然发作，呼吸急促，不得平卧，喉鸣如笛，咳嗽痰少，面色发青，伴头汗出，无寒热。脉细数，苔薄白。急宜开窍剔痰，千缗汤加味。

处方：白芥子 6g，姜半夏 6g，茯苓 6g，川朴 6g，陈皮 4.5g，麻黄 3g，小牙皂 3g，甘草 3g，细辛 1.5g，生姜 3 片，红枣 3 枚。3 剂。

服 1 剂后，自觉微热，气急稍见减轻。2 剂之后，痰涌出甚多，胸膈舒畅，发热亦退，哮喘悉平。

8 月 16 日二诊：稍有咳嗽，脉搏和缓。拟二陈汤加味以善其后。

处方：杏仁 9g，姜半夏 9g，茯苓 9g，白芥子 6g，款冬花 6g，厚朴 4.5g，陈皮 4.5g，甘草 3g。

药后诸症消失。

点睛：专主于痰·善用麻黄、细辛、小牙皂、白芥子组方

参考文献

洪广祥，匡奕璜.豫章医萃——名老中医临床经验精选.上海：上海中医药大学出版社，1997.

高仲山

编者按： 高仲山（1910—1986），黑龙江省四大名医之首，黑龙江中医药大学与黑龙江省祖国医药研究所始创人。擅长治疗内科、妇科疾病，尤精于热病。高氏自拟清肺化痰饮治疗肺热喘嗽诸疾（包括哮喘），可供参考。

高氏针对肺热喘嗽诸疾，症见咳嗽或哮喘、痰黄黏稠、舌红、苔黄腻、脉滑数者，自拟清肺化痰饮。此方乃取《医宗金鉴·痘疹心法》中清气化毒饮和《景岳全书》中神秘汤两方之长，随证化裁而得。前者为治疗小儿麻疹毒热内攻而致哮喘方，后者为治疗上气喘息不得卧方。

其组成：前胡、苏子、桑皮、杏仁、陈皮、玄参、连翘、瓜蒌仁、黄连、黄芩。方中前胡、桑皮、杏仁、陈皮降气化痰平喘；黄芩、黄连、玄参、瓜蒌仁、连翘清肺化痰。兼血瘀者，加丹皮、赤芍；兼气滞者，加厚朴、香附；兼湿盛者，加茯苓、防己、木通；兼咳血者，与家传清凉饮合方。

医案举例

赵某，女，40 岁。1937 年秋初诊。

病史：哮喘三载有余，经年不愈，秋冬尤甚，胸中窒闷，不能平卧，屡屡延医，均无显效。就诊时，虽由二人搀扶登楼，仍感体力难支，哮喘大作，喉中痰鸣，气息艰难，汗出频频，口唇青紫。舌深红，苔黄腻，脉弦滑而数。究其病因，乃于一次暴怒后而发。

辨证：此肝火犯肺，继而损伤肺阴所致。

治法：宜平肝清肺法，自拟清肺化痰饮加清热平肝之品。

处方：前胡 15g，苏子 10g，桑皮 15g，杏仁 10g，陈皮 10g，玄参 15g，连翘 10g，瓜蒌仁 15g，黄连 10g，黄芩 10g，丹皮 10g，栀子 10g，钩藤 10g，生草 10g。水煎服 3 剂，日 1 剂。

二诊：前方药服 3 剂，觉气息通畅，哮喘几无发作，夜可平卧，胸闷减轻，观其口唇已无青紫，脉象滑数，知其肝火已减，遂于前方去钩藤、栀子、丹皮。加五加皮 5g，继服。

三诊：前方药服 6 剂，患者只身就诊，精神清爽，气息如常人，唯脉数，此肺热留恋，阴津未复之故，乃处以养阴清肺汤，连服 10 剂，多年之疾尽除。

点睛：清肺化痰饮

参考文献

姜德友、高雪.高仲山学术经验集.北京：科学出版社，2010.

顾丕荣

编者按： 顾丕荣（1912—2009），主任医师，曾任上海第四人民医院中医科主任，是首批全国老中医药专家学术经验继承工作指导老师，著有《疑难病诊治探幽》。

顾氏诊治哮喘颇具特色，他从哮喘与小儿奶癣密切有关，且五宝丹不仅治奶癣有效，亦治愈哮喘这一事实出发，推断哮喘的病根在于湿毒。先用五宝丹，后创制化哮八宝丹、四黄克哮丸治疗哮喘，取得很好的根治效果，这一宝贵经验值得进一步深入研究。然令人遗憾的是，方中朱砂一味，因含汞，有毒，人多弃之不用。其实，朱砂究竟能不能治湿疹与哮喘？如果能治，其机理何在，真的值得好好研究一下！

顾氏认为，过敏性哮喘最根本之病因乃是湿毒。所谓湿毒，有先天、后天之分。先天大多发自孩提奶癣之时，后天大多得之麻疹、百日咳等病之后。因为顾氏在临床中发现，过敏性哮喘患者多伴皮肤湿疹或鼻、耳、眼等官窍作痒。其发作与居处潮湿及嗜食肥甘时鲜，或接触瘴雾之气有关，患者大多脉濡苔腻，为湿毒之明证。

顾氏治疗本证，发作时治标，宣肺化痰，疏肝达郁。药用：炙麻黄、杏仁、五味子、黄芩、制半夏、麦冬、干姜、炒苏子、炒葶苈子、柴胡、射干、生甘草、生石膏。缓解期则补肾固本，常用：补骨脂、胡桃肉、钟乳石、熟地、五味子、巴戟天、淡附片、肉桂。与此同时，以自拟化哮八宝丹化湿泄毒，贯穿始终。方用：琥珀 2g，珍珠 2g，朱砂 2g，钟乳石 8g，冰片 1g，羊胆 6g，蜂胶 12g，乌贼骨炭 12g，研极细末，蜂胶糊丸如绿豆大。每次服 1g，每日 3 次，每次以土茯苓 30g 煎汤送下。

化哮八宝丹，脱胎于《外科正宗》及《景岳全书》的五宝丹（即化哮八宝丹前五味药）。琥珀气平味甘，能解蛊毒；珍珠擅长清热解毒；朱砂能除毒气，解胎毒、痘毒；钟乳石辛温味甘，温肾纳气，主治咳逆上气。五宝丹原主治杨梅结毒及湿毒疮疡，顾氏常用治小儿胎毒奶癣，内服外搽，均有卓效。在临证中，顾氏发现：许多胎毒幼儿每易病发哮喘，经服五宝丹后同时哮喘也获痊愈。由是引申，用于成年患者亦获佳效。顾氏曾用五宝丹治疗110例哮喘患者，大多数获得根治，复发率不到20%。后顾氏又加入羊胆，《本草纲目》云："善治远年咳喘。"蜂胶，现代药理认为有良好的抗过敏作用；乌贼骨炭来自一民间单方，功用化湿敛疮，对远年哮喘长服有著效。再以健脾胃、祛湿毒之土茯苓 30g 煎汤代茶送服化哮八宝丹，效果更著。

对病程久远，症情顽固者，顾氏以大方复治，自拟四黄克哮丸以益肺补肾、祛湿解毒、蠲饮涤痰。组成为：麻黄 100g，射干 100g，山豆根 100g，制半夏 120g，生石膏 120g，生黄芪 200g，熟地 300g，五味子 150g，细辛 50g，生大黄 50g，干姜 60g，牙皂 30g，明矾 30g，生甘草 30g，土茯苓 500g，钟乳石 36g，琥珀 18g，朱砂粉 18g，珍珠粉 18g（或珍珠母 36g），梅花冰片 3g。制法：将钟乳石、琥珀、朱砂、珍珠粉、梅花冰片研极细末；除熟地、土茯苓外，将其他药共研细末；土茯苓煎汤去渣，入熟地煎取浓汁去渣，代水泛丸如绿豆大，每服 6～9g，日服 2～3 次，小儿减半。连服 2 料为 1 个疗程。

医案举例

周某，女，29 岁，农民。1989 年 10 月 2 日初诊。

病史：哮喘起于产后，感冒久喘而得，历时 6 年，发作无常，胸胁郁闷。舌质淡红，苔薄腻，脉弦细。治当宣肺化痰，佐之疏肝达郁。

处方：炙麻黄 6g，生石膏 12g，制半夏 10g，五味子 6g，干姜 3g，炒苏子 15g，炒葶苈子 12g，柴胡 6g，射干 12g，当归 15g，炒白芍 12g，炙甘草 6g，地龙 15g。另以钟乳石 9g，琥珀 6g，朱砂 6g，珍珠粉 6g，冰片 3g，乌贼骨 60g，河车粉 60g，共研细末，每次服 4g，每日 2 次，每次以土茯苓 50g 煎汤送下。

二诊：上方连服 10 剂，哮喘已缓，但易受外邪，鼻痒善嚏。因肺虚卫外不固，再以前法佐之益肺固表。

处方：炙黄芪 30g，焦白术 15g，防风 10g，炙麻黄 6g，制半夏 10g，炙桑白皮 12g，黄芩 12g，银杏肉 15g，炒苏子 15g，柴胡 6g，当归 12g，炒白芍 15g，射干 12g，凤凰衣 15g，地龙干 12g，生甘草 6g。8 剂。另以钟乳石 12g，琥珀 6g，珍珠 3g，合成牛黄 3g，朱砂 6g，冰片 3g，土茯苓末 120g，共研细末，每次服 5g，每日 2 次，2 料。

三诊：药后哮喘平，但仍易罹外邪，未发时以补肾为主，参合益肺固表，佐之化痰以治其根。

处方：炙黄芪 30g，焦白术 15g，防风 12g，熟地 20g，山药 15g，山萸肉 6g，茯苓 15g，补骨脂 12g，制半夏 10g，炒苏子 15g，射干 12g，柴胡 6g，炒白芍 15g，炙甘草 5g，配以化哮八宝丹 6g，每日 2 次，连服 2 周。

点睛：湿毒为哮喘根本病因·化哮八宝丹·四黄克哮丸

参考文献

[1] 顾丕荣，汤叔良. 疑难病诊治探幽. 天津：天津科学技术出版社，1992.

[2] 满叔梁，程建英. 顾丕荣运用化湿泄毒法根治哮喘. 吉林中医药，1990（6）：9.

[3] 汤叔良，石建芳. 顾丕荣治疗过敏性哮喘的经验. 湖北中医杂志，1992，14（4）：4-5.

顾维超

编者按：顾维超（1944—），淮安市中医院主任医师，是江苏省首批名中医、第五批全国老中医药专家学术经验继承工作指导老师。顾氏治疗哮喘用药经验，整理如下。

1.麻黄：麻黄在哮喘急性发作期多用，一般10g左右，少则无效。认为此药用于哮喘伴汗出者并非禁忌，反使喘平而原有之汗出得止。兼高血压者，配合镇降药；兼吐、衄、咯血者，配用苎麻根、白茅根；热哮，配用石膏；寒哮，配合温肺化饮药物；年老体弱兼心率较速者，应慎用。

2.虫类药：蜈蚣、土鳖虫、水蛭、炙地龙、炒蜂房、炮山甲、干蟾皮、蜓蚰等虫类药能松解支气管平滑肌，在辨证基础上选二三味，能收佳效。

3.清热解毒、活血化瘀药：对于痰热壅肺兼有肺络瘀阻者，加清热解毒、活血化瘀药。常在半枝莲、鹿衔草、鬼箭羽、鱼腥草、紫花地丁、败酱草、白花蛇舌草、板蓝根、金银花、冬凌草、重楼、当归、川芎、丹参、桃仁、杏仁、赤芍、红花中选三四味。

4.利水化痰调气药：炎性渗出较多且咳喘痰多者，加利水祛痰及理气、降气药，如车前子、莱菔子、紫苏子、葶苈子、白芥子、射干、茯苓、薏苡仁、法半夏、泽泻、枳壳、厚朴、橘红、降香、沉香。

5.抗敏药：增强机体免疫，选用黄芪、党参、白术、大枣、补骨脂、淫羊藿、仙茅等补气固卫、健脾益肾药与防风、苍耳子、辛夷、鱼腥草、乌梅、蝉蜕、地龙、僵蚕、威灵仙、徐长卿、甘草等抗过敏中药。

6. 治疗咳嗽变异性哮喘，顾氏在急性发作期于疏风宣肺或清肃润肺方中必加活血抗敏、解痉平喘止咳药治之，其中应突出使用黄芩、栀子、牛蒡子、葶苈子、白毛夏枯草、黛蛤散、蝉蜕、乌梅、威灵仙、徐长卿等关键药。一般经半个月的连续治疗即可缓解。控制后仍要坚持治疗一个阶段，以调补肺、脾、肾为主，佐以活血解痉抗敏药治疗，选用太子参、五爪龙、白术、茯苓、菟丝子、山药、沙参、麦冬、百合、蝉蜕、木蝴蝶、乌梅、赤芍、丹参、当归、诃子、五味子、黄芩、地骨皮、枇杷叶、甘草、橘红等组方调治。

医案举例

患者，老年女性，2009 年 5 月初诊。

近半年来反复发作咳嗽，多为干咳，有时呛咳，或有少许黏白痰，阵发咳嗽，咳时面部烘热，平常或闻汽油、油漆等特殊气味，或遇花粉扬散季节，或受冷风刺激，或连续大声说话，或闻厨房炒菜油烟味，或食辛辣食品等，皆可即刻引发咳嗽，咳声空瓮。每在夜间及早晨咳甚，并稍作喘。喉中痰鸣，有时咽痒，咽中似物堵塞。肺部已经多次透视、摄片检查，均无阳性征。虽用多种抗生素久治也乏效，特来转用中医药治疗。即刻听诊：两肺呼吸音粗，无干湿啰音，有少许哮鸣音；观其咽部不充血，舌质边尖稍红，苔薄白，脉细弦。拟清泻润肺，抗敏止咳平喘。

处方：栀子 10g，黄芩 15g，重楼 10g，鱼腥草 20g，地骨皮 20g，玄参 15g，麦冬 10g，杏仁 10g，桃仁 10g，浙贝母 6g，川贝母 6g，黛蛤散（包煎）30g，牛蒡子 15g，木蝴蝶 10g，炙百部 15g，炙地龙 15g，威灵仙 10g，蝉蜕 10g，白前 20g，橘红 15g。5 剂。

患者来诊 3 次，均以上方随症加减，服用中药 16 剂，缠绵半年的咳嗽即得以控制。

又有淮安市某医院心内科主任医师关某亦患此病历时一年之久，此间迭经抗生素、激素、止咳药等治疗皆未能控制咳嗽。2011 年 9 月初就诊，顾氏亦按上法治疗月余，使顽咳平息。

点睛：用药经验

参考文献

顾润环，周兴武．杏林耕耘录：两位名中医的医验医论．北京：人民军医出版社，2013.

顾玉龙

编者按： *顾玉龙医师治疗哮喘重症，重视补肾，善用《椿田医话》阳和饮，临床取效者颇多。*

《椿田医话》阳和饮由熟地、鹿茸、麻黄、山药、山茱萸、菟丝子、胡桃肉、附子、肉桂、茯苓、白芥子、人参组成。方中重用熟地（顾氏所举三案均重用熟地60g），以大剂滋阴药中少配附桂，阴中求阳，水中补火，以鼓舞肾气，使肺气得降而归肾；集实下、运中、宣上于一方，滋阴不腻，补阳不燥。唯熟地腻滞，哮喘重症伴中运不健者，须加莱菔子、青皮、陈皮，并参张锡纯投大剂熟地时采取"徐徐温饮下"之法。

医案举例

张某，男，52岁。1973年3月5日初诊。

病史：因受凉引动宿疾，复发哮喘。每发端坐达旦，甚则连月卧不着枕。连用中西药物，屡进单验方药，终因医治无效，赖激素以维持，病情渐进已越五载。诊见：哮咳倚息，呼粗吸短，痰稠如丝。两颧赤色，唇紫面青，额上黏汗。舌质淡红，苔白腻根垢，脉寸关浮数尺沉微。病始为外因之寒邪与肺中之窠囊顽痰互结，搏击气道，发为哮喘。日久迁延，邪郁化火，遂见胶痰如丝。呼粗肺实，吸短肾虚。肾中之真阴虚衰，上浮之亢阳无制；坎内真火式微，显现诸般阳虚之候。且询得进地冬则作泄，投麻桂则痰血，下寒上热之候明矣。拟《医话》阳和饮加减旨在实下清上。

处方：熟地60g，黑附块（先煎）9g，山药15g，鹿角霜20g，白芥子12g，麻黄12g，上安桂（后下）6g，菟丝子30g，胡桃肉 30g，茯苓 15g，百部 15g，石韦 45g。上药浓煎，合一、二煎之药汁，分早、中、晚 3 次服完。另进人参蛤蚧精。

服药 3 剂后，哮轻咳稀，汗止，唇转红活，苔垢清，脉转濡数，效不更方。唯黏稠之痰难出，于原方中减黑附块为 6g，加北沙参 30g，桑白皮 15g。

10 剂后症趋平稳，但晨哮未罢，上方去胡桃肉，减白芥子、麻黄为 6g，嘱隔日 1 剂，续服 1 月，哮喘得以控制。小剂量激素续用，后值大伏天行化脓灸，届秋令进服阳和饮 1 个月，连续 3 年，临床治愈。

点睛：补肾·阳和饮·重用熟地

参考文献

顾玉龙.阳和饮治哮案议.黑龙江中医药，1984，13（3）：21–22.

何炎燊

编者按: 何炎燊（1922—），主任医师，曾任广东省东莞市中医院名誉院长，是广东省名老中医，首批全国老中医药专家学术经验继承工作指导老师。《何炎燊医案集》收录了何氏治疗哮喘医案 7 则，包括成人哮喘、小儿哮喘与咳嗽变异性哮喘，其中有 3 案在缓解期长期治疗，患者获得了满意的远期疗效，有较高的价值。现小结其治疗经验如下。

1. 急性期用麻黄剂宣肺定喘，同时配伍化痰方剂。外寒显著者，用小青龙汤；痰热者，用麻杏石甘汤，或鹅梨汤；化痰常用三子养亲汤（如热痰，用葶苈子易白芥子）、二陈汤、六贤散。

其中鹅梨汤出自费伯雄《医醇賸义》，由鹅管石、梨汁、当归、麻黄、川贝母、苦杏仁、瓜蒌仁、苏子、桑白皮、半夏、橘红、茯苓、甘草组成。六贤散出自王孟英《鸡鸣录》，由人参、川贝母、玄参、海蛤壳、天南星、半夏、陈皮、甘草组成。用药方面，葶苈子泻肺除痰、地龙止痉平喘，两者合用，消痰热止喘之效甚著，为何氏所喜用。

2. 缓解期，常用人参胡桃汤、人参蛤蚧散补肾，三伏天应用心禅《一得集》介绍的艾灸方法外治（以大椎、肺俞、膏肓、中脘为主），并采用食疗方法。食疗方如下：

方一:《喻选古方试验》治哮喘方，"取旱翠鸟一只，去肝肠等物，取桂圆肉纳入，用线缝好，清水煮，淡食，服一二只即效，永不复发。"

该书说服一二只即愈，永无复发，未免夸张失实，以下所举赖案，数年间已食数十只矣。又，何氏认为用桂圆肉似乎不合，病人食之反而多痰，后改用白果肉 12 ～ 15 枚，杏仁 10g，陈皮

3g 同煎，其效始显。

方二：哮喘大势平后，慎防复发，须用补肺肾收功，用鱼鳔胶 15g，冬虫夏草 10g，瘦猪肉 100g，煮熟少加盐。饮汤，食胶及虫草，每周服食 2 次，持之以恒，久则生效。关于鱼鳔胶，何氏认为上等白花鱼鳔胶等同紫河车之效。

医案举例

●案 1　郭某，男，22 岁。1943 年初春来诊。

自述 4 年前严冬某夜，在露天剧场看戏，感寒咳嗽，服桑、菊、杏、杷、款冬花、紫菀等数剂不效，后连服川贝枇杷止咳糖浆数瓶，以致咳嗽气逆，喉中咿呷作响，渐成哮喘之疾。4 年来遍试中西药物及民间单方，如尿浸鸡蛋，盲须鼠煅炭，生吞壁虎等，迄无一效。每过劳或气候转寒即发，通宵达旦，不能着枕，痛苦万状。其人形瘦色瘁，气怯声低，喘咳痰稀，胸中窒塞，肩背畏寒，加衣则汗出，脉浮弦略数，重按无力，舌淡红，苔薄白。

处方：麻黄、桂枝各 6g，白芍、半夏各 10g，炙草、细辛、干姜、五味子各 5g，苦杏仁、苏子、茯苓各 12g。

患者是夜即能着枕，3 剂而畏寒罢，汗亦止，咳嗽排痰较易。后长期服用丸方：吉林人参（另炖）50g，胡桃肉 60g，蛤蚧 2 对，炒苏子 30g，炒黄白果肉 50g，甜杏仁 50g，川贝母 50g，半夏 50g，麻黄 50g，紫河车 1 具。诸药共为细末，炼蜜为小丸，每服 6 ~ 8g，早晚各 1 次。

患者服之颇安。然病根深固，王道之药又无近功，患者仍时有发作，然较前逐渐减轻。每喘发，服小青龙汤 1 ~ 2 剂即止。每岁冬季，则服食丸剂不辍，如无紫河车，则以上等白花鱼鳔胶 100g 代之，效果相伴。自此体质渐好，喘发渐稀，如此治疗八载，30 岁后病根始断，今已年届古稀，健康良好。

●**案 2** 卢某，女，18 岁。1956 年夏月来诊。

自云 3 岁时即患哮喘病，过劳及感外邪即发，缠绵岁月，中西医药屡治不愈，民间单方亦服过不知凡几。最近感受外邪，哮喘发作，不能着枕。视其人，萎黄清瘦，短气痰多。脉细略兼浮数，舌瘦干红不华，舌苔白微黄而腻。先予麻杏石甘汤合止嗽散加减 2 剂，以去其新感之标邪。

其时适值三伏天，乃为灸治，先灸大椎、肺俞、膏肓各 3 壮，连灸 6 天。继灸膈俞、脾俞、中脘各 3 壮，亦连灸 6 天。最后灸关元、气海、肾俞各 3 壮，连灸 3 天，前后共灸 15 天。在灸治期间，患者自觉内热，乃隔日针足三里以诱导之，并内服二陈汤加浙贝母、瓜蒌、桑白皮、苦杏仁、玄参、蛤壳等 10 余剂以除痰清热。灸治完毕后，令隔日服六味地黄汤加麦冬、五味子、玄参、川贝母、沙参等滋养肺肾之阴以治其本。数月后，此女身体丰硕，面色红润，见者谓其脱胎换骨，随访 15 年未复发。

●**案 3** 赖某，男，14 岁。1988 年 3 月初就诊。

患者一向身体羸弱，1987 年患哮喘，多方治之 2 年未愈。其人面色不华，形体瘦小，咳嗽气喘，咿呷作响，脉细滑略数，舌质深红，苔黄腻。予费氏鹅梨汤加减。

处方：鹅管石 15g，梨皮 10g（原方梨汁 2 匙，因此时无鲜梨，以梨皮代之），麻黄 5g，苦杏仁 12g，苏子 10g，瓜蒌仁 12g，川贝母 10g，半夏 10g，茯苓 15g，橘皮 3g，甘草 5g，桑白皮 10g，白果肉 12 枚，地龙 10g，钩藤 10g，黄芩 10g。

服 3 剂，喘咳大减，黄苔退薄，前方去桑白皮、黄芩，加沙参 15g，玄参 15g，海蛤壳 15g。

又 4 剂，喘咳已平，用食疗方（即前述两方）善后，以后发作程度减轻，服鹅梨汤一二剂即愈。1991 年后，病不再发，至今 6 年，身高体壮，与前判若两人。

●**案 4** 陈某，男，7 岁。2005 年 7 月 22 日来诊。

患儿出生 7 个月时，感受外邪，气喘咳嗽，此后每感外邪则哮病发作。夜间气喘尤甚，痰多，喉中咿呷作声，且逐年加甚。平日运动剧烈亦会出现气喘，甚则呼吸急促，言语不相接续。某医院西医诊断为支气管哮喘，对症治疗仅暂缓一时。其人面黄肌瘦，胃纳、二便、睡眠均正常。舌质红，舌苔黄腻，脉滑数。

此病初因感受外邪，失于表散，邪蕴于肺，壅阻肺气，气不布津，聚液生痰，痰伏于肺，成为哮病发作的潜在"夙根"。日久则肺脾气阴两虚，卫阳不固，乃本虚标实之证。宜标本同治，补脾敛肺，涤痰降气。拟参贝六贤散合二陈汤、生脉散加减。

处方：太子参 10g，北沙参 10g，玄参 15g，海蛤壳 15g，地龙 12g，苏子 10g，葶苈子 12g，川贝母 8g，茯苓 15g，半夏 10g，麦冬 10g，五味子 5g。7 剂。

二诊：脉症同前。哮病顽疾，不能速效。仍守前方加减。

处方：太子参 15g，麦冬 12g，五味子 5g，玄参 15g，海蛤壳 15g，地龙 12g，生甘草 5g，川贝母 8g，苏子 10g，葶苈子 12g，茯苓 15g，半夏 10g，陈皮 3g。7 剂。

三诊：剧烈运动时，哮喘未发。舌质红，舌苔黄腻，脉滑数象减。此乃肺脾气阴稍复，伏痰渐除。仍守前方加减。

处方：太子参 15g，麦冬 15g，五味子 5g，玄参 15g，海蛤壳 15g，川贝母 10g，半夏 12g，茯苓 15g，生甘草 5g，陈皮 3g，地龙 10g，苏子 10g，葶苈子 10g。7 剂。

四诊：哮喘未再发，面色红润。舌质红，舌苔黄腻，脉滑。目下伏痰渐除，肺脾气阴渐复，卫阳已固，仍须涤痰降气，益脾敛肺，以求根治。予加减鹅梨汤合生脉散、二陈汤、参贝六贤散复方加减。

处方：太子参 15g，麦冬 15g，五味子 8g，鹅管石 15g，梨干 10g，苦杏仁 12g，苏子 12g，地龙 15g，半夏 10g，川贝母 10g，茯苓 12g，葶苈子 10g，千层纸 10g，玄参 10g，海蛤壳

10g。7剂。

点睛：鹅梨汤·六贤散·心禅《一得集》三伏灸·食疗法·旱翠鸟·鱼鳔胶·冬虫夏草

参考文献

马凤彬.何炎燊医案集.北京：人民卫生出版社，2009.

洪百年

编者按：洪百年，上海市名老中医。他运用虫类药治哮喘颇有经验，认为地鳖虫功效最佳，这与一般中医的认识不同，需要进一步临床验证。所附的第一则医案有显著的远期疗效，值得揣摩。

洪氏认为，哮喘一般常分为寒喘、热喘、虚喘三型。儿科范围内以寒喘较常见，热喘次之，虚喘常发于迁延日久反复发作者。

他用虫类药治疗哮喘颇有心得。认为虫类治喘以地鳖虫的功效最佳，蜈蚣、穿山甲次之，地龙又次之。虫类药大多有小毒，故剂量不应过大，一般可选择一二种配伍应用。凡短期应用者，近效较明显，远效轻差。

医案举例

●**案 1**　曹某，男，12 岁。1962 年 4 月 18 日初诊。

病史：喘已 6 年，每年发作，以冬春秋季多发，每次持续数周，日轻夜重，重时不能平卧，平时多走楼梯亦感气急，曾用各种中西药物治疗，并做过割治与埋线，未见疗效，近又发病 2 月有余。常感腰酸，下肢无力。脉软，苔薄偏白。证属寒喘偏虚。治拟扶正达邪，散寒平喘。小青龙汤合河车大造丸加减。

处方：党参 21g，炙麻黄 9g，桂枝 9g，干姜 2.1g，细辛 4.5g，姜半夏 12g，白芍 9g，穿山甲 6g，地鳖虫 9g，紫河车粉（包煎）9g，生龟板（先煎）21g，五味子 4.5g，牛膝 12g。3 剂。

4 月 21 日二诊：服药后当夜喘势减轻，第二三夜喘亦甚轻，晚上安静入睡，病情好转，给原方 5 剂。

4月26日三诊：复诊后第2天起，喘全平伏，目前情况如常，改给紫河车120g，早晚各3g，吞服。

10月13日四诊：病情平稳，未见哮喘，近3天又有小发，再给初诊原方3剂。

10月16日五诊：诊后喘又平伏，情况良好，改给紫河车120g，早晚各3g，吞服。

经随访，以后数年哮喘均未复发，1971年赴江西插队，经过劳动锻炼，身体健康，能肩挑200余斤。

编者按：此案病较重，而能于短期内即取得明显效果，虫类药及紫河车、龟板的应用值得重视。患者此后连续服用紫河车，哮喘获得根治，当然其就诊时正值青春期，也有自愈之可能。

●**案2** 陈某，女，9岁。1976年7月22日初诊。

病史：自幼经常感冒，6岁患上感后即发哮喘，平时经常鼻痒，以秋冬为甚。哮作剧时不能平卧，山东某医院诊为哮喘，医治无效。来沪后哮喘又有5日，咳嗽多痰，纳差，二便正常，扁桃体红肿，苔黄腻。证属热喘，治拟清肺平喘。白果定喘汤加减。

处方：白果（打）7只，鱼腥草15g，半边莲15g，黄芩9g，鹅不食草6g，蜈蚣3g，穿山甲6g，地龙15g，炙甘草4.5g。4剂。

7月27日二诊：体温37.4℃，热退喘减，服药一二剂后即见疗效，但喘未全伏，夜响偶作，鼻痒咳少，咽红，苔薄黄。

处方：前方减黄芩为7.5g，减蜈蚣为2.1g，加苍耳子6g，煅磁石45g。2剂。

7月29日三诊：诊后咳喘已伏，但仍有鼻痒，喷嚏频作，清涕甚多，今又微咳，扁桃体已不红肿。治拟宣肺清热，脱敏防喘。

处方：香薷9g，牛蒡子9g，生石膏（先煎）18g，半边莲15g，黄芩6g，鹅不食草4.5g，苍耳子4.5g，地龙18g，煅磁石

45g。7 剂。

8 月 5 日四诊：喘已平伏，仍有鼻痒，热降不咳，精神良好，苔薄。继以固金脱敏，防喘再起。

处方：鹅不食草 4.5g，苍耳子 4.5g，百合 12g，桑皮 15g，地龙 18g，炙甘草 3g。7 剂。

原按：因前人有应用地龙、蜓蚰等治喘，故试用"通透息风"的虫类药物来治疗，通过若干年来的实践获得了较好的疗效。如例一寒喘伴正虚，用扶正散寒结合通透息风的虫类药治疗，得到了根治。例二热喘用清肺平喘结合虫类药物治疗也有近期显效。

点睛：虫类治喘以地鳖虫功效最佳

参考文献

上海市卫生局.上海老中医经验选编.上海：上海科学技术出版社，1980.

洪广祥

编者按：洪广祥（1938—），教授、主任医师、曾任江西中医学院党委书记，是首批全国老中医药专家学术经验继承工作指导老师。洪氏对哮喘的发病有其独到的认识，认为哮喘治疗应全程温法，并具体提出涤痰祛瘀、温阳护卫、疏散外邪三法为基本治法，且其自创之蠲哮汤颇有特色，这些观点与经验均值得我们学习。

洪氏认为气阳虚弱是哮喘发作的重要内因，痰瘀伏肺是哮喘发作的夙根，而外感六淫（风寒为主）则是哮喘发作的主要诱因。三者常相互伴随存在。从标本角度来看，外感六淫为标，痰瘀伏肺、气阳虚弱为本，哮喘的发病是内因和外因相互作用的结果。

据此，洪氏提出涤痰祛瘀、温阳护卫、疏散外邪是治疗哮喘的基本治法，进而提出哮喘治疗全程都应以温法和温药为主线，通过全程温法而达到阳气复、寒邪（痰、瘀、寒）除、经络通的目的。全程温法基础方药，则推荐小青龙汤和温阳益气护卫汤。

1. 涤痰祛瘀法

发作期重在治痰治瘀以平哮，提出要重视"治气为先""温通为主""软坚涤痰"的观点。治气，常用葶苈子、青皮、陈皮、槟榔等。温通之品，祛痰常用皂荚、白芥子、干姜、法半夏等，行瘀常用川芎、红花、桃仁、桂枝等。软坚涤痰常用礞石、海蛤壳、海浮石、白芥子以及滚痰丸。

蠲哮汤为洪氏经验方，全方疏利气机、消痰散瘀。组成：葶苈子、青皮、陈皮、槟榔、大黄、生姜各10g，牡荆子、鬼箭羽各15g。幼儿剂量酌减。水煎服，每日1剂，每剂煎3次，分上、下午及临睡前服用，连服 7 天。重症哮喘或哮喘持续状态，且体质尚好者，可日服 2 剂，水煎分 4 次服。哮喘基本缓解后，改为常规服药法。药后 1 ～ 3 日内，若解痰涎状黏液便，为疗效最佳的标志。

如寒痰哮，可加干姜、细辛；兼表寒，加生麻黄、苏叶；热痰哮，加黄芩、鱼腥草；有过敏性鼻炎或其他过敏症状，加蝉衣、辛夷或白鲜皮、地肤子；大便不畅者，大黄宜生用后下；稀溏者，大黄宜熟用同煎，剂量不减。

2. 温阳护卫法

气阳虚弱、卫气不固、抗邪和调节能力低下，是哮喘患者反复发作的重要内因。因此，温阳护卫法是预防和减少哮喘发作的重要治法。温补肺的气阳配合温补肾的气阳，有助于气阳的充实。洪氏创制益气护卫汤，该方由玉屏风散合桂枝汤方加减组成。药用生黄芪、防风、白术、仙茅、仙灵脾、桂枝、白芍、生姜、大枣、炙甘草。如阳虚偏重者，则用温阳护卫汤，此方为益气护卫汤去仙茅、仙灵脾，加补骨脂、胡芦巴。

3. 疏散外邪法

疏散外邪法针对的外感六淫，特别是风寒之邪，主要包括疏风解表、解表散寒、温肺散寒等治法。疏风解表，主要针对感受风邪者，如鼻痒、咽痒、眼痒，常用荆芥、薄荷、苏叶、蝉蜕、白鲜皮、地肤子等。解表散寒，主要针对外感风寒者，如发热恶寒、头痛身痛、无汗脉紧，常用麻黄、桂枝、葛根、辛夷、苍耳子等。温肺散寒，主要针对寒邪直中于肺而表证不突出者，如哮喘发作，痰白清稀者，常用小青龙汤。

此外，洪氏介绍了一则儿童哮喘食疗方：截哮蛋。

制法：备瓦罐或瓷盆 1 个，留置健康人或患者自身的 24 小时尿液，取新鲜鸡蛋 7 ～ 10 个，先在蛋壳上按序编号，将蛋略破壳但不能破膜，然后将蛋浸入盛有尿液的容器内，尿液应高出鸡蛋面半寸左右，每天换新鲜尿液 1 次，连浸 3 ~ 5 天（夏季 3 天，冬季 5 天）即可食用。

用法：每天早晨按编号顺序，依次取出截哮蛋 1 ~ 2 个，洗净连壳煮熟，然后去壳空腹服用。每次取出鸡蛋后，应及时补充，并与原序号的尾数相连接，1 个月为 1 个疗程，连食用 3 个疗程。用于哮喘缓解期，预防复发。平时对蛋类有过敏者忌服。

此方渊出《万病回春》，经验证对青少年哮喘的远期疗效较好。

医案举例

●**案 1**　张某，男，26 岁。1998 年 3 月 6 日初诊。

病史：哮喘反复发作 6 年余。前几天因受寒引发咳嗽，痰白而稠，鼻塞胸闷，翌日喘息憋闷，不能平卧，服西药不效而求中医诊治。患者张口抬肩，端坐呼吸，冷汗淋漓，口渴思饮，口唇、指甲青紫，四肢凉，两肺满布哮鸣音。舌质红暗，舌苔白腻，脉浮弦滑。

证属寒饮伏肺，阻遏气道，肺失肃降，郁而化热。治宜温散寒饮，清泄肺热，利气平喘。方用小青龙汤合麻杏甘石汤加减。

处方：生麻黄 10g，桂枝 10g，干姜 10g，细辛 5g，白芍 10g，法半夏 10g，五味子 10g，炙甘草 10g，生石膏 30g，杏仁 10g，葶苈子 15g，小青皮 10g，厚朴 10g，5 剂。

二诊：服药 1 剂喘大减，3 剂哮喘控制，诸症消失。改用温阳益气护卫汤合苓桂术甘汤以固本治疗。

原按：本案为外寒内饮，郁而化热。方用小青龙汤合麻杏甘石汤加减获效。其所以奏效甚捷，除及时外散表寒，内化寒饮，兼清郁热外，同时合用葶苈子、青皮、厚朴等苦降利气平喘之品，从而显著快速地提高了平喘效果，符合《内经》"肺苦气上逆，急食苦以泻之"治肺气上逆作喘的治则。

患者呈现冷汗淋漓，显然是哮喘暴发，逼汗外出的缘故。喘平则汗出可止，其与喘脱证之汗出淋漓不能同等看待。喘脱证，脉象应为微细而散，而本证显现浮弦滑，是典型表寒里饮实证脉象，两者易于鉴别。

●**案2**　李某，男，20岁。1982年11月9日入院。

病史：患者7月间淋雨感冒后突发夜间哮喘，发作时喘促胸闷、气逼不能平卧、喉间痰鸣辘辘，在当地使用对症西药可暂时缓解，停药旋即复发，反复迁延数月，遂来我科住院医治。入院时症见哮喘发作，胸闷气逼烦躁，不能平卧，口干喜凉饮，小便色黄略热，大便偏稀，日行一次，咳痰色白而黏，舌质暗红，苔黄厚腻，脉弦滑数。检查：两肺哮鸣音，呼吸急促，不能平卧，心率100次/分。因入院较晚，当日未服中药，夜晚哮喘频作，当班医生临时给予对症处理：吸氧、氨茶碱、地塞米松静脉滴注。

11月10日：症如前述。证属痰热郁肺，气道壅塞，肺失肃降。治以涤痰泻热，降气平喘。方用蠲哮汤加味。

处方：葶苈子10g、青皮10g、陈皮10g、槟榔10g、生大黄10g、枳壳20g、法半夏15g、厚朴10g、杏仁10g、生麻黄6g、黄芩10g、川芎10g。水煎服，日夜连服2剂，每6小时服药液150mL。服药后当夜哮喘发作缓解。

服至3剂，患者排带有痰状黏液粪便，状如痰涎，量由多转少，5剂后黏液消失。住院半个月哮喘未发作，临床治愈出院。

原按：本例属重症支气管哮喘，即哮喘持续状态，虽经西药常规和应急处理，仍未能有效地控制和消除哮喘持续状态。从患者证候表现看，属于痰瘀阻塞气道，肺气肃降失常的肺实证，经用蠲哮汤加减治疗后，哮喘症状随之缓解，持续状态消除。另外，在服药方法上打破了既往不分病情轻重缓急，一概以中药1剂分2次服的惯例，而是采取日夜连服法，保证了体内中药有效浓度，从而明显地提高了疗效。

点睛：涤痰祛瘀、温阳护卫、疏散外邪是哮喘基本治法·全程温法·蠲哮汤·温阳护卫汤·截哮蛋

参考文献

洪广祥.中国现代百名中医临床家丛书·洪广祥.北京：中国中医药出版社，2007.

胡翘武

编者按： 胡翘武（1915—2002），安徽中医学院（现为安徽中医药大学）第一附属医院中医内科主任医师，首批全国老中医药专家学术经验继承工作指导老师，著有《中医临证三字诀》《老中医经验集·胡翘武专辑》等。胡氏诊治小儿哮喘，以升降蠲涤为治疗大法，常用升降散加涤痰性猛之品（如猪牙皂、芫花、商陆），并赏用阳和汤以治疗寒痰深伏、久病伤肾之哮喘，颇具特色。

胡氏认为，小儿哮喘的主要发病机理为"气闭痰壅"，故升降蠲涤是治疗大法，方用升降散去姜黄，加枇杷叶或金沸草，再加猪牙皂、葶苈子、芫花、商陆、泽漆、白芥子等蠲饮涤痰性猛力专之品。这些峻药剂量宜重，此乃"无粮之师利于速战"之法，但一定要叮嘱家长分次缓投，即两煎要分四五次服用，一旦病情缓解则减药。如此则峻猛之药也成缓投之品，绝无流弊。

上述峻药，葶苈子、泽漆适用于痰热胶固者，并配合桑白皮、鱼腥草、薏苡仁、黄芩等；猪牙皂、白芥子应用于寒痰，常配伍细辛、姜半夏等。饮邪浸渍，贮蓄不化者，可予芫花、商陆涤蠲之。芫花善逐上焦之水邪，商陆逐水消肿、善治胸胁积饮，二药合用，蠲饮力专，然又当与温阳化饮之干姜、细辛、五味子、附片等为伍。

此外，治疗外科阴疽之名方阳和汤，胡氏常借用移治哮喘属寒留痰伏、久病伤肾者。

医案举例

●**案 1** 周某，女，4岁。1991 年 4 月 16 日初诊。

病史：哮喘 2 年，冬春易发。此发 2 周，经治乏效。面色虚浮青晦，喉间痰鸣且痒，胸膈憋闷，抬肩，呼吸急迫，满肺哮鸣音，大便二日一行，小便清。舌淡暗润，苔白滑，脉浮弦数。乃寒痰凝滞，气道闭阻。治宜升降气机，温蠲寒痰。

处方：猪牙皂 2g，白芥子 6g，苏子 10g，酒制大黄 4g，蝉蜕 6g，僵蚕 10g，细辛 6g，姜半夏 10g，金沸草 10g。

二诊：服药 1 剂后即吐清痰盈碗，随之咳哮大减，尽剂基本向愈。继予上方去猪牙皂、细辛、大黄；加白术 10g，橘红 6g，干姜 3g；白芥子减为 3g，3 剂。以健脾温中化痰善后。

●**案 2**　李某，男，5 岁。1990 年 6 月 10 日初诊。

病史：1 周前感寒，当夜即咳喘痰鸣，经治未控，症状日甚，第 3 日起气息急迫，呼多吸少，喉间痰声辘辘，满肺哮鸣音，"三凹征"明显，面红、唇紫，额汗淋漓，口干喜饮，纳少便结，尿黄少。舌红苔黄腻，脉浮滑数。辨证：痰热壅肺，肺气郁闭。宜升降气机，清涤痰热。

处方：葶苈子（包煎）10g，泽漆 10g，大黄 6g，蝉蜕 6g，僵蚕 10g，桑白皮 10g，鱼腥草 15g，薏苡仁 20g，黄芩 10g，枇杷叶 10g，3 剂。

二诊：药后腑气通畅，咳哮几无，痰鸣之声只于夜间可闻，口干。舌淡红，黄腻之苔渐化，脉浮细滑数。

处方：上方去大黄、泽漆，加芦根 20g，南沙参 20g，5 剂告愈。

●**案 3**　张某，女，10 岁。1988 年 12 月 14 日初诊。

病史：咳哮气急，胸憋痰鸣 1 周。患哮喘 6 载，每年数发，以冬季为甚，虽用抗过敏、解痉、消炎、镇咳药无显效，脱敏治疗也告失败。发辄迁延匝月不已，刻下正值症状严重阶段。患儿面目微肿，口唇青紫，汗出发湿，胸膈憋闷莫可名状，痰鸣之声可闻户外，咳逆时甚至呼吸停止。纳差，口不干，夜不成寐，畏寒肢冷，溲少色清。舌淡润，苔白薄滑，脉弦滑数。证属阳虚之体，胸阳不振，痰饮渍肺阻络。亟宜蠲饮涤痰，升降通阳。

处方：芫花 2g，商陆 3g，大黄 3g，金沸草 10g，蝉衣 10g，僵蚕 10g，射干 10g，麻黄 3g，干姜 3g，细辛 4g，五味子 3g，生姜 5 片，3 剂。

二诊：药后二便通利，咳哮锐减，痰鸣声细，气息均匀，汗出止，肿消唇红。

处方：上方去商陆、大黄、麻黄，加桂枝 10g，茯苓 20g，附片 3g，5 剂，以增通阳化饮之效。

●案 4　李某，5 岁。

病史：哮喘 3 年，遇寒则发，未被根治。近又感寒，喘哮大作，胸高喘促，双目欲脱，喉中嘶鸣，口唇发绀，面部浮肿，头汗肢冷。舌苔白滑，脉沉紧。

处方：阳和汤加细辛、猪牙皂、射干，3 剂。药后喘减。

再拟阳和汤加细辛、紫河车，连服 18 剂，喘平，往后未见复发。

点睛：气闭痰壅·升降散·猪牙皂·泽漆·芫花·商陆·阳和汤

参考文献

［1］胡国俊．胡翘武治疗小儿支气管哮喘经验．中医杂志，1992，33（10）：24-25.

［2］胡谷溏，胡国珍．胡翘武运用阳和汤经验举隅．辽宁中医杂志，1986，13（5）：12.

胡国俊

编者按： 胡国俊（1946—），安徽中医药大学第一附属医院主任医师，第四、第五批全国老中医药专家学术经验继承工作指导老师。胡氏所著《肺恙求真》总结了他多年治疗肺系疾患的经验，其中有关哮喘的篇章甚多，经验丰富。现据《肺恙求真》及其医话集《杏林耘稿》撮要述其特色如下。

1. 哮喘病因，以风痰瘀为主，尤以痰为要。蠲涤顽固胶黏痰浊是迅速控制症状、缓解病情的有效措施。风痰重者，习用轻清疏风化痰、解痉缓急之僵蚕、蝉蜕等虫类药，疗效显著。热痰胶固者，宜选葶苈子、泽漆、甘遂。寒痰凝着者，应择牙皂、白芥子。在缓解期调脏补虚过程中，也不可忽视伏痰，根据辨证辅以治痰之品，对巩固疗效、减少复发可起积极作用。

2. 肺主肃降，与大肠相表里，阳明通则肺气降，故通腑泻下，肃肺而降热，可使咳喘平息，常选用宣白承气汤合苇茎汤、葶苈子、桑白皮加减。

3. 多汗的哮喘患儿，不外乎痰热蕴肺、气阴不足、气阳偏虚三证，分别采用清肺化痰、益气养阴、益气温阳之法治疗。尤推崇仙鹤草，能补虚、敛汗、平喘，补、宣、敛三力兼备。

4. 擅用"冬病夏治"敷贴疗法治疗小儿哮喘。寒哮者以白芥子散化裁，药用白芥子、细辛、甘遂、延胡索、制南星等；热哮者，以葶苈子、泽漆、麻黄、地龙、甘遂等为方敷贴。

5. 哮喘虽好发于严寒隆冬，但仅在夏季发病者亦不少，胡氏发现哮喘只发夏季者有如下三型：①肺蕴痰火，遇热则发，治宜化痰泻火、畅达气道，拟葶苈大枣泻肺汤、泻白散、唐氏豁痰丸化裁。②阳热宣泄，更耗气阴，治当补益气阴、清化痰热，用生脉散、苇茎汤、新制清肺饮加减。③贪凉饮冷，诱发素恙，应以辛温解表宣肺以撤风寒客邪为急务，三拗汤为最佳之方选，虽暑夏之季，麻黄也在所不忌，若兼肺内伏热者，加生石膏、黄芩、桑白皮、地骨皮；素有饮邪内伏者，加干姜、桂枝、细辛、芫花、茯苓等；若肾阳虚惫、下元不足者，合金匮肾气丸，或阳和汤化裁。

6.胡氏针对哮喘属肾督虚冷、痰瘀凝滞者，在其父胡翘武老中医经验基础上拟定阳和平喘汤，组成为：熟地30g，淫羊藿20g，当归10g，白芥子6g，紫石英30g，肉桂3g，炙麻黄6g，鹿角片20g，桃仁10g，五味子4g，皂角3g。

7.胡氏秉承其父胡翘武老中医经验，拟定升降止哮平喘汤，具有宣肃太阴、化痰降气、解痉宽胸、止哮平喘的作用。其组成为：葶苈子10g，炙麻黄10g，桑皮10g，地龙15g，旋覆花（包煎）10g，杏仁10g，射干15g，细辛6g，大黄6g，蝉衣15g，僵蚕15g，姜黄10g，薏苡仁30g，黄芩10g，兼寒者加桂枝10g，干姜10g；兼热甚者加生石膏30g，知母10g。

8.《肺恙求真》多处谈及胡氏用药经验，如麻黄配杏仁、蝉蜕配僵蚕、淫羊藿配巴戟天、地龙配全蝎等。其中较特殊的经验对药有二：①谷精草配密蒙花，过敏性疾病多与风有关，这两味药均有抗过敏之效，且清肝，对小儿哮喘属肝热者效佳。②附子配石膏，适用于哮喘寒热错杂者。如肾阳亏虚、肺经蕴热者；里热炽盛、表虚自汗者；风热上受、寒水下凝者。

9.胡氏医话集《杏林耘稠》介绍其运用椒目的经验。胡氏承朱丹溪、《赤水玄珠》、《本草蒙筌》以及现代医家经验，治疗咳痰喘哮，常于相应方中辅以椒目6g水煎服，其止咳平喘治哮之功较未用本品前明显不一样，患者自觉服药后胸膈舒泰，气息平静，痰能轻松排出，咳喘之症很快减轻。据其临床经验，椒目对痰水气逆，身浮面肿，脾肾阳虚者效果最佳，寒痰者亦可，痰热者配伍清泄方中有效，唯肺肾阴虚、津液不足者效差。

医案举例

陆某，男，7岁。

2012年10月某日，由其母第一次携其由深圳乘飞机来合肥治疗支气管哮喘疾病。

患儿3年前罹哮喘之疾，身体敦实，微胖，面晦虚浮，喷嚏常作，行走时可闻见喘促胸憋之症状，西药之舒利迭还带在身上，纳便正常，咽常痒，口干喜饮，易出汗，或有痰鸣之声，舌淡红，苔薄白，脉浮滑数。两年多的激素治疗加痰热之体，其身材偏胖，偏矮，体重超标，其气阴无不暗耗，肺络无不痹阻，太阴治节宣肃功能无不受其影响。拟益气阴两调肺肾以扶正固本，化痰热宣肃太阴以祛邪宁肺。建议舒利迭不要突然停用，待十天半月，症状有所缓解后，慢慢减撤为宜。

处方：南沙参15g，太子参10g，麦冬10g，葶苈子10g，炙麻黄6g，蝉衣10g，僵蚕10g，射干10g，赤芍10g，桑皮叶各10g，薏米20g，黄芩10g，地龙10g，甘草6g，15剂。每日1剂。

半月后来电云，药后症状平稳，咳喘基本未作，偶闻有痰鸣声及喷嚏，舒利迭昨天开始每日2次减为1次，嘱其可按原方在深圳取药再服半月。

11月下旬再诊：患儿服上药一月后，哮喘未作，出汗也减，虚浮之面容开始消退。因时渐隆冬，建议再服半月汤药后，拟膏方一副，作一冬之调治，除清化久蕴肺系之风瘀痰热外，还应补益久病及痰热暗耗之气阴及尚未滋充之肾精。

即刻之内服方：按上方加桃仁10g，丹参10g，百合15g，去射干、桑皮、薏米，15剂。

膏方：南沙参300g，北沙参300g，五味子100g，太子参

200g，葶苈子 100g，地龙 120g，金沸草 150g，山药 300g，山萸肉 150g，薏米 300g，冬瓜仁 300g，芦根 300g，冬虫夏草（打粉兑入膏中）50g，黄芩 100g，麦冬 200g，熟地 300g，当归 150g，川贝 100g，仙鹤草 300g，乌梅 200g，僵蚕 150g，阿胶 200g，蜂蜜 500g 收膏。待上方服完后即可服此膏方，每日 2 次，每次一汤匙，约 10g，开水冲服。

2013 年 3 月，患儿云一冬膏方按时服用，学习生活正常，也未出现感冒及胃肠不适等症状，西药舒利迭已停用。见其形体较前结实，面色红润，说话气息均匀，无气不续接之状，无鼻塞少喷嚏，口不甚干，纳便已正常，睡寐很好，舌淡红，苔薄白微黏，脉浮细略数。再拟膏方 1 剂，服至初夏即停，改投他法再议。

膏方：生地 300g，南沙参 200g，北沙参 200g，五味子 100g，仙鹤草 300g，川贝 100g，冬虫夏草（研末兑入膏中）50g，地龙 150g，乌梅 200g，薏米 300g，冬瓜仁 300g，芦根 300g，黄芩 200g，太子参 200g，葶苈子 150g，金沸草 150g，山药 300g，山萸肉 150g，赤芍 150g，僵蚕 150g，胆星 100g，白蒺藜 200g，阿胶 300g，蜂蜜 500g 收膏，服法同上。

2013 年 7 月初，半年以来咳哮几乎未作，除服膏方外，未服用任何中西药。既得之效，症情平稳，又是夏季，可停服膏方，拟背部腧穴敷贴一法。药用甘遂 10g，葶苈子 15g，麻黄 6g，地龙 10g，桃仁 10g，杏仁 10g，泽漆 10g，胆星 10g，按此方此量可配 5 剂，共研细末，装瓶备用。临用时可予鲜竹沥油调成稠糊状，做成一元硬币大小之饼状物，分贴肺俞、膏肓、大椎、膻中穴，每次可贴 12 小时以上，每周 1 次，改仅夏季三伏敷贴为一夏季可敷贴。

2014 年元月，近半年来一切正常，很少感冒，更少咳喘，连喷嚏都少作，行动举止貌如常人。因其喜服膏方，故再拟膏方一副，嘱其继续巩固治疗，以彻底治愈为目的。舌淡红苔薄白，脉浮，自无不适主诉。予两调肺肾，补益气阴，清化余蕴，稍佐温通之综合疗法为之。

膏方：山药300g，炒白术300g，熟地300g，北沙参300g，五味子100g，麦冬200g，太子参200g，冬虫夏草（研末兑入膏中）50g，川贝100g，乌梅200g，葶苈子150g，黄芩100g，菟丝子100g，山萸肉100g，黄芪200g，炙甘草100g，阿胶300g，鹿角霜200g，蜂蜜500g收膏，服法同上。

2014年7月，患儿云一切正常，只是今年四月感冒一次，虽发热恶寒，头身疼痛，咽痒咳嗽，但喘哮未作，服中药三四剂即已。现脉舌正常，故夏暑之日膏方停用，背部敷贴嘱其今夏再作一次。

原按： 患儿初诊时见其形体敦实，颇胖，颜面虚浮，经询之后方知其连服激素有三年之久。舌红苔黄黏，脉浮滑数，口干多汗等症，皆为痰热内蕴，蕴遏时久，气阴暗伤已为必然，不清化痰热无以廓清气道之壅堵，气阴耗伤之源不能除；不裨益气阴，肺肾两虚无以补，耗伤之气阴无以复，主气纳气之功岂能有恢复之望。首诊奏捷后，继予膏方缓图常服，既方便又可口，尤利儿童服用。夏日背俞敷贴，虽盛行一时，那种以一方而统治各种证型哮喘的敷贴弊端颇多，且也不符合中医之辨证论治原则。当下由痰热、温热、瘀热而致喘哮者远较寒痰冷哮者多。此孩即属痰热内蕴气阴两伤，故《张氏医通》之敷贴方根本就不适应，早年我与本院理疗科杨翠华主任开展过辨证施贴，将冬病夏治分寒热两型敷贴方案，落实在此孩身上，运用自拟已久的痰热证型方稍事化裁，改夏季三伏贴为一夏连用，隔周1次，直至秋凉，停服其他中西诸药，仅予中药汤剂、膏方、背俞敷贴，相互配用，前后两年多的时间里，疗效满意，现已三年未发，发育正常，身体壮实，很少生病，生活、学习及体育锻炼与同年男孩没有两样。

　　点睛：哮喘病因以痰为要·通腑·仙鹤草·敷贴疗法分寒热·阳和平喘汤·升降止哮平喘汤·谷精草配密蒙花·附子配石膏·椒目

参考文献
［1］胡国俊.肺恙求真.北京：学苑出版社，2016.
［2］胡国俊，胡世云.杏林耘穑.北京：学苑出版社，2016.

胡天游

编者按： 胡天游，温州名老中医。胡氏治哮喘验方，用麻黄剂量较大为特殊之处，可供临床试用。

胡氏治疗哮喘，每以生麻黄30g杵细，筛去黄粉，连筛2次。用豆腐一块，挖一空洞，纳麻黄，上盖一层冰糖，入锅内，文火炖熟，以冰糖溶解为度，去麻黄渣，吃豆腐与其汤。据云，连服数剂，必有效验。

点睛：大剂麻黄验方

参考文献

温州地区卫生局.温州老中医临床经验选编·内儿科专辑.温州：温州地区卫生局内部印行，1978.

胡希恕

编者按： 胡希恕（1898—1984），曾任北京中医学院（现为北京中医药大学）附属东直门医院教授，是我国现代著名中医经方家。胡氏治哮喘重视瘀血，擅用六经辨证，强调辨方证，认为哮喘最常见方证为大柴胡汤合桂枝茯苓丸方证。

1. 对哮喘病因的认识

对哮喘病因的认识，历来主要有两种观点。有的认为主要是痰饮，而有的则认为主要是肾虚。胡氏的看法是，哮喘多实证，病因主要是痰饮与瘀血。瘀血一说，过去医家多未能明确，而胡氏认为这是哮喘之重要病因。他曾说："气喘由于瘀血者甚多，大多不是由风寒诱发之证，时休时止，永喘无休，按少腹每有压痛。"

2. 哮喘的病因辨证

痰饮为主因的哮喘，常见射干麻黄汤证、小青龙汤证、葛根合小陷胸汤证、苓甘五味姜辛夏杏汤证、麻黄附子细辛汤证。

瘀血为主因的哮喘，常见大柴胡汤合桂枝茯苓丸方证、大柴胡汤合桃核承气汤方证。

痰饮瘀血二因俱备的哮喘：以小青龙汤、大柴胡汤、桂枝茯苓丸三方合方主之。大便难通者，可易桂枝茯苓丸为桃核承气汤；若现射干麻黄汤方证者，即以射干麻黄汤为主，依证选用大柴胡汤、桂枝茯苓丸（或桃核承气汤）。

以上诸方证，若见口舌干燥或烦躁者，均宜加生石膏。

3. 哮喘的六经辨证

哮喘常表现为太阳病，或少阳病，或太阳少阳并病、少阳阳明并病、三阳并病。哮喘发作剧烈的，常见少阳阳明合病的大柴胡汤证。

大柴胡汤合麻杏石甘汤方证、大柴胡汤合葛根汤方证、大柴胡汤合小青龙汤方证，是日常经常遇到的，用之极验。少阳阳明合病兼夹瘀血是最多见的，即大柴胡汤合桂枝茯苓丸方证，或大柴胡汤合桃核承气汤方证，屡用皆验。

医案举例

●**案 1** 康某，男，36 岁。1964 年 4 月 29 日初诊。

病史：三年前因食青辣椒而引发哮喘，始终未离西药治疗迄今未愈，冬夏无休，每次发作，常因偶尔咳嗽或喷嚏引发。自觉消化不好，大便干燥即为将发之预兆。发作时喘满胸闷，倚息不得卧。曾在长春、沈阳、哈尔滨等各大医院治疗均不见效而来北京治疗。来京亦多处求医，曾用割治疗法，两侧颈动脉体手术等疗法，皆毫无效果。又多处找名中医诊治，一名中医以宣肺定喘、补肾纳气等方药治疗 7 个多月，证有增无减，并告之："伤色太甚，虚不受补。"颇感精神痛苦，以致绝望。计返故里等死，后听别人介绍，到胡老这里最后一试。现症：喘闷，胸腹胀满，昼轻夜重，晚上哮喘发作，倚息不得卧，大汗淋漓，口干，便秘，心中悸烦，眠差易醒，舌苔薄白，脉沉缓。据证与大柴胡合桂枝茯苓丸加生石膏汤。

处方：柴胡四钱，黄芩三钱，半夏三钱，生姜三钱，枳实三钱，炙甘草二钱，白芍三钱，大枣四枚，大黄二钱，桂枝三钱，桃仁三钱，茯苓三钱，丹皮三钱，生石膏一两半。

5 月 3 日二诊：上药服第 2 剂后，症状减轻，服第 3 剂时，大便通畅，哮喘已，胸胁满、腹胀、心中悸烦均不明显，已不用西药氨茶碱等，上方继服 3 剂。

1966 年 9 月 25 日三诊：出差来京，告知病情，两年来曾数次感冒咳嗽，但未出现哮喘。

原按：本患者为支气管哮喘，三年来用中西药及手术治疗无效，关键是辨证不准，实用补治，方不对证，致使病长久不愈。初诊时证的特点：胸胁满闷，心中悸烦，汗出口干，大便秘结等，为少阳阳明合病证。发病既不为外感所诱发，又无痰饮证候，尤其昼轻夜重，多属瘀血为害。综合以上分析，为大柴胡合桂枝茯苓丸加生石膏汤方证，故予两解二阳合病，兼以祛瘀活血，因方药对证，故服之而收捷效。徐灵胎说："用药如用兵，实邪之伤，攻不可缓，用峻厉之药，而以常药和之。"本患者为瘀血实邪所致的哮喘，治疗应急速攻逐瘀血里实之邪，故用大黄、枳实、桃仁等峻厉之药，而以大枣、甘草、茯苓、生姜等常药和之。故大柴胡合桂枝茯苓丸加生石膏汤治疗瘀血里实证属少阳阳明合病之哮喘，其攻邪速捷，但不伤正。临床屡用此方药皆不用麻黄，而治疗哮喘屡见显效。

●**案2** 许某，女，30岁。1964年6月29日初诊。

病史：咳喘气短已10余年，每至冬季病剧。近两年来因爱人病故，心情不好，发病加重，曾两次吐血。今年春节后病情逐渐加重，至今未曾缓解，于今年5月26日住院治疗，诊断为哮喘性支气管炎合并肺气肿。经治疗一个多月，前后用苏子降气汤合定喘汤、麻杏石甘汤、桑杏汤等加减治疗皆不效。自6月19日至6月29日加服蛤蚧尾一对、西洋参60多克，病情越来越重，要求请胡老会诊。现症：喘息抬肩，心悸气短，汗出淋漓，因咳喘而不能平卧，吐白泡沫痰，时夹有黄痰，面部潮红，形体疲惫，难以行动，语言无力，饮食减少，二便尚调，时腰背疼痛，心情抑郁，时常泣下，舌苔白腻，脉细微数。此属二阳合病，为大柴胡合桃核承气汤方证。

处方：柴胡四钱，半夏三钱，黄芩三钱，白芍三钱，枳实三钱，大黄二钱，生姜三钱，大枣三枚，桃仁三钱，桂枝二钱，丹皮三钱，炙甘草二钱，冬瓜子三钱，生石膏一两半。

7月1日二诊：上药服1剂，喘小平，汗大减，已能平卧。昨夜微冒风寒，晨起头痛，仍宗上方加减。

处方：上方去冬瓜子，加瓜蒌八钱。

7月2日三诊：精神转佳，能慢步行走，自理生活，面部潮红之象略减，昨晚月经来潮，本次提前15日，量多色淡，无瘀血块，大便微溏，仍宗前法加减。

处方：柴胡四钱，白芍三钱，枳实三钱，半夏三钱，黄芩三钱，生姜三钱，大枣三枚，大黄二钱，炙甘草二钱，生地五钱，麦冬三钱，瓜蒌一两，生石膏二两。

7月4日四诊：病情渐平稳，纳食稍香，喉中微有痰鸣，胸中时痛热，舌苔薄黄腻根厚，脉细滑，仍宗前法加减。

处方：柴胡四钱，白芍四钱，半夏三钱，黄芩三钱，生姜三钱，大枣三枚，枳实三钱，麦冬四钱，瓜蒌两（编者按：原文如此，可能为"一两"），大黄二钱，炙甘草二钱，竹茹二钱，茯苓三钱，桂枝三钱，生牡蛎八钱，生石膏二两。

7月11日五诊：病情稳定，夜得安眠，纳食亦增，唯每早微喘、气短，继以上方加减，回家调养。

原按：此哮喘病人的正气虚衰确实存在，但因同时有里实和外感表证，前医未先解表和治里实，而反用人参、蛤蚧先补其虚，故使哮喘越来越重，以致大汗淋漓，卧床不起。表里皆实反补其里，犹如开门揖寇，正如徐灵胎所说："虽甘草、人参，误用致害，皆毒药之类也。"初会诊时，表证已渐消，而以里有痰热夹瘀血为主，为大柴胡合桃核承气汤的适应证，故进一剂而喘小平，大汗亦减。三诊时，里实去其大半，因大汗伤津、伤血，致使月经前期色淡，故加入生地、麦冬养血清热。此时扶正也不能忘祛邪。由此可知，哮喘有邪实者，务必先予驱邪为要。

　　点睛：方证辨证·瘀血为哮喘重要病因·大柴胡汤合桂枝茯苓丸方证

　　参考文献

　　[1] 冯世纶. 中国百年百名中医临床家丛书·胡希恕. 北京：中国中医药出版社，2000.

　　[2] 陈雁黎. 胡希恕伤寒论方证辨证. 北京：中国中医药出版社，2015.

胡永盛

编者按： 胡永盛（1926—），长春中医药大学教授。《胡永盛临床经验集》记载了其治哮喘医案 4 则，但均只有初诊，且无反馈，这是令读者很感遗憾的。这些医案中，三则属常法；另一则医案从临床诊断的角度看，能否诊为哮喘尚有疑问，但不论是否确诊，其处方用药较有特色，仍可供临床借鉴。现摘录如下。

吕某，女，40 岁。得气喘病已有 6 年之久，因爱子去世，冬月临风哭泣，遂作斯病。头一年初发，只感到气短，必引长舒气为快，有时伴有轻度咳嗽，一般大致经过十天或半个月，稍事将息，虽不用药却即可逐渐缓解。迨一年后，每遇气候稍凉，或精神小有不适，病即触发。近两三年，气短加重，终于变成喘息，虽在春夏也要发作一两次，并以深秋交冬病更厉害。曾中西药屡进，仅有暂效，但总不能持久，身体瘦弱，神形疲倦，面色㿠白，颜目微肿，小腿、足跗浮肿较甚，口唇紫暗并呈皲裂。呼吸喘促，喉间堵塞，尽力咳出白色黏性泡沫痰涎，但是气仍不松快，要躺平安睡，即感气窒塞欲闷死，在咳嗽时每小便失禁（整日垫坐在布口袋上），口不干燥，苔白腻，脉象沉而无力。此为虚喘。当温通肺脾，摄纳肾气。

丸方：麻黄（去根节）21g，杏仁（去皮尖、白矾水炙）30g，桂枝 9g，冬虫夏草 6g，马钱子（香油炙）6g，鹿茸 1.5g。

制备：杏仁用白矾水喷雾焖潮后微炒（注意不要过焦）。马钱子水煮后捞出，再用凉水浸泡数日后，刮去外壳，用取仁切成片，入滚油中炸至焦黄色为度，复用吸墨纸包压吸收残油后，即可使用。鹿茸火酒燎去毛（或撕掉外皮）。前三药制好后合药，共碾为细面，蜜丸如绿豆粒大，瓷瓶收贮。

用法：①每次服 3～6g，早晚各 1 次，食后 1 小时用温水送下。②1 个月为一疗程，以后视病情需要，可连续服用，以病痊愈停药。③服药期间应注意营养及休息，一切生冷热滞刺激等食物，均宜避免食用，同时更须节情志，以免引起气喘复发。

原按： 方中麻黄辛苦而温，疏肺止咳；杏仁苦温，利肺降气，又经矾灸，更能溶解痰浊；麻黄得桂枝，表散之力更大，此即古方三拗汤；用治外感咳嗽气喘，合马钱子利窍豁痰，其力更强；但喘咳既久，必及于肾，虚证必须兼顾肾阴肾阳，所以佐以冬虫夏草及鹿茸，以补精血而得肺肾双调，金水相生，宣中有补，不伤正气，故肺虚寒喘可以选用。但须注意者，倘阴虚喘咳，本方不适用。若寒喘实证，可服紫金丹（即寒喘丸，为信砒、豆豉组成）。凡服紫金丹有出冷汗，手脚发凉，大便秘，自觉气涣散欲脱者，可改服本方，亦有效验。

编者按： 此案处方以三拗汤宣肺平喘，马钱子利窍豁痰，虫草鹿茸补肾，剿抚并施，药味简而效力宏，且用马钱子这味毒峻药物值得学习，可供临床参考。

点睛：三拗汤·马钱子·冬虫夏草·鹿茸

参考文献

赵金祥，孙健，张冬梅，等.胡永盛临床经验集.北京：中医古籍出版社，2015.

黄文东

编者按： 黄文东（1902—1981），教授，著名中医学家，曾任上海中医学院（现为上海中医药大学）第二任院长、中华全国中医学会副会长。黄氏善用表、攻、补三法治疗哮喘，其认为治本比治标定喘更为重要的观点颇为可取。

黄氏认为，哮喘患者往往本虚而标实。本虚是指脾肾两虚，标实为内蕴痰饮或痰热。黄氏推崇以表、攻、补三法治疗。

1. 表法

因哮喘患者多为体虚，表卫不固，故很易受风寒或风热之邪侵袭而发病。此时当以祛邪为主。属风寒者用小青龙汤治疗；偏于风热者，以小青龙加生石膏、黄芩，干姜可改用生姜。若伴有咽痛者加射干，或用射干麻黄汤去大枣，效也较著。

2. 攻法

哮喘患者多有痰饮宿疾或外受风寒而痰饮内生；亦可有痰热内结，复受外邪，以致气郁痰壅而发。在治疗时，除用表散之药外，尚需攻其有形之痰。如属痰饮者，以小青龙汤为主，或以苓桂术甘汤为基本方，加入苏子、杏仁、陈皮、半夏、紫菀、当归之类，研极细末，水泛为丸，吞服。如属痰热内结者，则以定喘汤清化痰热为主。当痰浊壅肺，咳喘较剧，它方治疗效果不显时，用导痰汤合三子养亲汤，可收一定效果。

3. 补法

哮喘偏阳虚者，常用苓桂术甘汤、肾气丸等；偏阴虚者，常用生脉散、七味都气丸等。此外，如紫菀、款冬、远志、金沸草、鹅管石、蛤壳等顺气化痰降逆之品，在治虚方中亦可选用。

如哮喘发作而见便秘者，方内兼用通腑之药，或用少量风化硝冲服，确能使哮喘获得暂时缓解。至于燥火犯肺引起之气喘，一般咳痰甚少，口干升火，脉数，舌红，少津，治宜清火润燥以平喘，可用清燥救肺汤加减，加黄芩、地骨皮、生地之类以清火养阴。

黄氏强调缓解期治本，以防止复发，并认为治本比治标定喘更为重要。在补肾的同时，还要处处照顾到脾胃，因脾胃为后天之本，气血生化之源，脾胃得健，则正气旺盛，而邪不可犯。同时培土又有资助肾脏元气的作用，所以在补肾的同时，必须兼顾到脾胃。黄氏在调理脾肾的同时，常喜用地龙片（用单味地龙研粉制成）3g，早晚各服 1 次，取络脉通调，肺气自宣之意。

医案举例

杨某，女，24 岁。1962 年 10 月初诊。

治疗经过：1956 年开始发哮喘，1962 年曾反复发作 6 ～ 7 次，每次要持续半月方能平息。就诊时气喘不能平卧，咳嗽胸闷，平时咽干而痛，舌质红，脉细数。体质偏于阴虚有热，故治疗方法为发作时用射干麻黄汤合泻白散，有寒热时加桑叶、菊花、前胡等；平稳时用泻白散合生脉散；平时调理则以党参、胡桃肉、河车粉等为主。经治疗，效果很好。1963 年发作大减，1964 年上半年仅小发数次，以后随访一年多，未见再发作。

点睛：表·攻·补·治本比治标定喘更为重要

参考文献

马贵同 . 黄文东医师治疗咳喘的经验 . 上海中医药杂志，1979（6）：3-6.

黄云樵

编者按： 黄云樵（1901—1990），主任医师，为同济医科大学附属同济医院中医科第一任主任，并曾任湖北省名老中医药咨询服务中心理事长。黄氏治疗哮喘重视肾气，哮喘发作期自拟哮喘麻附汤，哮喘控制后期方用哮喘补益汤，均用附子，即便虚热型患者也不废附子，这一经验值得进一步验证。

黄氏认为哮喘的主要病机在于肺脾肾功能的失调，尤其是肾气的盛衰。"肺为气之主，肾为气之根"，肾不纳气，水上泛为痰；肺气不足，肃降失职，津液聚集生痰而生哮喘。从证候来看，喘咳、胸闷为肺经之症；腰痛，全身乏力，四肢不温乃肾经之症。所以哮喘乃太阴、少阴两经之病变。

哮喘发作期多为实证、急证，治宜化痰定喘为主，方用自拟哮喘麻附汤；哮喘控制后期由于病久脾肾两虚，治宜扶正补益脾肾为主，方用哮喘补益汤。

哮喘麻附汤组成为：麻黄9g，苏子9g，苏梗9g，桔梗9g，陈皮9g，姜半夏9g，冬花9g，川贝9g，细辛3g，附片9g，炙草9g。

哮喘发作期又分虚寒型、虚热型、气血两虚型，用哮喘麻附汤加减。其中，虚热型加射干9g，麦冬9g，百合12g，白及12g，仙鹤草9g。气血两虚型加枸杞12g，党参12g，黄芪12g，五味子9g。

哮喘补益汤组成为：熟地12g，当归12g，杭芍12g，川芎9g，党参12g，黄芪12g，白术12g，枸杞12g，附片12g，五味子9g，炙草9g。

黄氏用上法治疗哮喘40例，临床治愈（哮喘消失且2年内无复发者）27 例，占 67.5％；有效（哮喘消失而 1 年内未复发者）8 例，占 20％；无效（哮喘未能控制或控制后停药即发者）5 例，占 12.5％；总有效率为 87.5％。说明若辨证准确，以哮喘麻附汤和哮喘补益汤治疗本病，其效满意。其病程短、病情轻者，一般服哮喘麻附汤 3～6 剂即可缓解症状。病程长、病情重且有兼证者，服哮喘麻附汤 9～12 剂以上，即可稳定病情；哮喘控制后，即以哮喘补益汤治之可巩固疗效。

医案举例

● **案 1**　刘某，男 48 岁。1974 年 7 月 23 日初诊。

病史：1954 年始患哮喘，每年冬季发作较重，常口服或静注氨茶碱，然只能控制病情于一时。现症见气喘不能平卧，头痛，头昏，目胀，低热，咽干而痒，胸闷腹胀，大便溏泄，手足冰冷，腰酸背胀，下肢酸软无力。脉沉细，舌淡，苔薄白有津。本例证属肺、脾、肾三脏俱虚，又以肺肾为主要矛盾。

处方：哮喘麻附汤加党参 12g，茯苓 9g，沙参 9g，枸杞12g。3 剂。

再诊时诉服药 1 剂全身发燥，头昏胀，恶心，但药后咳喘好转。服 2 剂时，但觉恶心，因天气变化，喘又加剧，服 3 剂时喘咳减轻，遂嘱再进 3 剂，宿疾霍然而愈，半年未发。次年 5 月 6 日又因遇冷而发病，仍予哮喘麻附汤，服药 9 剂，喘平病愈。近来随诊，患者 10 年来哮喘偶有发作，但症状轻，服用哮喘麻附汤 1～2 剂即可缓解。

● **案 2**　孙某，男，49 岁。1974 年 3 月 4 日初诊。

病史：1961 年冬月始发本病，经中西药治疗未见明显好转，后时有发作。症见咳喘，痰多色白，喘促夜甚而不能平卧，头昏，心慌，纳少，精神差，胸胁胀痛。脉沉细，舌苔薄白。胸透诊为"支气管哮喘并肺气肿"。

处方：哮喘麻附汤 5 剂。

3 月 11 日二诊：自诉喘咳减轻，胸闷、心慌好转，再进 5 剂。

3 月 17 日三诊：诉病情大有好转，但觉腰痛畏冷，原方加枸杞 12g，续服 5 剂。

喘咳、胸痛完全消失，食饮增加，但仍觉头昏、腰痛乏力、畏冷，遂改服哮喘补益汤，5 剂症状基本消失，再进 5 剂以巩固之，到 11 月未见复发。

●**案 3** 吴某，女，23 岁。1974 年 12 月 16 日初诊。

主诉：患哮喘 15 年，经中西药治疗未能根治，时作时止。症见咳喘，头昏，胸闷，咽干喉痛，月经尚正常，脉沉细，舌苔白腻。

处方：哮喘麻附汤加味，6 剂。

服药后症状明显好转，夜间轻微喘息，脉弦细，舌苔微黄无白苔。次年元月 15 日复发，咳嗽加重，夜间尤甚，腰痛，畏冷，脉象沉细，苔薄白，右肺有少许哮鸣音。遂予哮喘麻附汤加味，6 剂病情稳定。后以哮喘补益汤加减，6 剂而愈。

原按：哮喘麻附汤乃据小青龙汤、麻黄附子细辛汤、射干麻黄汤、桔梗杏仁煎、苏子降气汤等集其精华，荟萃而成，其平喘、镇咳、祛痰力强。方中麻黄、苏子、苏梗为主药，以降逆平喘，祛风散寒；桂枝、陈皮、姜夏、冬花、川贝以祛痰止咳，降逆止呕。《金匮要略》曰"病痰饮者，当以温药和之"，故以细辛温肺以化寒痰，附片温肾壮阳以补身之阳气，阳壮则寒痰自化，甘草调和诸药。全方共奏祛风散寒，化痰平喘，温肾纳气之功效。

以上所举 3 例说明用哮喘麻附汤加减治疗哮喘，即使年龄大，病程长，病情重，其近期疗效仍尚满意，控制症状尚好，同用以哮喘补益汤巩固疗效可减少本病之复发。

　　编者按： 哮喘颇难根治，黄氏采用自拟哮喘麻附汤、哮喘补益汤治疗，取得良好效果，临床治愈达到67.5%，实属不易。特别值得注意的是，哮喘发作期分三型，即便虚热型也用哮喘麻附汤，只不过是加用射干、麦冬、百合等而已，此经验有待进一步验证。

　　点睛：哮喘麻附汤·哮喘补益汤·虚热型也用附子

参考文献

李丹初.湖北名老中医经验选.湖北名老中医咨询服务中心内部出版，1985.

江心镜

编者按： 江心镜（1915—1991），江西省名老中医。江氏善用沉香治哮喘，读本文可同时参阅彭玉林先生六君子汤加沉香治哮喘之验案。

江氏善用沉香配苏子治哮喘。他认为哮喘机制相关于肺，而根在脾肾，发作时逆气而上，乃肾间动气之作，肺气膹郁，脾湿痰盛，故宜先镇纳潜降、燥湿化痰、宣肺降气；喘平后着重补脾肾。沉香既可温肾，又可降气，为诸降气药所不及，他常配伍苏子。如痰湿重，则配海蛤壳、胆星；气阴不足，配白果仁、北沙参；属寒饮，加干姜、细辛、白芥子。

医案举例

任某，女，54岁。

病史：患者发病3天，倚息不得卧平，喘吸张口，呼多吸少，两眼呆滞，时而上翻，形体瘦弱。辨证为肺气闭塞，脾湿壅滞，肾气上逆。以降气宣肺、潜镇为宜，方用苏子降气汤加沉香。

处方：炒苏子10g，法半夏10g，陈皮10g，厚朴10g，前胡10g，当归9g，沉香（后下）4.5g。

2剂喘平过半，已能稍进米饮，原方加太子参10g，胆星5g。3剂痊愈，继以调脾肾药善后。

点睛：沉香配苏子

参考文献

章新亮.江心镜运用沉香经验举隅.辽宁中医杂志，1991，18（11）：14.

江育仁

编者按：江育仁（1916—2003），南京中医药大学教授，是著名中医儿科学家、全国第一位中医儿科学博士生导师，曾任中华中医药学会儿科分会名誉会长。江氏对哮喘有全面的论述，特别对发作期治疗有丰富的经验，可资借镜。

江氏认为，哮喘发作期分寒热论治，除此之外，还应抓住以下几个环节：

1. 祛风解痉

典型的外源性哮喘多因致敏因素刺激诱发，可骤然起病，或突然好转，或伴皮肤风团、湿疹、喷嚏鼻痒等症，与中医学"风性善行数变"的特点一致。同时哮喘发作时，支气管呈痉挛状态，也与"诸暴强直，皆属于风"的理论相吻合，是风邪入于肺络的直接反应。实践证明，在辨证的基础上使用祛风解痉之品，确能提高疗效。若属寒性者，选用防风、苍耳子；热性者，选用僵蚕、蝉蜕、地龙；肺气不足者，选用五味子、乌梅；皮肤痒疹者，选用白鲜皮、苦参之属。

2. 化痰定喘

痰既是病理因素，也是病理产物，痰不化则喘难平。因此，治喘必先化痰。自拟的两种散剂分别针对寒痰与热痰，疗效较好。①化痰散：法半夏、陈皮、胆南星、青礞石等分，研末，用于寒痰。②定喘散：青礞石、沉香等分，研末，用于热痰。此外，对于气喘已平，但咳嗽痰多者，用单味郁金研粉加枇杷膏冲服，以化痰治喘。郁金能理气开郁，活血化痰，用此药完全切中哮喘病机。

3. 活血化瘀

瘀血既是病理产物，又是新的致病因素，因喘致瘀，瘀阻喘剧，每多互相影响，故活血化瘀能从根本上切断哮喘发病的主要环节。临证多选用丹参、红花、桃仁、川芎、虎杖、莪术、当归、郁金。

4. 泻肺降气

痰阻肺络，肺气壅塞，气道不利，肺气上逆是哮喘发病的主要病机，泻肺降气为主要大法。泻肺多选用桑白皮、葶苈子、苏子、莱菔子、厚朴、枳实、椒目、车前子。其中尤以桑白皮、葶苈子常用。对于喘促不已，不能平卧者，选用代赭石、沉香、灵磁石以降上逆之气，气降则喘平。唯重镇泻降之品不可久用，以防伤正。

5. 立足辨证，结合现代

在辨证基础上结合现代药理研究用药，如苦参含有苦参碱能解痉平喘，石菖蒲含有细辛醚能平喘化痰。

6. 知常达变，急救险逆

易虚易实，易寒易热是小儿的病机特点，重症哮喘患儿出现变症时急宜回阳救逆、益气固脱，用参附龙牡救逆汤并配合西医抢救。

点睛：发作期治疗的重点环节

参考文献

郁晓维，孙轶秋.江育仁儿科经验集.上海：上海科学技术出版社，2004.

姜春华

编者按： 姜春华（1908—1992），教授、博士生导师，历任上海医科大学中医教研室主任，附属华山医院、中山医院中医科主任，国家科委中医专业组成员等。姜氏博古通今，学问精深，他著有《历代中医学家评析》，熟稔历代名医学术，常有其独到判断；富有创新精神，是中西医结合的先驱人物，肾本质研究开一时风气；在温病研究中提出"扭转截断"论，引起广泛的学术争鸣。

姜氏诊治哮喘，同样博古通今而时见新意。他挖掘了很多古今名方与民间验方，并自创新方"截喘汤"，用药别具一格，临床运用有良好效果。

姜氏长期深入研究哮喘，有不少独到观点与临床经验。

1.哮喘病位在肺肾，凡哮喘病之久者，其肾必虚，而肾为气根，肾虚则不能纳气，影响肺主气的作用，因而哮喘容易发作，故姜氏不拘泥于"发时治标（肺），平时治本（肾）"之说，无论发作期或缓解期均重视标本并治。

2.姜氏提倡辨证与辨病相结合，治哮喘除了常规的辨证论治外，他认为要为病筛选有效药物，这需要从古今文献及大量单方验方中取其精华，选用经得起重复的有效方药。

（1）寒哮，用砒矾丸（即许叔微《普济本事方》紫金丹）。组成为：砒石2.5g，明矾9g，豆豉15g，共研糊丸，绿豆大，每服5丸，连服一周，无效即停，有效可间断服至一月，有肝肾病、出血或热喘者忌用。服后有三五年不发的，有不再复发的，不过要掌握好药量，少则无效，多则中毒，服用时间不宜过长。

（2）热喘，用新加玉涎丹，辅以牛黄解毒片。组成为：蛞蝓20条，浙贝母15g。制作及服用方法：将蛞蝓洗净，再将浙贝研为粉末，适量拌匀，捣糊为丸，制成绿豆大。每服五分至一钱，日服2次，连服1～3个月。玉涎丹是一张民间单方，江南部分地区居民常用以治疗气喘。在历代医家方书里，并没有详细的记载，仅黎阳王氏秘方记载："治哮喘方：蛞蝓（即无壳的蜒蚰）十条，象贝三钱，共捣为丸，每服五分，早夜各一次。"方中蛞蝓味咸、气寒、无毒，功擅清热祛风，消肿解毒，适用于热性喘息痰多之症；浙贝母味苦性寒，然含有辛散之气，故能除热、泄降、散结，疗痰嗽，止咳喘。二药合用，对哮喘确有良效。姜氏曾见喘剧者发作欲死，迫不及待活吞数条蜒蚰，其气遂平，后六七年未发。上海医科大学附属华山医院中医科曾于1957年1月至12月以"玉涎丹"治疗64例支气管气喘病人，总有效率为81.2%。

牛黄解毒片本不治喘，因组成有雌黄、雄黄，二药均含砒。砒能治寒喘，不适于热喘，但因其中配以黄芩、犀角、川连，可以拮抗砒之热性。故牛黄解毒片能治热喘，或寒热不明显者。

（3）自拟"截喘汤"，是一张辨病为主的方剂，采用古今民间及日本、朝鲜的单方而组成新方。组成为：佛耳草15g，碧桃干15g，老鹳草15g，旋覆花（包煎）10g，全瓜蒌10g，姜半夏10g，防风10g，五味子6g。此方适用于各种类型的发作期哮喘病人。上海医科大学中山医院中医科以此方为基础诊治数千例哮喘患者，并制成"截喘液"应用于临床，取得满意疗效。方中佛耳草功专化痰、止咳、平喘；老鹳草祛风活血，清热解毒，民间有老鹳草平喘的单方，能祛痰扩张支气管，老鹳草煎剂在试管内对金黄色葡萄菌、肺炎球菌、链球菌以及流感病毒均有抑制作用，能控制支气管哮喘发作期的呼吸道感染；碧桃干酸苦收敛，《饮片新参》有"除劳嗽"的记载，民间有治顽喘的经验。上三味除痰镇咳而平喘逆，且能调节植物神经功能，为主药。辅以旋覆花开结化痰，降逆止咳；瓜蒌清上焦之积热，化浊痰之胶结，善开胸中痹阻；姜半夏清痰下气，去胸中痰满，犹能治咳。佐以五味子补肾纳气，镇咳敛肺；防风《药法类象》谓"治风通用，泻肺实"，是一味抗过敏的有效药，能抑制支气管哮喘发作期的变态反应，清除过敏原的刺激。上方共具清肺化痰，降逆纳气，截喘之效。

辨证加减：气虚者加白参3g，黄芪30g；肾虚者加苁蓉15g，巴戟天15g，补骨脂15g，亦可加蛤蚧粉3～5g；阴虚有热者加黄柏、知母、元参、生地各9g；咳甚引起喘促无痰或痰不多者可加南天竹子6g，马勃6g，天浆壳3只；热喘加石膏15g，知母、黄芪各10g；寒喘加炮附片9g，肉桂3g，鹅管石9g研粉服，或加服紫金丹（即砒矾丸）；痰多咳不爽者，加苏子、白芥子、莱菔子各10g；胃家实便秘者，加服调胃承气汤1剂。

无证可辨者，亦可用：合欢皮30g，老鹳草30g，碧桃干15g，地龙9g，半枝莲15g，效果尚可。另有一单方效果亦好，用新鲜香橼一只煮烂，加麦芽糖一斤收膏，每服一匙，每日3次。

3. 临证治喘要善抓主要矛盾，不局限于平喘。如喘本是主要矛盾，但一有表证，则表证转为主要矛盾；痰多壅塞，则痰多为主要矛盾；痰胶黏难咳，则胶痰为主要矛盾；咳嗽剧烈，则咳为主要矛盾，如一般镇咳药无效，可加南天竺3～6g，此药有麻痹作用，常用于痉挛性之阵咳，效果好，但宜慎用，勿过量；喘而便秘者，先通其便。解其一端则一端自平。但遣方用药，始终不忘益肾固本这一基本治疗大法，每每加入巴戟天、仙灵脾、五味子、肉苁蓉等补肾纳气之品，有肾虚见症者可用，无肾虚见症者亦可用。

4. 未病防变，主张对哮喘缓解阶段应根据患者年龄、性别、体质特征，采用辨证扶正固本的方药，预防哮喘复发。

（1）巩固疗效期的扶正固本法：青年女性着重肾阴，宜服六味地黄丸 1 个月；老年男性着重肾阳，宜服附桂八味丸 1 个月；幼儿少年着重培补元气，宜服补中益气汤加紫河车、熟地 1 个月；中青年男子、中老年妇女宜左归丸、右归丸交替服用 1 个月。

（2）哮喘预防期的扶正固本法：参照上述治法，每年八九月哮喘好发季节前，再服药 1 个月，可以减少和制止发作。

（3）对于肺气肿患者，即多年老病，动辄气急，肾不纳气者，配以参蛤散常服，可减轻症状，缓解病情。但参蛤散价贵，亦可用黄芪、五味子两味药研末服之，对轻、中度患者能改善症状。

（4）妇女月经期常发哮喘者，可于行经前数日先服四物汤，或于治喘药品加入当归、生地，疗效颇显。

5. 一些用药经验

（1）地龙：略炒去腥气，用量 9g 左右，若研粉可用糯米管装服，每次 3g，每日 3 次。常将地龙、僵蚕、白果三味药合用，加入"截喘方"中，以增强截喘效应。

（2）鹅管石：以研粉服为宜，煎服效果不大，宜用于寒痰。

（3）皂角子：为强烈性祛痰药，可用于痰涎壅盛型哮喘。

（4）黄柏、知母、元参、生地：为养阴降火清热药，可减少激素用量，降低副作用。

（5）枳壳、枳实、全瓜蒌、旋覆花：能下气，用于哮喘胸闷气窒者有效。

（6）白参：每服 2.5g，日二三次，长期服用可预防哮喘复发。心衰用老山参，阴虚用皮尾参。

（7）紫河车：烘干研细粉，本品宜于长服，有培补先天，增强抵抗力作用，适用于先天禀赋不足，肾虚型哮喘。

医案举例

●**案 1**　陈某，男，46 岁。1980 年 12 月 25 日初诊。

病史：患哮喘 30 多年，每届秋冬必大发，曾用氨茶碱、皮质激素类药物治疗，但仅能当时缓解，药停又喘。近日因天冷受寒，哮喘大发已有 4 天，每晚看急诊。症见哮喘咳嗽，喉间痰多气塞，痰色白，恶寒，周身酸楚，胸闷，夜不平卧，苔薄腻，脉浮紧。

西医诊断：支气管哮喘，肺部感染。

中医诊断：哮证（风寒夹痰）。

处方：炙麻黄 9g，防风 9g，佛耳草 15g，老鹳草 15g，碧桃干 15g，旋覆花（包煎）9g，半夏 9g，开金锁 15g，合欢皮 9g，细辛 1.5g，皂荚 3g。

此方服 3 剂后，哮喘即有明显缓解；服至 7 剂，哮喘平止，胸部 X 片示"肺部感染消失"，其余症状也明显改善。又续服 7 剂巩固疗效，以后服用右归丸及人参蛤蚧散扶正固本，随访 3 年未复发。

编者按：此案哮喘反复发作，就诊前因受寒而又大发，每晚看急诊，用"截喘汤"加麻黄、细辛、皂荚等，仅 3 剂即明显缓解，7 剂后肺部感染消失，可见此方对控制哮喘发作及炎症疗效确切。缓解后以补肾纳气之剂固本，长达 30 年之哮喘顽疾，终获痊愈。

●**案 2**　杨某，女，38 岁。1980 年 9 月 18 日初诊。

病史：患哮喘 25 年，幼时发过湿疹，13 岁时受凉感冒后引发哮喘，以后凡受寒，吃虾蟹，情绪不愉快或嗅到煤气、汽油、柏油等气味时均可发作，每次可持续 5～7 天。症见哮喘面赤，咳剧，痰黄咳之不爽，咽喉红痛，口干，大便不畅。苔薄黄，脉浮滑数。辨证属风热夹痰。

处方：佛耳草 15g，老鹳草 15g，碧桃干 15g，旋覆花（包煎）9g，全瓜蒌 9g，防风 9g，马勃 6g，开金锁 15g，百部 9g，南天竹子 6g，板蓝根 15g，合欢皮 15g，天竺黄 9g，象贝粉（冲）3g。

上方服 5 剂后，咳嗽哮喘均得平止，咽喉红痛亦退，续服 7 剂巩固疗效。以后用知柏地黄丸常服扶正固本，截治哮喘复发，经随访已二年余未发作。

原按：此例为风热夹痰型哮喘，因咳剧，故用"截喘汤"合"截咳方"（编者按："截咳方"组成为马勃、百部、南天竹子、天浆壳），并加入清热化痰之品，直捣病原，药证合拍，丝丝入扣，故应手辄效。用知柏地黄丸善后，防止复发，符合中医对哮喘发则治实，不发治虚的治疗原则。

●**案 3**　尤某，女，6 岁。

病史：4 年前发哮喘，以后每年 4 ～ 5 月及 10 月必发作 1 次。发时气急喉中哮鸣，兼有咳嗽，不发时如正常幼儿。予截喘法。

处方：佛耳草 9g，老鹳草 9g，碧桃干 9g，防风 4.5g，合欢皮 9g，开金锁 9g，地龙 9g，僵蚕 9g。

服 4 剂后哮喘即停止，后用紫河车粉每天 3g 冲服，连服 1 个月，第 2 年又用紫河车粉于 9 月份续服 1 个月，哮喘从此断根，随访 5 年未曾发作。患儿家长将此方介绍给其他患哮喘的幼儿服用，也有显著疗效，并可控制复发。

原按：地龙、僵蚕二味药均有较好的平喘作用，对哮喘重度发作者，常将此二味药加入截喘方中，以增强截喘效应。紫河车补元气，益精血，药理实验证实有增强机体免疫力兼有抗过敏的作用。本例为过敏性哮喘，予截喘与固本法相结合，标本兼顾，疗效卓著。

编者按：紫河车是预防哮喘或者说根治哮喘的要药，但问题是此药是否会引起性早熟？或者说服用多少剂量，服用多久，会导致性早熟？在哮喘患儿中取得效果的剂量与疗程如何？导致性早熟的剂量与服药时间又是多少？这些还未见系统研究的报道，实际上真的该好好研究一下。

● **案4** 郭某，男，22岁。

病史：哮喘已9年，目前咳喘气急，胸闷，痰黄稠。唇、咽、舌俱红，舌有刺，脉数滑。

处方：麻黄9g，生石膏30g，杏仁9g，甘草6g，开金锁15g，五味子6g，全瓜蒌24g。5剂。

另佐以牛黄解毒片。

药后胸闷已舒，咳喘、气急已明显减轻。照上方去全瓜蒌，续方5剂。

原按：本案为热喘，痰热壅肺，故用麻杏石甘汤宣肺清热平喘；开金锁为野荞麦根，清热解毒，活血散瘀专治肺热咳嗽；全瓜蒌清泄痰热并治胸闷；五味子为常用镇咳平喘药，无论内伤外感咳嗽都可以用。据现代药理研究：五味子有良好的抗应激作用，能增强机体对非特异性刺激防御的能力，增强肾上腺皮质功能；能影响糖代谢，加快肝糖元分解，提高血糖及乳酸水平。所以是味强壮药，同时又有较好的镇咳祛痰作用，对于多年喘咳的患者，扶正止咳一举两得。

● **案5** 顾某，男，60岁。

病史：形寒肢冷，哮喘10余年，夏季稍差（编者按：据文义，此处"差"字似应为"瘥"义。"差"与"瘥"本为古今字，古文中用之自无歧义，但姜氏为今人，作文如此则易引起歧义。），发作时咳喘痰多，白色泡沫状。舌淡而胖，两尺脉弱。辨证为肾阳不足的哮喘。

处方：金匮肾气丸500g，每次服9g，每日2次，自9月份即服，连续服1个月。发作时服砒矾丸，每次服6g（6～7颗），连续服10日即须停药。

据患者云，今年寒喘发作较轻，服砒矾丸一周后即好。

编者按： 本案患者只服金匮肾气丸1个月，发作时服砒矾丸，药简但力宏。

●**案6** 刘某，女，43岁。

病史：哮喘持续发作，多汗，胸闷塞，脉右寸弱，苔黑。

处方：熟地9g，山药15g，瓜蒌皮9g，五味子6g，麻黄6g，枳实9g。3剂。

另：移山参1.5g，蛤蚧1.5g，分2次吞。

二诊：胸闷略减，痰亦易咯出，胃纳稍增，怕冷，苔黑减，口不干。

处方：熟地9g，山药16g，山萸肉6g，泽泻6g，茯苓6g，丹皮6g，附片6g，桂枝6g，麻黄6g，枳实6g，瓜蒌皮9g。7剂。

药后喘平。

原按： 过去中医治疗哮喘有一个清规戒律，即发时治标（肺），平时治本（肾）。我过去也照这个规律办事，发现标证发作剧烈，服治标药无效的，止喘药与培补药同用，标本同治，收到较好效果，本案即是一例。以参蛤散或金匮肾气丸加减，固本培元；配伍麻黄、枳实、瓜蒌皮，宣肺、平喘、宽胸，药后取得显著疗效。中医"十八反"谓"附片反蒌皮"，但根据我们临床观察，无不良反应。

●**案7** 罗某，男，64岁。

病史：患哮喘9年，反复发作，近日发病，哮喘呈持续状态，曾用氨茶碱等多种平喘药及抗生素等药，未能缓解。患者咯痰稠黏色黄，脘腹胀满，大便秘结不通。舌质红，苔黄厚带黑，脉象滑数。西医诊断为哮喘性支气管炎合并继发感染、阻塞性肺气肿。证属热结肠腑，肺失宣肃。治宜清热除滞，通腑降逆。

处方：生大黄9g，玄明粉6g，川朴9g，枳实6g，开金锁15g，麻黄9g，百部9g，碧桃干15g，鱼腥草30g。1剂，浓煎两汁，顿服。

药后半小时，大便畅行，当晚喘平。

原按：本例哮喘辨证为"阳明腑实，浊气上逆"。本"肺与大肠互为表里"，治疗用大黄清热通腑，宣气降逆之法取效。

点睛：发作期也可扶正·重视补肾·截喘汤·砒矾丸·新加玉涎丹·紫河车·牛黄解毒片

参考文献

[1] 张云鹏.中国百年百名中医临床家丛书·姜春华.北京：中国中医药出版社，2002.

[2] 姜光华，包来发.内科名家姜春华学术经验集.上海：上海中医药大学出版社，2003.

[3] 朱世增.姜春华论临证.上海：上海中医药大学出版社，2009.

[4] 戴克敏.姜春华治疗哮喘的经验.安徽中医学院学报，1990，9（3）：17.

[5] 戴克敏.姜春华治疗哮喘验方.山西中医，2007，23（4）：9-10.

[6] 史宇广，单书健.当代名医临证精华·咳喘专辑.北京：中医古籍出版社，1988.

蒋洁尘

编者按： 蒋洁尘（1918—1982），副教授，曾任武汉医学院第二附属医院中医科主任、中医学教研室主任。蒋氏治哮喘实证，善用牵牛子、大黄为主的泻下法是其独到之处。

蒋氏认为，哮喘多由外邪触动内饮而发，常见证型有热哮、寒哮、寒包热哮三种，而以寒包热较多见。寒哮，以小青龙汤为主；热哮，以麻杏石甘汤为主，或时方中之匀气八仙汤（麻黄、杏仁、石膏、桔梗、黄芩、甘草、知母、贝母）亦可；寒包热哮，以小青龙加石膏或麻杏石甘汤加减、越婢加半夏汤均可。若见肺虚，宜补以生脉；肾亏则加白石英、贞元饮；余如鹅管石、冬虫夏草，均可酌入。

黑锡丹纳气定喘的作用颇为明显，凡喘急促者，无论虚实均可应用，唯注意量不可大（每次量不超过 2g，一般用 0.5g 即能奏效），而且不宜常服。

寒包热证，除用前述处方外，可用泻下法。蒋氏甚至说，只要哮喘实证，均可采用泻下法。药用牵牛 60g，大黄 30g，共研细末，每服 6g，蜜水调下。蒋氏所在科室有治哮喘的协定处方，即用黑白丑、麻黄、大黄等分研末蜜丸，每服 6 ~ 9g，效果满意。

点睛：匀气八仙汤·黑锡丹·泻下法（牵牛子、大黄为主）治疗哮喘实证

参考文献

［1］史宇广，单书健.当代名医临证精华·咳喘专辑.北京：中医古籍出版社，1988.

［2］蒋洁尘.泻下法用于哮喘、痹症、尿血.湖北中医杂志，1979，1（1）：28.

金里千

编者按：金里千（1899—1985），江苏省名老中医。其医学笔记、研究资料和教学心得，由其哲嗣金庆江先生编成《春常在室医验录》一书。该书收录了不少金氏收集的验方、秘方，这些方剂大多经过金氏的临床实验，也收录了一些金氏自创方。以下摘录金氏治疗哮喘的经效方与自创方。

1. 三白散

主治：哮喘遇冷即发。

组成：白芥子、延胡索各一两，甘遂、细辛各五钱。

用法：共为末，入麝香一分（原方五分），拌匀，涂肺俞、膏肓、百劳等穴。涂后麻木疼痛，切勿使去，候三炷香足方去之。十日后涂一次，三次病根去矣。（《通俗伤寒论》方）

编者按：此方金氏谓出自《通俗伤寒论》，实则出《张氏医通》，系张璐采自民间，屡用有效（原文是"往往获效"）。金氏哲嗣庆江先生用此法冬病夏治，治疗哮喘、慢性支气管炎、过敏性鼻炎数千例取得满意疗效。

2. 三拗糖

主治：急、慢性支气管炎及哮喘。

组成：带节麻黄一两，杏仁一两，生甘草五钱，制半夏五钱，鲜枇杷叶（去毛）五钱。

用法：用水三碗，煎成一碗，去渣再煎，烊入冰糖四钱搅匀，待冷，结成糖块，切成糖粒。早晚含化一钱，发病时日服3次。

原按：金氏用此方治疗某女，服此方后哮喘控制再未发作。又治另一女患者效果亦佳。如舌红艳属痰热气喘，可于上方加石膏四两，同法煎服。曾治李某痰喘经久，中西药物治疗无效，服此方后取得显著疗效。

3. 三拗肺露

主治：哮喘。

组成：猪肺一具，带节麻黄六钱，带衣杏仁三两，生甘草六钱。

用法：蒸露2000mL，每服30～50mL，一日三次，食后温开水冲服。从夏至节服起，可连服两料，有防止复发或不发之效。

原按：金氏创制此方，用之甚验，曾发表于《江苏中医》杂志，载显效病例4则。此后门诊中屡用屡验，其内侄方某哮喘屡发，亦服此方而愈。

点睛：三白散·三拗糖·三拗肺露

参考文献

金里千. 春常在室医验录. 南京：江苏科学技术出版社，2010.

金宇安

编者按：金宇安，教授，继承其祖父金亚贤老中医之衣钵，后又得全国名老中医屠金城之真传，为北京市中医药传承"双百工程"指导老师。《金宇安临证经验荟萃》收录其哮喘医案 4 则。第一案为脾肾阳虚，水湿蕴肺，取桂枝、细辛、炮姜温阳治其本，二陈汤、桑白皮化痰治其标。第三案属肾阳不足，气不化水，以附子、人参、蛤蚧、胡桃肉为主温肾纳气。此二案属常法。第二案与第四案，一为素体痰盛，情志抑郁，木火刑金，治以平肝降气，宣肺化痰；一系热入营血，施以透热转气，清营凉血之法而获效。此二案为变法，摘录如下，供读者参考。

木火刑金案

谭某，男，41 岁。2010 年 3 月 17 日初诊。

病史：因"哮喘反复发作 3 年余"就诊，近半月来因大怒后发作更甚，胸部憋闷明显，连及两胁，痰多咳喘。胸部起伏不定，咯黄黏痰，不易咯出。咽干且痒，心急易怒而口唇紫，大便黏腻不爽。舌质暗红，苔黄厚腻，舌体胖大，脉弦滑细，平素嗜烟嗜酒。证属肝气犯肺，痰热上扰。治拟平肝降气，清肺化痰。

处方：生赭石 30g，旋覆花（包煎）9g，炙麻黄 9g，杏仁泥 10g，生石膏（先煎）30g，青礞石 30g，射干 15g，黛蛤散（包煎）15g，制白前 15g，海浮石 30g，黄芩 12g，川楝子 12g，茯苓 9g，枳实 12g，7 剂。

二诊：哮喘减轻，胸憋咳痰好转，咽痒仍作，时咳，大便不爽。上方减炙麻黄、生赭石，加葶苈子 20g，北胡连 6g，锦灯笼 6g，再进 7 剂。

三诊：哮喘再减，咽痒好转，咳嗽已止，排便通畅，便后乃感胸膈爽然。上方继服 10 剂，以善其后，并嘱其少食肥甘厚腻之品，少饮酒勿吸烟，适当锻炼身体。

热入营血案

余某，女，22 岁。2012 年 4 月 19 日初诊。

病史：咳嗽 13 年，每逢春季发作，每晚发作，持续 1～2 周，曾用氨茶碱、激素、脱敏等疗法，针灸中药只能稍有缓解。

症见：面色㿠白虚浮，喘息咳嗽，胸部憋而气短乏力，心悸汗出，不得平卧，痰多纳呆，大便干，小便赤。舌质红，苔薄干，脉象浮细。证属气阴两伤，邪热壅肺，失于清肃。治拟益气养阴，清热化痰，肃肺定喘。

处方：麻黄 3g，杏仁 10g，知母 10g，生石膏（先煎）30g，苏梗 10g，瓜蒌皮 20g，清半夏 12g，生藕节 20g，制白前 15g，玄参 5g，北沙参 30g，鲜芦根 30g，冬瓜仁 30g，5 剂。

二诊：前日哮喘稍减，胸憋闷有针刺感，痰黄带血丝，咽痒口干，心急躁扰。此乃余热未清，热入营血。当施以透热转气，清营凉血之法。

处方：青蒿 10g，连翘 12g，忍冬藤 12g，玄参 15g，知母 15g，生石膏（先煎）30g，荷叶 15g，生藕节 30g，桃仁 10g，红花 10g，炒栀子 12g，粉丹皮 15g，胆南星 12g，地骨皮 20g，野百合 20g，莲子 15g，鲜芦根 30g，鲜茅根 30g，5 剂。

三诊：药后胸憋刺痛感大减，心急躁扰好转，痰中带血丝仍不除。上方减桃仁、红花、连翘、忍冬藤、青蒿、地骨皮，加黄芩、大蓟、小蓟各 15g，白花蛇舌草 15g，棕榈炭 15g，白及 6g，百合 20g，生地黄 30g，7 剂。

四诊：药后喘憋已止，痰中带血已除，余症皆轻，上方再进 5 剂而安。

编者按：本案与金氏之师屠金城先生治哮喘医案（亦收入本书）颇为相似，读者可参阅。

点睛：木火刑金·热入营血

参考文献

金宇安.金宇安临证经验荟萃.北京：中国医药科技出版社，2017.

雷昌林

编者按： 雷昌林，陕西省宝鸡市名老中医。雷氏提出治疗哮喘三原则，其中强调补气是其特色。

雷氏认为，哮喘虽是一种过敏性疾病，但其根本病因为卫气或脏腑之气的功能下降，引致外邪易袭。气虚，气郁、气滞、气逆、气亢等都可能导致气的功能下降，抗邪能力减弱的状态，都可适当应用补气药。

雷氏提出哮喘的治疗原则有三：一为祛除病因（风寒、湿热、燥热等），消除致敏因素；二为清除痰浊，改善症状；三为补气并宣降肺气，恢复功能。此外，根据病情的不同，辅以重镇安神、清泻脾胃、调理阴阳、补肾纳气、疏肝利胆等治法，也有助于哮喘的控制。

医案举例

吴某，女，26 岁。1990 年 12 月 24 日初诊。

主诉：哮喘 2 月余。

病史：从小就有哮喘病，每年都要犯 2 次，今年 7 月份犯 1 次，10 月份产后满月因受凉又发作，一直应用各种消炎药、抗过敏药、平喘药及气雾剂等治疗至今，但自感效果都不著，故请中医治疗。

患者每天下午至全夜哮喘发作，夜不能睡，呈坐位，有痰鸣，伴面色青黄，消瘦，精神差，上午胸部憋闷，动则气短，咳嗽痰少不利，咽痒，易外感，两肺满布哮鸣音，苔黄腻，舌质红，脉沉细。

处方：党参 30g，苏叶 10g，桂枝 10g，鱼腥草 30g，瓜蒌

12g，沙参 10g，炙枇杷叶 10g，桑皮 10g，胆南星 10g，石膏 30g，元参 30g，枳实 10g。水煎服，3 剂，1 日 3 次，早中晚服。

12 月 26 日二诊：喘显减。昨下午 7 点喘到 10 点，此后再未喘，睡眠好，已能平睡。咳嗽显减，咽仍痒，有盗汗，苔黄腻，脉沉细。

仍以上方主之，3 剂，每日 3 次。

12 月 28 日三诊：服药后病情稳定。昨气候骤变，气喘从下午 6 点到夜 12 点，但后半夜至今早未喘，两肺已无哮鸣音，呼吸音粗，咽干痒，大便仍不利，苔黄腻，脉沉细。

仍以上方加减主之。4 剂，服法同上。

1991 年 1 月 3 日四诊：从 12 月 30 日至今，已无喘息，有时感气短，咳显减，睡眠好，苔薄黄，脉细。

仍以上方主之，3 剂，服法同上。

1 月 5 日五诊：再未喘，基本不咳，精神好，体力增加，走路已有力，无盗汗，大便每日 2 次。

仍以上方加减主之，3 剂，服法同上。

2 月 19 日随访：经过一段补肺、敛肺、润肺及健脾、补肾等综合治疗，疗效稳定，一直未犯，现体质恢复，面色红润，体重增加，很少感冒，患者甚为高兴。

点睛：祛除病因·清除痰浊·补气并宣降肺气

参考文献

雷昌林.疑难杂症中医治验心悟.北京：人民卫生出版社，2011.

黎炳南

编者按：黎炳南（1914—2012），广州中医药大学儿科教授、研究生导师，曾任中华全国中医学会广东儿科学会副主任、中华医学会广东儿科学会名誉顾问，是首批全国老中医药专家学术经验继承工作指导老师。黎氏长期系统研究哮喘的诊治，对本病有不少独到经验，述其要如下。

1. 传统一般把哮喘分为冷哮、热哮，而黎氏认为，哮喘的病机为正虚寒凝，即使有热象，亦多为寒热错杂，很少见纯热之证。

黎氏认为，哮喘患者常见上热下寒，上热多为局部之兼症，下寒才是病发之主因。譬如症见唇舌暗红色深，为气郁血瘀之征，但易误作热证；喘作时，不论寒热虚实，其脉必数，不能单凭此作热证之据。黎氏的经验，哮喘切忌过用苦寒，若忽视下寒而把上热作为主因，甚至把假热误作真热治疗，必然加重病情。下寒上热者，治以温下清上法。可选补骨脂、巴戟天、紫河车、肉桂、当归、白术以温补脾肾；选用蚤休、毛冬青、黄芩、射干等以清上热。

2. 前人谓"发时治肺，平时治肾"。黎氏认为，无论发作期还是缓解期，均应着眼于理肺、补肾、扶脾。其中，小儿肾虚之象，临证每易被忽视。因幼儿多无腰酸耳鸣之诉，更无精室胞宫之变，虚象每被标证掩盖。辨证当据小儿之特点，审其先天禀赋之强弱，发病之久暂，观其神色形态，参合指纹脉象，方能不至于漏诊。凡早产羸弱，久病不愈，神萎面㿠，发稀齿迟，目眶黝黑，鸡胸龟背，立迟行迟，肢冷遗尿，自汗盗汗，指纹淡而不显，脉沉无力等均为肾虚之征。宜当补之壮之。此为审察小儿肾虚之要。

3. 顽喘患者往往精神苦闷，导致肝气郁结，反侮于肺，又可加重病情，故黎氏亦注重调肝。肺与大肠相表里，气机相通。气逆而喘者，每致腹胀便秘；腑气不通，又令肺气不降。黎氏常用枳实、川厚朴、胖大海降气通腑；夹热者酌加大黄，用量以大便畅通为度。

4. 顽固性哮喘患者肺病既深，血脉不畅，甚者可致心血瘀阻，治疗时应在宣肺降气的同时，早用、重用祛瘀通络之品。如毛冬青祛瘀通络而兼清肺，宜于夹热者；当归活血补血且"主咳逆上气"（《神农本草经》），用于阴血不足者；桃仁、丹参适于瘀证明显者。此外，黎氏亦常选用地龙、全蝎、僵蚕等虫类以搜络行瘀、祛风解痉。若炙后嚼服或研末吞服（每日 2～3g，同煎时加倍），其效更佳。

5. 久喘多有正气不足，若专于治标攻邪则痰浊随去随生，若致正气内馁则更无力逐邪外出，病多缠绵或虽暂愈而时时复发，此为哮喘顽固难愈之症结所在。对肺脾气虚者，常加党参、白术、五爪龙等健脾补肺；阴虚者，加人参叶、麦冬、沙参等养阴生津；肾虚不纳气者，加补骨脂、肉桂、鹅管石等补肾纳气。若患者气喘不甚，但绵绵不已，且伴脾虚气陷见症，可用益气升阳与降气定喘并进之法。

6. 黎氏治哮喘急性期基本方组成为：麻黄、细辛、苏子、葶苈子、鹅管石、五味子、五指毛桃根、毛冬青、当归、甘草。黎氏认为，哮喘患者以外感寒邪、痰郁化热而正气不足者最为多见，故用麻黄、细辛宣肺定喘，温散寒邪；毛冬青清热且祛瘀通络；苏子、葶苈子、鹅管石降气除痰；五味子、鹅管石敛肺纳肾；当归补血活血兼助平喘；五指毛桃根、甘草扶中益气。

缓解期基本方以金水六君煎为基础，并参用宣肺化痰之品，其组成为：当归、熟地、党参、白术、茯苓、陈皮、法夏、五味子、鹅管石、炙甘草。

7. 黎氏认为，寒象明显者，桂枝非重用不能奏效。幼儿可用 6～10g，年长儿可用至 15g，成人常需 15～30g。多汗者，可配等量白芍同用，以制约其辛散之性。曾治某 14 岁男孩，喘而痰白，恶寒喜暖，面白肢冷，脉浮而紧，证属感寒作喘。初拟小青龙汤加减，桂枝用 15g，药进 3 剂，症稍减而未见显效，乃加量至 30g，余药不变，续进 2 剂，患儿自觉全身温暖，喘咳大减。

8. 黎氏认为，熟地发作期不但可用，且有其独特之效：一是痰湿内盛而肺肾阴虚者，用香燥化痰除湿之药配用本品，则燥而不耗阴，滋又不助痰，此即"润燥互用"之谓；二是肾阳虚而需用附子、肉桂者，可以熟地制其辛燥、助其化源，令其温而不燥。

9. 毛冬青味略苦，微寒，其功效一可清金泻肺，二可祛瘀通脉，三可化痰止咳，一物而多用，对内蕴痰热、气血瘀阻者甚为适合。其清肺之功不亚于黄芩，而无苦寒之弊，小儿易于服用，为黎氏最常用之药物，因其能祛瘀通络，即使热象不明显者，用亦无妨，此乃"去性取用"之意。寒象明显者，则易以当归。

10. 鹅管石甘而微温，功能温肺化痰、温肾纳气，对寒喘顽痰者尤宜。久病肾虚，发作时用之尚能助纳气定喘，配合五味子可加强其功效，用量为 12～20g。

11. 五指毛桃根又名土北芪、南芪，广东习以"五爪龙"为处方名，为桑科植物粗叶榕的根。而五爪金龙（葡萄科植物狭叶崖爬藤）及五龙根（桑科植物掌叶榕）、五叶藤（旋花科植物五爪金龙的根）亦名"五爪龙"，其性味功效各异，不可混用。此药性微温，味甘而气香，功能补脾益气化湿，兼能平喘化痰止咳。其补气功同黄芪，产于南方，故又名南芪。虽补气功效不及黄芪，但无黄芪升提之性，对虚人哮喘须降气平喘而不宜用黄芪者，尤为适合。且其兼能平喘化痰除湿，故黄芪、党参、白术皆有不及之处。其性味平和、气香，易为小儿接受，此其又一优点。故黎氏不但以之入药，还推荐作饮食疗法之用，以适量五指毛桃根加鸡或猪肉、排骨等煮汤饮服，味道鲜美，益气化痰，补而不温不燥，诚为药、食兼宜之佳品。小儿用量为 15 ～ 20g，年长儿可用至 30g。

医案举例

●**案 1**　缪某，男，10 岁。1993 年 3 月 25 日初诊。

主诉：反复发作哮喘 7 年，复发 2 个月。

病史：3 岁起反复喘咳，屡经中、西药治疗，仍时作时止。2 个月前喘咳复作，近日加重，经静滴抗生素、地塞米松及先后服用氨茶碱、强力氨喘通、博利康尼（特布他林）等，症状时轻时重。昨夜气喘哮鸣加重，不得平卧，起坐不能成眠。喘甚时多汗，唇绀，四肢惕跳，咳不多，痰白量少。察其形体略胖，面色潮红，肋缘外翻，肢冷。舌红，苔白略厚，脉略数而无力。听诊双肺满布哮鸣音，呼气延长。

患儿面红、体胖与久服激素有关，是假象。而病程长、遇寒而喘甚、痰白、肢冷、骨骼畸形、脉无力，乃肾阳不足之征。诊断为阳虚感寒所致之哮喘发作，治以温肾纳气、宣肺平喘为法。

处方：麻黄 10g，五味子 10g，当归 10g，法夏 10g，苏子 10g，炙甘草 10g，葶苈子 8g，陈皮 8g，鹅管石 30g，肉桂（焗服）5g，细辛 5g，熟地 30g。3 剂，再煎，温分三服。

3 月 28 日二诊：服上药 1 剂后，当晚哮喘明显减轻，可平卧。3 剂服毕，喘咳止，精神、胃纳好转，唇绀消失，手足转暖。双肺喘鸣音消失。近 2 日已停用西药。药中病机，阳气复则阴霾自散，肾纳气而肺气亦降，故喘咳得止。但喘初平，未可骤停宣肺平喘之品，故仍守前方，麻黄减量至 8g，续进 3 剂，以巩固疗效。

3月31日三诊：喘咳无复发，唯觉喉间有痰，夜间盗汗，呼吸平顺，早晨喷嚏涕清，舌淡红苔白，脉无力。此为正气不足，余邪未尽之征。治以扶正为主，兼以祛风除痰。

处方：五指毛桃根20g，法夏10g，苏子10g，白术6g，陈皮6g，茯苓15g，鹅管石15g，当归8g，补骨脂8g，山萸肉8g，炙甘草8g，五味子5g。4剂。

嘱服药后若无复发，仍需按缓解期治法，坚持长期调理，方可冀望断根痊愈。

编者按：辨证上勘破假象，断为阳虚感寒；用药除温阳散寒外，即便属发作期，亦重用熟地，是本案的两大特色。

●**案2** 杨某，女，14岁。1980年11月15日初诊。

病史：患儿于1岁时患支气管炎继而发喘，起初每年发几次，近3年频发，每逢天气转冷即发，每年以10月至翌年4月间病情加剧，常需急诊，用强的松和息喘灵只能暂稍好转。多次在本市及梧州市医院住院，曾用过埋线、死卡（编者按：死卡，即灭活卡介苗）、穴位注射、哮喘疫苗和丙种球蛋白等均未能控制发作。现每夜均发，服用强的松及息喘灵亦未能控制。平日纳呆，鼻塞，面色稍白，眼圈发黑，舌质淡，尖红，苔白，脉细无力。心肺无异常，咽不红。此乃脾肾素虚，偶触外邪即发喘，故用攻补兼施之法，宣肺定喘兼补脾肾，先后用下列三方。

一方：麻黄8g，葶苈子6g，鹅管石15g，当归10g，苏子10g，五味子10g，补骨脂10g，法半夏10g，党参20g，熟地20g，白蒺藜20g，炙甘草5g。

二方：七叶一枝花10g，补骨脂10g，五味子10g，当归10g，射干10g，桂枝30g，豨莶草15g，麻黄8g，熟地20g，党参25g，炙甘草5g。

三方：苍耳子10g，五味子10g，当归10g，豨莶草15g，白蒺藜20g，麻黄8g，熟地15g，首乌25g，党参25g，炙甘草6g。

继后以固本为主，方用金水六君煎或六君子汤，但仍酌用麻、桂、苏、葶以宣通肺气，清除顽痰，间歇服用。于1981年11月又曾发作1次，但症情较轻，查患儿：面色稍白，眼圈已不黑，但唇暗红，舌质转红，苔白干。考虑为顽痰未净，兼气阴两虚。

处方：党参25g，五味子8g，麻黄6g，白芍20g，豨莶草15g，丹参15g，七叶一枝花10g，麦冬10g，甘草10g，鹅管石30g。

1个月后病情缓解，乃转入巩固治疗，嘱常调服人参（吉林参、参须）或鹿茸之类。

1983年1月随访，只于1982年11月因过劳曾轻发1次外，病情稳定，未见再发，形神俱佳。

●案3　余某，男，7岁。

病史：哮喘5年，反复发作，经当地医院治疗，未见显效而来诊。其母代诉：病孩哮喘日久，现复发4天，呼多吸少，每动则喘甚，咳嗽则痰多。气候变化更甚，喘促以夜间为多。胃纳欠佳。察其发育不良，面青肢凉，舌质淡，苔薄白，脉沉细。

诊断：气血虚弱，病久及肾，肾虚不纳所致。

治法：调补气血，摄纳肾气。

处方：紫河车30g，制首乌15g，当归9g，党参12g，法夏6g，陈皮3g，补骨脂6g，五味子6g，龙骨30g，苏子9g，沉香（后下）30g，炙甘草5g。3剂。

二诊：药后哮喘已减，胃纳转佳，精神好转，二便如常。照上方续进3剂。

三诊：哮喘已止，夜睡安静，纳可神清，舌较红润，脉转细缓，病告渐愈。嘱继续调治，巩固疗效，以防复发。

原按：患儿于2岁起病，反复发作竟达5年，以致面青肢凉、发育不良，一派气血虚弱、脾肾亏损之象。故方中重用紫河车 30g 以补肾填精，以制首乌、当归、党参大补气血，伍以补骨脂、五味子、龙骨温肾纳气。对上逆之气，因虑其体质极差，故慎用发散之麻黄，选用沉香、苏子以降气平喘。沉香辛、苦、性温，入肺、脾、肾经，擅于降气、调中、暖肾，对气逆喘咳而体虚者甚为适合。在本方中作为降气之主药，用量宜大，加上苏子、当归的降气平喘作用，故能力挽沉疴，投药 6 剂即令其喘止气平。

编者按：急性发作期，以调补气血、摄纳肾气为法，紫河车、沉香均用至 30g，而宣肺平喘之品仅苏子一味，是本案突出之处。然患儿仅 7 岁，重用紫河车不知是否会导致性早熟。

●**案 4**　单某，女，6 岁。1992 年 1 月 12 日初诊。

病史：患儿反复哮喘发作 2 年多。1 周前受凉后复作哮喘，以夜间为甚，喘甚时汗多湿衣，伴咳嗽，痰少难咯，无发热、咽痛。胃纳欠佳，大便干结。形体消瘦，面色苍白，唇舌略红，苔白中有剥苔。咽稍红，脉细弱略数。双肺听诊闻喘鸣音。患儿喘作时间较长，气虚及阴虚之象兼见。若独治标证，恐更伤正气，乃以标本兼顾、气阴两补为治。

处方：麻黄 6g，细辛 3g，苏子 8g，五味子 8g，炙甘草 8g，花粉 10g，麦冬 10g，胖大海 7g，青黛 4g，沙参 12g，毛冬青 15g，海蛤粉 20g。3 剂。

1 月 15 日二诊：药后症状逐日减轻。现已无喘，咳少，大便转软。舌尖红，剥苔，脉细。双肺听诊未闻及喘鸣音。

成效初见，仍守前方，麻黄减至 4g。续服 3 剂。嘱愈后仍坚持调治，以防复发。

●**案 5**　苏某，男，10 岁。

病史：因受凉后哮喘复发 1 周，难以平卧，痰稠而黄白相间，怯寒，多汗。察其面色苍白，四肢不温，咽红，喉核中度肿大，舌淡。苔白厚，脉细数。本证以阳虚感寒为主，咽喉红肿等上热症状为兼症。

处方：麻黄 9g，细辛 4g，苏子 8g，鹅管石 15g，补骨脂 10g，白术 8g，当归 8g，五味子 6g，炙甘草 8g，毛冬青 15g，射干 8g，蚤休 10g。

3 剂后哮喘大减，咽喉红肿减轻，乃守上方，麻黄减为 7g，继进 3 剂而喘止。

编者按：此案的特点在于明辨寒热与虚实，指出"本证以阳虚感寒为主，咽喉红肿等上热症状为兼症"，故采用清上温下、散寒纳肾之复方，取得良好疗效。

●**案 6**　一男孩，8 岁。

病史：喘作 2 周，屡治不愈。现症喘咳痰多，尚可平卧，气怯声低，渴而不欲多饮，尿频清长，饭后动辄如厕，舌苔花剥，脉细无力。此为肺气不宣，脾气欲陷之证。阅前医之方虽用三拗汤合六君子汤之类，但病情好转不明显，可能仅用少量党参、白术，不能速扶中气以上充于肺。乃治以宣肺定喘，补气升阳为法。

处方：麻黄 8g，苏子 10g，法半夏 10g，北杏仁 10g，陈皮 5g，黄芪 15g，人参须（另炖）8g，升麻 6g。4 剂。

复诊时哮喘已止，痰亦不多，尿频减少，已无饭后欲便之感，舌苔薄白，未见花剥。药中病机，乃守上方。麻黄减至 5g，加麦冬 10g，再进 1 剂以巩固疗效。

编者按：本案哮喘发作 2 周，屡治不愈，黎氏不拘常法，治以宣肺定喘、补气升阳法而奏佳效，给吾辈不少启迪。

●**案 7**　丁某，女，12 岁。

病史：哮喘反复发作 6 年，屡经中西药治疗未能痊愈。本次发作已持续 1 周，夜间为甚，经急诊静滴地塞米松及使用喘乐宁喷剂后可暂缓解，停用激素则复发如故，以致无法正常上学，乃弃用西药转求中医治疗。现症：气息喘促，隔座可闻哮鸣，痰稠白难咳，声音低怯而断续，自诉胸闷心悸，不欲平卧。察其面色晦暗，唇周略紫，手足冰凉，舌暗红，苔白腻，脉细数。此乃肺气郁闭，肾虚不纳，痰瘀互结之证。治以宣肺定喘，温肾纳气，化痰祛瘀为法。

处方：炙麻黄10g，苏子10g，法半夏12g，丹参12g，北杏仁12g，当归7g，细辛4g，补骨脂10g，五指毛桃根20g，鹅管石15g，五味子6g，炙甘草8g。2剂，复煎，温分三服。

二诊：哮喘略减，手足微温，而唇舌紫暗依然。思其病情深痼，瘀凝经脉，肺气难以宣通，乃守原方，重用当归至10g，丹参20g，加全蝎5g以通络逐瘀。

进3剂后，患儿哮喘基本平息，面有血色，已能正常上学。

编者按：此案复诊时加重活血化瘀药剂量，并加用全蝎通络搜剔，其病豁然。

以上七案，均为急性发作期治验，可以发现黎氏注重正气，注重补益的总体学术风格。其中第二案也记录了患者缓解期的治疗情况，同样以扶正收功。

● **案8**　潘某，男，8岁。1992年8月19日来诊。

病史：患儿有哮喘病史6年，经中西医治疗效果甚微。曾连续作脱敏治疗半年，治疗期间好转，停止治疗后复发如故。近期每月均发作1次以上，严重影响患儿的身体健康，以致无法正常上学读书。1992年7月29日因喘作2天初次来本院求治，以发作期基本方加减予服，药进3剂即止喘。乃逐渐减少麻黄、细辛用量，加用补骨脂、淫羊藿、当归、党参等温补脾肾之品，继续调治。

现症：患儿喘止半月余，无咳，精神好转，胃纳欠佳，出汗稍多，二便尚可。察其形体消瘦，面色苍黄晦滞，目眶明显黯黑，四肢不温。咽微红，舌淡红，苔白略厚，脉细弱。辨证：哮喘缓解期，呈脾肾阳虚之象。治法：以温肾健脾为主。但其咽微红，余热未清，应佐用清咽之品。

处方：巴戟天 8g，白术 8g，紫河车 12g，熟地黄 15g，当归 6g，人参叶 6g，甘草 6g，毛冬青 20g，法半夏 10g，藿香 10g，茯苓 10g，神曲 10g。5 剂，复煎，温分三服。嘱戒食寒凉生冷及滋腻之物。

服药后病情稳定，乃继续按前法调治。咽不红时，去毛冬青、人参叶，选加党参、黄芪、淫羊藿；喉间有痰时，加陈皮、僵蚕；早晨频作喷嚏、流涕时，选加苍耳子、辛夷花；多汗时，加五味子、龙骨。初期每周服药 4～5 剂，5 个月后每周服 2～3 剂，共治疗 1 年，病情稳定，形体渐丰。除 1993 年 4 月因饮食不慎轻度发作 1 次外，随访至 1996 年 1 月均未见再次复发。

●案 9　李某，男，6 岁。1993 年 2 月 6 日来诊。

病史：患儿反复哮喘发作 4 年，近年每月发作 1～2 次，常须急诊救治方可暂愈。1993 年 2 月 3 日因哮喘发作来诊，经以发作期基本方加减调治，服药 3 剂后，喘止。现症：患儿无喘咳，无不适，胃纳二便尚可，出汗略多，平时易患感冒。察其面色苍黄，形体消瘦。唇红，咽稍红，双侧扁桃体Ⅱ度肿大，舌淡红，苔白略厚，脉细。辨证：气阴两虚，余热未清。治法：益气养阴为主，佐用清热利咽。

处方：人参叶 6g，五味子 6g，麦冬 10g，大青叶 10g，毛冬青 15g，海蛤粉 20g，熟地 20g，陈皮 5g，法半夏 8g，山萸肉 8g，炙甘草 6g，4 剂。嘱戒食燥热及寒凉生冷之物。

2 月 10 日复诊：病情稳定，无不适，出汗减少。查其咽充血减轻，舌苔不厚，略有剥脱。此余热已清，痰湿消减，治以益气养阴为主。

处方：熟地 15g，海蛤粉 15g，党参 15g，女贞子 12g，麦冬 12g，茯苓 12g，法半夏 8g，陈皮 5g，五味子 5g，炙甘草 5g，青黛 3g。4 剂。

　　尔后患儿病情稳定，仍嘱其每周服药 4 剂，方药按上方随症加减。扁桃体红肿较明显时，去熟地，加射干、岗梅根；便结时，加玄参、胖大海；多汗时，加生牡蛎、山萸肉。

　　治疗 4 个月，仅曾轻度喘作 1 次。嘱服药减为每周 2 剂，继服 3 个月，未见病情复发，乃停药观察。随访至 1994 年 12 月底，已正常上学读书，未见宿恙复发。

　　编者按：以上两案虽于发作期即就诊，但原作者一笔带过，重点描述缓解期的治疗情况。毫无疑问，缓解期黎氏以补益为主，但也适当兼顾祛邪，两案均取得了不再复发的良好效果。

　　因黎氏诊治哮喘经验丰富，且不循常法，颇多独到见解，故本书给予较多篇幅来介绍他的经验，以飨读者。

　　点睛：正虚寒凝为哮喘病机·小儿肾虚之象·重视扶正·重用桂枝·熟地·毛冬青·鹅管石·五指毛桃根

参考文献

　　[1] 黎世明. 黎炳南儿科经验集. 北京：人民卫生出版社，2004.

　　[2] 郭桃美，吴艳华. 专科专病名医临证经验丛书·呼吸病. 北京：人民卫生出版社，2001.

　　[3] 肖达民. 专科专病名医临证经验丛书·儿科病. 北京：人民卫生出版社，2001.

　　[4] 史宇广，单书健. 当代名医临证精华·小儿咳喘专辑. 北京：中医古籍出版社，1988.

李传方

编者按： 李传方，安徽省芜湖市老中医。他认为，慢性频发性哮喘不能囿于"发时治标"之说，而忽视扶正培本，相反在发病期当采取标本兼图的法则，侧重补肾，并举医案为证。

李氏认为，慢性频发性哮喘发病时，既有外邪客肺和痰浊壅肺的标实证，又有脾肺肾不足的本虚证，故而不能囿于"发时治标"之说，而忽视扶正培本。患者不任风寒，极易感邪，其因虽在于卫气虚弱、藩篱不固，但卫气的化生、滋养、宣布，又无不赖于肺、脾、肾功能的正常。缘肾气虚，则不能蒸发肾精化生之精；脾气虚，则不能消运水谷以滋养卫气；肺气虚，则不能宣布卫气以抗御外邪。故卫外不固的肇端，乃是肺脾肾之虚。基于上述见解，李氏于哮喘发病期采取标本兼图，侧重补肾，采取宣、降、纳、敛并施的法则；哮喘缓解期因标实证不显，正虚未复，随时有发病的倾向，而采取补虚培本为主，固卫御邪为辅的法则，进行规则性治疗，常能收到显著疗效。

医案举例

汪某，女，14岁。1983年阳春三月来诊。

病史：患哮喘已11年，病势逐年加重。今年起，发则多伴有昏厥、鼻衄。一年四季无明显诱因常常发病，缓解期亦有轻度哮鸣，曾用过多种中西医疗法而病却终年不断，医者说她是"过敏体质"，难以治愈。后闻本县有病人经我治愈，特来诊治。刻诊形羸色夺，发稀少泽，目光呆滞，精神委顿，气不足息，头昏耳鸣，溲黄便结，舌红苔黄，脉沉细数，哮鸣音不用听诊器即可闻及。夜作哮喘时，张口抬肩，面青唇紫，额汗淋漓，两目圆睁，端坐不语，甚则昏厥、鼻衄。

处方：麻黄、葶苈子、射干、地龙、石韦、大黄、麦冬、熟地黄、当归、淫羊藿、五味子、罂粟壳，4剂。另予参蛤散（红参、蛤蚧研粉按2∶1组合）早晚吞服。

进药当夜，患者哮喘虽作，但无发绀，下半夜即缓解入睡。随后几天，哮喘欲作而未作，予原方10剂带回，嘱汤散并进，10天后单服参蛤散。

复诊：诉其连服参蛤散1个月，神振纳增，面色转红，停药不到2个月，又因感冒发热，连发哮喘三夜，自进原方2剂即止。现精神、寐食具佳，舌质红润，脉象细弱。

处方：原方去罂粟壳、石韦、麦冬，加黄芪、补骨脂，10剂。嘱患者汤药服完后，除继服参蛤散外，晨加固表散（自拟方：黄芪、僵蚕、蝉蜕按7∶3∶2组合），晚加七味都气丸。

如此服药40天，随访患者，经年未发。

原按： 方中红参补益脾肾，蛤蚧补益肺肾，二药为伍，共济主气、纳气，以治其本。麻黄、葶苈子一温一寒，一宣一降，互制相协以制邪消痰。射干清肺解毒、消痰散结，地龙清肺利尿、宣络平喘，石韦清肺热而利膀胱，大黄通肠腑而泻肺热，此四味共用以助肺司其清肃之令。因邪从热化，首虚其阴，故入麦冬、熟地黄滋其肺肾，令金水相生。佐淫羊藿补阳配阴，令阴阳相济。以当归补血、活血使补而得活，药运全身。再以五味子、罂粟壳收敛耗散之肺气，其与补肺肾药相配，以助肺肃降，助肾摄纳；其与麻黄相伍，一开一合，既可制其辛散太过，亦可彰其平喘之功。上药组合成方，熔攻、补、宣、降、纳、敛于一炉，因切合病证、病机，故每奏良效。

点睛：不囿于"发时治标"，发作期也要补益

参考文献

詹文涛.长江医话.北京：北京科学技术出版社，1996.

李凤翔

编者按：李凤翔（1916—），曾任内蒙古医学院附属医院中医科副主任，中医系金匮、内科教研室主任，副教授。李氏善用苓桂术甘汤加罂粟壳、五味子救治哮喘暴发，能济危于顷刻，这一经验值得重视。

李氏指出，哮喘急性发作当用《金匮要略》射干麻黄汤，或常服《圣济总录》射干丸，峻药缓服，以期根除。射干丸组成：射干15g，半夏10g，陈皮10g，百部6g，款冬花10g，川贝母10g，细辛6g，干姜10g，茯苓15g，五味子10g，郁李仁10g，皂荚（去皮子，炙）6g。上药共为细面，炼蜜为丸，如梧桐子大，空心米炊送下30～40粒，每日2次。

如突然暴发，李氏经多年临床摸索出一急救方，为苓桂术甘汤加罂粟壳6g，五味子10g煎服，可以济危于顷刻。方中五味子敛肺定喘，罂粟壳具强有力的宁肺作用，亦能定喘止咳。

医案举例

●**案1**　某男，30余岁。

患哮喘月余，久治无效，来中医院求治。下午5时入院，正值我诊，患者首先问有西医否？余应答曰，中医院哪有西医，既欲西医治疗，为什么来中医院住院？他说："我每夜须打三次针方能过一夜，否则就有窒息的危险。"余明其意，遂安慰他，中药亦有此疗效。诊后即处以苓桂术甘汤加罂粟壳、五味子，煎服后酣睡通宵，次日赞不绝口说："没料到中药这么有效。"继服5剂，多年顽疾竟治愈。

●**案2**　嗣后有同学在某医院实习，遇一哮喘病，多次会诊，久治无效。无奈，主治医生征求同学意见，你们可有好法否？同学把此方献出，阐明是余的治验。医师允许，投之一剂轻，两剂愈。

点睛：射干麻黄汤·射干丸·苓桂术甘汤加罂粟壳、五味子

参考文献

［1］李凤翔.李凤翔七十年行医三字诀.北京：人民军医出版社，2013.

［2］罗增刚，张明锐，马晓北.李凤翔临证经验集.北京：学苑出版社，2007.

李贺林

编者按：李贺林医师认为，痰热哮喘一定要观察有无燥便，若并存便燥不通，则采用清肺兼通腑攻下法，疗效显著。

李氏经验，痰热阻肺之哮喘气急，当并存便燥不通时，采用清肺兼通腑攻下法，疗效显著，说明"肺与大肠相表里"与"上有病，取之下"的观点是发人深思的。

如果见喘只治肺，不察其有无便燥，则辨证不详。痰热阻肺易见食少，大便燥结不通；糟粕久留，腑气不通，更影响肺气的肃降；二者互相关联，互为因果。日常诊治哮喘时，往往着眼于严重的喘急主症，而忽略便燥与否，实则这关系到辨证立法，必须引起重视。

曾见痰热哮喘患者吴某，喘急7天，用药少效，一老医查其哮喘并存腹满硬痛，大便五日未行，遂采用肃肺兼通下法，取白果定喘汤加大黄，药后燥屎排出，喘急大减渐愈。

李氏本人多次诊治喘危之证，兼便燥时，药物增用通腑攻下之品，亦屡获良效。

点睛：肺与大肠相表里·上有病，取之下

参考文献

夏洪生.北方医话.北京：北京科学技术出版社，1988.

李仁生

编者按：李仁生医师诊治激素依赖性哮喘有丰富经验。他根据患者发作期、缓解期及稳定期的特征进行辨证施治，并于缓解期开始逐渐减停激素，据其经验一般一个月左右激素即可减停完毕。

激素依赖性哮喘一旦形成，单纯靠逐渐撤减激素易发生反跳，甚则出现危象，治疗较为棘手。运用中医分期辨治，效果较好。

急性发作期：多以肺肾阳虚、阴精虚衰欲脱为主要证候。倘证见阳虚欲脱证者，治宜回阳救逆固脱，急用参附龙牡汤加干姜：人参 20g，熟附子 20g，干姜 10g，龙骨 30g，牡蛎 30g，浓煎频服，每日 1～2 剂。气阴欲竭者，治宜益气救阴，急用参麦散加味：人参 20g，麦冬 30g，五味子 30g，山茱萸 30g，白芍 30g，龙骨 30g，牡蛎 30g，炙甘草 15g，每日 1～2 剂。服药 3～5 日后，随着阳气阴精的回复，其哮喘就会明显改善，反复性亦明显减少。

缓解期：多见痰浊饮邪为患。寒痰饮邪内壅外溢，用桂苓五味甘草汤加细辛、杏仁、干姜、半夏，温化寒痰饮邪；痰热蕴肺者，用生地、玄参、麦冬、瓜蒌、贝母、法半夏、胆南星、海浮石、竹茹、鱼腥草、芦根等养阴清化痰热。

稳定期：肺脾肾亏虚证显见。阳气不足者，用《金匮》肾气丸或右归饮；气阴亏虚者，用参脉散合六味地黄汤。平时以人参 30g，虫草 30g，山茱萸 60g，胡桃肉 60g，黄芪 90g，蛤蚧 1 对，紫河车 1 个为基础方。偏阳不足者加鹿茸 30g，补骨脂 30g，淫羊藿 30g；偏气阴虚者加麦冬 30g，生地 30g，五味子 30g，龟板胶 50g。碾末加等量蜂蜜和为丸，每丸重约 9g，早晚各服 1 丸。此丸剂一般要坚持服用 1～2 年。

缓解期开始逐步减停激素，一般可在 1 月内减停完毕，并无反跳现象发生。

编者按：激素依赖性哮喘，根据不同的时期，运用不同的治法。急性发作期属危重证候，重用人参、附子、山茱萸等，一日 1～2 剂；稳定期以人参、虫草等滋补肺肾，要求患者坚持服药 1～2 年，这些经验均可师法。

点睛：分期论治·急性期重用人参·稳定期长期滋补

参考文献

李仁生.糖皮质激素依赖性哮喘分期辨治经验.中医杂志,1994,35(11):657.

李石青

编者按： 李石青，江苏省中医院主任医师。李氏治疗哮喘，重视气机升降，立开泄豁痰、通阳泄浊之法，自拟薤白开降汤治疗；如哮兼呕逆，当治肝胃，取苏子降气汤加减，取得良效。

李氏治疗哮喘有以下独到经验：

1. 哮喘病机为痰阻气郁，胸阳痹阻，升降失常，故倡开泄豁痰、通阳泄浊之法，并自拟薤白开降汤：薤白、瓜蒌、法半夏、射干、杏仁、石菖蒲、紫菀、枳壳、桔梗、川贝、郁金、蛤壳、姜汁、竹沥等。本方以瓜蒌薤白半夏汤通阳散结，豁痰下气；王孟英之开降汤以开泄降逆，搜剔伏痰；参吴鞠通之上焦宣痹汤微辛微凉，宣通气滞。诸药合用，可使痰化痹开，肺气宣畅。若痰气郁久化热，则加黄芩、桑白皮以清肃；痰胶着难化，喘息难平，则加海浮石、萝皂丸（莱菔子、皂荚）加强软坚化浊；病久痰滞络道，气痹血瘀，则加白芥子、旋覆花、桃仁入络搜剔；苔糙口渴，痰气久郁化燥，则加知母、花粉、雪羹汤等轻开护阴而去燥痰。

2. 哮兼呕逆，当治肝胃。哮证急发，气逆痰壅，脘胁胀满，呕苦吞酸，必兼治肝胃。盖肝主升发，胃性和降，肺喜清肃，肝气条达疏泄有致，胃气冲和斡旋有序，肺气始宣发肃降不悖；若肝失疏泄，胃失和降，则气机郁膹，升降逆乱，势必影响肺气宣降之职而发喘哮。从临床看哮证发作多在夜半丑时，而丑时为肝气所主，肝气大过，侮金动喘；肝气不足，疏泄无力，也致肺气宣降失职。另外，研究已证实：胃食道反流、胃酸刺激也会造成支气管收缩引发哮喘。症状除有哮吼喘逆外，多有嗳气嘈杂，恶心呕吐，口苦泛酸，或呕吐清涎，脘胁作胀等肝胃见症。方取苏子降气汤去当归、肉桂，加吴茱萸、桑白皮、旋覆花等，抑肝和胃，化痰降逆，不仅呕酸胁胀肝胃症除，哮喘气逆之候也多可平定。

点睛：薤白开降汤·苏子降气汤

参考文献

史锁芳.李石青治疗支气管哮喘持续发作的经验.江苏中医，1995，16（8）：3.

李寿山

编者按：李寿山（1922—），主任医师。出生于中医世家，曾任大连市中医院院长，是首批全国老中医药专家学术经验继承工作指导老师。李氏治疗久病哮喘，自拟"固本平喘汤"，取得良好效果，特别对激素依赖者尤效。附有验案，可供读者参考。

李氏认为，久病哮喘，本虚标实，虚者肺肾俱虚，实者夹痰伏饮，因而缠绵难已。加上久病者多久用激素，初则效如桴鼓，久则失效，且依赖激素而难以停药。激素类药久用莫不伤肾，病人常有背寒畏冷、面目虚浮等肾阳虚之征。因此，治久病哮喘，必须标本兼顾，肺肾同治。李氏以五味子汤、都气汤、参赭培气汤化裁，自拟"固本平喘汤"，组成为：党参、五味子、熟地、山药、杏仁、生赭石、生龙骨、生牡蛎。有寒饮者，加细辛、干姜；有热痰者，加鱼腥草、桑白皮；痰盛者，加半夏、葶苈子。曾以此方治疗顽固性哮喘 35 例（包括哮喘与慢支喘息型，均长期依赖激素者），临床控制 20 例，减轻 12 例，无效 3 例，总有效率 91.4%。

医案举例

苏某，男，35 岁。1985 年 7 月 7 日初诊。

病史：患哮喘 10 余年，发病不分季节，经中西医治疗后，初则皆有效，久则失效。每发病必用激素类药方能缓解。年复一年，病情愈来愈重，激素用量逐年增加，尚需配伍氨茶碱、肾上腺素吸雾剂、海珠喘息定等维持。近日因外感暑热而发病，用前药及抗生素仍不能缓解。诊见病人端坐呼吸，气短喘促，伴有微咳，痰黏色白难出。虽在炎夏季节，病人仍感背恶寒怕风，不欲饮食，面部虚浮如满月，六脉沉细而数、两尺微弱。此肺肾俱虚，伏饮由外感而诱发。施以肺肾同治，标本兼顾之法。

处方：太子参 20g，熟地 25g，五味子 7.5g，制杏仁 15g，葶苈子 15g，枸杞子 15g，青蒿 10g，生赭石 15g，生龙骨 25g，生牡蛎 25g，并停用西药。

服药 2 剂，喘哮已缓，咯痰略畅。继进 6 剂，喘哮大减，咯痰通畅，已能平卧。

原方增减服至 20 余剂，喘咳已平，虚肿全消，饮食日增，诸症消失，嘱服丸剂以善后。

处方：西洋参 50g，蛤蚧 2 对，紫河车粉 50g，生赭石 50g，共为细末，炼蜜为丸。早、午、晚各服 3g，连服 3 个月，随访 1 年未见复发。

编者按：此案患者病程长，病情重，且呈激素依赖。李氏根据其背恶寒怕风、脉沉细、两尺微弱等肾虚之征，投以固本平喘汤加减，取得很好效果。缓解后以补肾纳气丸药善后，随访 1 年未复发。疗效很好，值得借鉴。

点睛：激素依赖性哮喘肺肾同治·固本平喘汤

参考文献

李寿山.李寿山医学集要.大连：大连出版社，1992.

李协和

编者按： 李协和（1933—），江西省肺科医院中医科主任、主任医师，在肺系疾病的诊断和治疗上有独到之处。《豫章医萃——名老中医临床经验精选》一书，收录了李氏治疗哮喘医案一则。此案病程长，病情重，中医治疗取得显著疗效，且经随访未再复发，故值得揣摩。

王某，男，6 岁。

病史：患者自 1 岁半时起病，咳嗽、哮喘、呼吸困难，时病时复，缠绵多年。

现症：慢性病容，咳喘益甚。

听诊：双肺满布哮鸣音。咽红充血，舌苔薄黄，指纹紫蓝达二关，脉细数。

辨证：肺气郁闭，蕴痰化热，风寒外束。

治则：辛凉透表，宣肺平喘法。

处方：金银花 8g，连翘 8g，薄荷叶 6g，板蓝根 10g，黄芩 8g，生麻黄 3g，桃仁 6g，杏仁 6g，桔梗 7g，川朴 6g，佛手 5g，川贝 6g，浙贝 6g，生甘草 6g。3 剂，每日 1 剂，水煎。每隔 2 小时服 1 次，1 剂药分 6 次服完。

二诊：喘咳大减，原方出入，继服 3 剂。

三诊：咳喘平，纳食少，口味差，精神疲乏。听诊哮鸣音明显减少。

处方：太子参 10g，怀山药 10g，百合 10g，云苓 10g，丹参 10g，橘络 10g，车前子 10g，桃仁 8g，川朴 8g，杏仁 8g，炙麻黄 3g，地龙 6g。5 剂。

四诊：哮喘消失，食欲好转。双肺呼吸音粗，未闻及哮鸣音。

处方：黄芪10g，太子参10g，地龙10g，车前子10g，怀山10g，百合10g，丹参10g，甘草10g，白果8g，桃仁8g，杏仁8g，川朴8g，甜葶苈8g。7剂。

随访未再发。

原按： 本例哮喘有"宿根"多年，肺气郁闭，蕴痰化热，外束风寒，形成内热外寒（寒包火）之候。用金银花、连翘、薄荷、板蓝根、麻黄辛凉解表，宣肺平喘；黄芩、川贝、浙贝、桔梗、杏仁、白果清热祛痰；佛手、橘络、川朴理气；桃仁、丹参活血，参芪、云苓、怀山益气健脾。药中肯綮，故收效甚捷。

编者按： 此案原作者认为属内热外寒即寒包火之证，然细究其症，并无外寒表现，应属热哮无疑。患儿久病且病情较重，用中药汤剂取得较好疗效，吾辈当揣摩其方药组成。此外，医嘱1剂药分6次，每隔2小时服1次，这种服法也值得效仿。

点睛：一例重症热哮验案·每隔2小时服1次的服药法

参考文献

洪广祥，匡奕璜.豫章医萃——名老中医临床经验精选.上海：上海中医药大学出版社，1997.

李学耕

编者按：李学耕（1927—2006），福建中医药大学教授，福建省名老中医。李氏家学渊源，在儿科领域具有丰富经验，善用石胡荽与家传飞针术治疗小儿哮喘急性发作，这些独特经验值得临证借鉴。

李氏治疗外邪所致哮喘，首重宣肺祛邪，认为不应过早投用收敛药，以免闭门留寇。而窠痰深伏，则是哮喘发病的主要机制，故重视治痰，以逐痰、豁痰为要。又脾为生痰之源，小儿脾常不足，故无论哮喘发作期，还是缓解期的治疗，必用运脾法，运脾首选枳实、茯苓、山楂。若证属痰火互结，治必清热化痰，常取麻黄、杏仁，或前胡、杏仁、郁金以宣肺；竹茹、枳壳、瓜蒌、贝母以化痰；佐以黄芩清火保津，山楂、莱菔子消导运脾。

至于哮喘专药，则欣赏石胡荽（即鹅不食草）。除加入汤剂外，外治用鲜石胡荽揉碎塞鼻；哮喘甚者，则用鲜品适量，加冰片少许，捣烂敷大椎穴或哮喘穴（第5胸椎棘突旁开左右各寸半）。

编者按：石胡荽内服对消化道有刺激，如恶心、呕吐、烧灼感、腹痛等，剂量不宜过大，或可从较小剂量开始，如无不适，逐渐加量。笔者多年前曾治一7岁小孩，患慢性鼻炎，用石胡荽9g，胃痛呕吐，停药后症状即消除，此后引以为戒，凡用此药必从小剂量开始，逐步增量。

此外，李氏善用小儿飞针术治疗危急重症或疑难杂症，对于哮喘发作的治疗，常采用针药并用的方法，先予飞针术，俟哮喘稍缓或喘平后，施以汤药。

医案举例

● **案 1**　王某，女，6 岁。1985 年 12 月 3 日初诊。

病史：罹患哮喘，近日复作。诊见：咳嗽阵作，呼吸急促，喉间痰鸣，鼻塞流涕，痰多而稀，胸闷不舒。舌苔薄白带腻，脉浮紧。证属风邪束肺，痰阻气道，升降不利。治宜宣肺达邪，豁痰定喘。

处方：蜜麻黄 3g，杏仁 6g，细辛 2g，石胡荽 9g，旋覆花（包煎）6g，紫菀 6g，款冬花 6g，五味子 6g，苏子（布包）10g，半夏 6g，炙甘草 3g。

另取鲜石胡荽揉碎塞鼻，每天 2 次。用鲜品加冰片少许外敷哮喘穴。

3 剂药后，咳减喘平，喉间痰鸣已除，余症亦减。继服前方，又进 3 剂，哮喘已愈。

● **案 2**　张某，女，7 岁。1987 年 11 月 5 日初诊。

病史：哮喘四年，经年频发，冬春为甚，屡治罔效。前十余日因洗澡不慎受凉，哮喘复作，遂延师求诊。刻下：气促胸满，鼻煽抬肩，连日不止，喉间痰鸣，声如拽锯，夜不能寐，伴不思饮食，痰黏不易咯出，大便干结，二三日一行。舌苔厚腻，脉弦数。

先予飞针宣其肺气，定其喘逆。

取穴：胸区刺激线（胸部三线：膻中线、乳中线、俞府线，每线针 3～7 个刺激点，下同）、背区刺激线（背部三线：大椎线、脏俞线、肩胛线）、膝外线、手三阴线。手法：轻浅，快点，以不出血为度。

针后十余分钟，喘急减半，痰鸣亦轻，再投中药 3 剂服用。

处方：蜜麻黄 2g，苏子（布包）10g，杏仁 6g，半夏 6g，海浮石 18g，葶苈子 10g，枳实 6g，石胡荽 6g，茯苓 24g，五味子 6g，炙甘草 3g。

3剂药后，喘息平，大便畅通，每日一行，夜寐安宁，余恙均除，哮喘霍然。

●**案3** 一男孩，4岁。1981年春来求治。

病史：患儿素无哮喘，去年临冬，患外感咳嗽、痰鸣，自服止咳糖浆未效，经医治亦常取非那根止嗽糖浆之类药以缓解。继则咳频，气窒无痰，呼吸急促酿成此疾，已4个多月，历治不愈。诊见咳声不扬，呼吸喘促，状如哮喘，夜间尤甚，舌偏红，苔黄腻，脉滑数。此显为邪客肺腑，痰伏胸膈，滞于肺窍，气机受阻为患。取三拗汤合小陷胸汤化裁。以麻黄、杏仁宣肺定喘；枳实、半夏、郁金宽胸豁痰；瓜蒌仁、黄芩、黄连清热化痰。

初服1剂即见咳嗽顿现如初患状，痰涎骤壅，其声辘辘，此为宿痰已动，欲出肺窍。再剂则呕吐黏痰数次约小碗许，喘逆平息，但嗽而多痰。继前方去黄连，枳实改枳壳，加白矾少许冲服，仅续服3剂痊愈。半年后因发热来诊云："哮喘治后无复发。"

点睛：宣肺·治痰·运脾·清热化痰·石胡荽·飞针术

参考文献

[1]赵伟强.李学耕治疗小儿哮喘经验.中医杂志，1994（12）：722-723.

[2]刘尚义.南方医话.北京：北京科学技术出版社，1996.

李正全

编者按： 李正全，重庆市老中医，善用河车大造丸治疗哮喘。

河车大造丸方始由《扶寿精方》所载，后又为《医方集解》收录，谓之"大造丸"。组成为：紫河车30g，牛膝30g，天冬30g，人参30g，五味子30g，败龟板60g，熟地黄60g，盐水炒黄柏15g，杜仲15g。上药研末以蜜为丸。

李氏认为，原方主治肺肾虚损、咳嗽、潮热等症，虽未言及有治哮喘之功，但考方中紫河车、龟板、熟地黄能填精补髓，滋肾纳气；人参、天冬、五味子能益气养阴，敛纳肺肾之气；杜仲、人参能益气扶阳，补益肾气；辅以黄柏清热育阴，牛膝引药下达于肾，合而具有填精补髓、滋阴扶阳、敛肺纳气之功，与肺肾虚所致之哮喘切切相合，故用之其效甚佳。

具体服法：早晚各服9g，首次连服2～3个月，次年于易发季节前1个月作预防性服药，每晚服9g，连服1～2个月，发作期根据病情兼服降逆平喘、止咳化痰剂。

医案举例

一女大学生，自幼即患哮喘，每遇春夏之交即发，发则难于平卧，午后为重，服麻黄素、氨茶碱可缓解一时。随病情发展，药量倍增亦难缓解，就诊于余，选投射干麻黄汤、定喘汤、地黄汤等加减，虽有缓解但终不能控制其复发。为此，历阅医书、方书所载诸法屡试亦未奏效。嗣后终以河车大造丸治疗3个月余始效，巩固治疗3年而获根治，随访年余未见复发。

点睛：河车大造丸

参考文献

詹文涛 . 长江医话 . 北京：北京科学技术出版社，1996.

梁贻俊

编者按：梁贻俊（1927—），中日友好医院主任医师、教授，首批全国老中医药专家学术经验继承工作指导老师。《梁贻俊临床经验辑要》中录有一则梁氏治疗幼儿过敏性哮喘的医案。患儿每月发作1次，严重时导致心衰，经梁氏治疗3个月后，患儿痊愈。在不算长的治疗时间里，梁氏通过肺肾同治，将一例重症哮喘治愈，其经验值得借鉴。

祁某，男，2岁半。1991年12月28日初诊。

主诉：反复发作哮喘1年余。

病史：每次发作均需住院静脉点滴肾上腺皮质激素、氨茶碱等药物，严重时曾导致心功能衰竭，曾诊断为"过敏性哮喘"（螨虫、多型霉菌过敏）。哮喘由原半年发作1次发展至今每月发作1次。来诊时，患儿咳嗽无痰，呼吸急促而喘，鼻塞，涕多清白；大便干，每日一行；小便频数，昼夜17～18次，每次量少。刻下：呼吸气粗，张口抬肩，喉间痰鸣，口唇紫绀。体温正常，心率180次/分，双肺散在哮鸣音。舌质淡红，苔薄白而腻，脉滑细而数。

诊断：哮喘（肺肾不足，痰湿内阻）。

治法：补养肺肾，化痰定喘。

处方：太子参6g，五味子3g，麦冬9g，杏仁6g，浙贝母10g，核桃仁1个，知母6g，沙参10g，连翘6g，蝉衣3g，瓜蒌仁7g，枸杞子6g。7剂，每日1剂。

另蛤蚧1对，焙干，分20包，早晚用汤药送服1包。

1992年1月15日二诊：服上方14剂，咳喘已明显减轻，本次发作未经住院抢救即得缓解。现仍咳痰，涕较多，黄白相间，动则多汗。肺内偶闻散在哮鸣音，心率150次/分，舌质稍暗，苔薄略黄，脉滑数。前方已效，继以原方加入清肺化痰之品。

处方：太子参6g，五味子3g，麦冬9g，杏仁6g，浙贝母10g，知母8g，沙参10g，连翘10g，瓜蒌仁7g，丹皮7g，胆南星1.5g，蝉衣3g，牡蛎（先下）10g，枸杞子3g。7剂，每日1剂。

另蛤蚧1对，服法同上。

1992年2月19日三诊：患儿服上方7剂后咳喘止，自行停药。本次来诊，系因外感后发热1周，体温39～40℃，咳而未喘，痰量较多，大便二日未解，小便正常，左下肺可闻及散在小水泡音。舌质暗红，苔薄黄腻，脉数。此证系外感肺热，痰热内阻。治以清肺化痰通腑。

处方：杏仁6g，浙贝母10g，金银花20g，连翘10g，生石膏25g，地骨皮10g，桑皮10g，知母10g，瓜蒌仁10g，炙杷叶10g，熟大黄3g，羚羊角粉（分冲）0.6g，生草3g。

此方稍加减，共服10剂。药后热退，咳止痰消，肺内湿啰音消失，食纳、二便正常。哮喘未作。

1992年3月14日四诊时上症皆无，唯偶夜间尿床。治以益肺肾。

处方：太子参6g，麦冬6g，五味子3g，桔梗6g，浙贝母10g，炙麻黄1g，枸杞子10g，蝉衣3g。

另蛤蚧1对，服法同前。

患儿坚持服用该方14剂，哮喘痊愈，此后未见发作，夜尿床已好，随父母去美国就学，其外祖母归国时，言其身体健康，已上学。

原按：本病例是久喘不愈，日渐加重，甚则心衰，需要抢救的重症病例……肺肾同治，以生脉饮、人参蛤蚧散补气益精定喘治其本，以杏仁、瓜蒌仁、浙贝母清化痰热治其标，连翘、蝉衣清热解毒，服14剂后咳喘大减。在3个月间断治疗过程中，没有因咳喘再用西药进行抢救。肾气固、肺气足、腠理密，故而无外感，肺肾同治，使一例哮喘重症痊愈。

编者按： 本案标本同治，兼顾肺肾，其取得显著效果可能还是与用蛤蚧等补肾有关。问题在于儿童服用蛤蚧，会不会引起性早熟？假定在一般人群中会引起性早熟，那么在肾虚的哮喘儿童中应用是不是同样会引起性早熟？此外，蛤蚧的儿童用量如何，该服用多久，这些都有待系统研究。

点睛：1 例重症幼儿哮喘验案·蛤蚧

参考文献

梁贻俊.梁贻俊临床经验辑要.北京：中国医药科技出版社，2001.

林求诚

编者按：林求诚（1931—），福建省中医药研究院主任医师、研究员、教授、博导，第二批全国老中医药专家学术经验继承工作指导老师。林氏治疗哮喘经验丰富，其中拟定"哮喘基础汤"一方，系玉屏风合苍耳子散，虚实兼顾，用于哮喘急性期与缓解期。从此方所治案例看，患者无虚象，也无鼻炎症状，从常规思路看似无应用指征，但用之却取得明显效果，有助于拓展我们的思维。

林氏认为，哮喘发作期的治疗，冷哮以小青龙汤加减，对反复发作、病情较重者，桂枝、干姜可用 10～15g，细辛可用 6～10g，并酌加葶苈子 10g，疗效显著且未见明显毒副作用。表寒证解后，可改《金匮》苓甘五味姜辛汤以温化寒饮。热哮以定喘汤加减，并注重清热解毒、通腑纳肾、祛痰蠲饮、活血化瘀四法，根据病情一法重用或多法并举。

缓解期侧重补益肺、脾、肾，常用自拟固本方，其组成为：黄芪、党参、仙灵脾、补骨脂、菟丝子、巴戟天、丹参、赤芍、茯苓各 15g，白术、半夏、陈皮各 10g。

林氏提出，无论急性期或缓解期，虽祛邪扶正各有侧重，但仍应虚实兼顾，故自拟标本兼治之"哮喘基础汤"（玉屏风合苍耳子散），组成为：黄芪 15g，白术 15g，防风 10g，辛夷花 15g，白芷 15g，苍耳子 10g。

此外，凡是疗程长、反复发作，用上述方药治疗效果欠佳，或伴典型瘀血证，皆可应用活血化瘀法，但一般不单独应用，根据病情灵活配合其他治法，或在辨证论治基础上加活血通络药。

至于咳嗽变异性哮喘，林氏认为治疗可在辨证基础上加用平喘兼益气活血之品，不应拘泥其"无喘"而不用平喘法。此病多寒热错杂、虚实互见之证。故常以麻黄、细辛、五味子、杏仁等辛开苦降宣肺平喘，以缓解气管之痉挛；黄芩、蒲公英、紫花地丁苦寒清化痰热，加用益气活血之黄芪、党参、丹参、赤芍。临床观察，用药后咳嗽很快缓解。

《林求诚学术经验集》一书记录其治疗哮喘医案6则。①陈某案，为素有痰饮，复感风寒，入里化热，以小青龙汤加射干、连翘、蒲公英、紫花地丁、葶苈子等，取效后以金匮肾气丸收功。②王某案，属痰热壅肺证，以"哮喘基础汤"加蜜麻黄、桑白皮、知母、黄芩、射干、南沙参等治疗。③另一王姓患者医案，作者认为属寒热错杂，虚实相兼之证。治以清热化痰，宣肺平喘，补肾纳气。④黄某案，西医诊断为支气管哮喘合并右叶肺炎，证属痰热闭肺兼腑实，以麻杏石甘汤配生大黄、瓜蒌、桃仁等，清热宣肺兼通里攻下。⑤罗某案，作者认为属热哮，予定喘汤，且加大黄治之。⑥马某案，哮病伴水肿，取防己茯苓汤加减治疗。此外，《福建中医临证特色（一）》收录林氏治疗咳嗽变异性哮喘医案1则。以下例举3案，供读者研讨。

医案举例

●**案1** 王某，男，34岁。2005年11月12日初诊。

病史：哮喘反复发作4年余，近1个月来持续频繁发作，喉中作水鸡声，痰鸣喘咳，气急，咳黄色黏痰，咳吐不利，胸部闷痛，咳则尤甚，咽干作痒，口干，烦热，口唇、指端微发绀，舌苔黄腻，舌红，脉滑数。证属痰热壅肺，肺失清肃。治宜清热宣肺，化痰平喘。加味哮喘基础汤。

处方：黄芪15g，白术15g，防风10g，辛夷花15g，白芷15g，苍耳子10g，蜜麻黄6g，桑白皮10g，知母10g，黄芩10g，射干6g，南沙参10g。

11月19日二诊：服药3日后，哮喘明显减轻，痰较易咳出。连服1周，哮喘、胸部闷痛等症均消失。但仍有干咳、痰黏，咽干唇红，为病后伤阴耗液。治以清化痰热，养阴生津。

处方：原方加麦冬10g，芦根30g，7剂，水煎服。

药后症状消失，继续巩固半月。

编者按： 此案患者一派痰热表现，未见明显虚象，也无鼻炎症状，然林氏以"哮喘基础汤"加宣肺清热、化痰养阴之品治之而获得满意疗效。如此看来，"哮喘基础汤"可作为一辨病之方。

●**案2** 王某，男，32岁。1998年2月7日初诊。

病史：患者咳嗽、喘息1周，痰多，色白黄相间，夜间阵咳较剧，喘促不能平卧，严重影响工作和生活。口干口苦，舌红苔黄腻，脉滑略数。既往哮喘病史5年，冬春季节发作频繁。体检：神清，喘息，口唇轻度发绀，胸廓对称，双肺布满痰鸣音及哮鸣音，心率88次/分，律齐，未闻及病理性杂音。X线提示：双肺纹理增粗。中医辨证：寒热错杂，虚实相兼之证。久病故肺、脾、肾三脏均虚。治以清热化痰，宣肺平喘，补肾纳气。

处方：麻黄6g，杏仁10g，细辛3g，赤芍15g，白芍15g，半夏10g，黄芪15g，补骨脂12g，黄芩15g，连翘15g，蒲公英24g，紫花地丁24g，甘草3g。

2月11日二诊：药后咳嗽减轻，痰少易咳，夜间似发作频繁。舌质淡红，苔白厚。

处方：原方加菟丝子15g，仙灵脾15g，助肾纳气。

2月18日三诊：药后病情明显好转，工作生活如常，嘱续服上方1周。

随访半年，哮喘未再发作。

编者按： 林氏认为本案患者属寒热错杂，虚实相兼之证。治以清热化痰，宣肺平喘，补肾纳气。然编者对此案之所谓寒，之所谓虚，实在找不到证据。或许这也是辨病治疗？从结果看，本案取得很好效果，读者可参考。

●**案3** 黄某，57岁。1999年1月3日初诊。

病史：高热4天，心烦，口干，多汗喘息，痰黄稠不易咯出，大便三日未解，舌苔黄腻，脉象滑数。体检：听诊双肺布满干、湿啰音。血气分析：$PaO_2$65mmHg，$PaCO_2$45mmHg。胸片示：右上肺片状阴影，右下肺纹理增粗。辨证：痰热闭肺型哮喘。西医诊为支气管哮喘合并右叶肺炎。治宜清热宣肺，通里攻下，用麻杏石甘汤加味。

处方：麻黄6g，杏仁10g，生石膏30g，生大黄（后入）10g，全瓜蒌15g，厚朴10g，枳壳10g，桃仁10g。

服1剂后，当日大便2次，开始便状如球，臭秽颇多，热退。3剂后，咳喘明显好转，后续予清热化痰治疗。

服药半月后复查，胸片肺部阴影消失。血气分析：$PaO_2$75mmHg，$PaCO_2$35mmHg。患者自诉呼吸通畅，诸症消除。

点睛：固本方·哮喘基础汤

参考文献

[1]黄俊山，陈志斌.林求诚学术经验集.北京：北京科学技术出版社，2012.

[2]林颖.福建中医临证特色（一）.福州：福建科学技术出版社，1996.

林毓文

编者按： 林毓文医师采用民间单方灵芝炖鸡治哮喘，其法简便而效果良好，值得临床进一步试验。

林氏认为，哮喘之病宿根深固，病因复杂，且易复发，日久累及脾、肺、肾三脏皆虚，临床往往表现为本虚标实。医者只注意治其标，多投以平喘止咳方药，忽视对根本的培补，认为培补应待缓解期才进行，这观点其实是片面的。灵芝菌炖鸡就是一个攻补兼施，既能用于发作期，又可用于缓解期，既平喘止咳又补虚的民间良方。

医案举例

唐某。

病史：1974 年以前素体健康，无哮喘病史及家族史。后因车祸受伤，体质虚弱一直未能康复。此后，每遇气候突变则感气短，喘促，且逐日加重，冬季尤甚。发作前先感胸膈满闷，咳呛阵作；继之呼吸急促，张口抬肩，喉中有水鸡声，咳痰白而量多，稀而多沫。某日用冷水洗头后，上症大发。每晚喘甚而不能平卧，使用"气喘灵喷雾剂"喷喉后喘稍缓解，或暂平息。其面色晦滞，唇色紫黯，皮肤苍白而干燥，舌质淡红。语声低微无力，痰多难咯。脉弦而滑。民间单方，用灵芝菌炖鸡治哮喘。灵芝菌止咳平喘，安神定志；鸡肉性平味甘，益五脏，补虚劳，适用于老年体弱久病。此方疗效良好，故拟用之。

处方：灵芝菌 50g，鸡肉 90 ～ 120g，放少量盐油调味，加水适量，隔水炖 1 小时。吃鸡肉及汤。

当晚病情即感明显好转。后连服 7 剂，哮喘之症缓解。为巩固疗效，培补其体虚，根据辨证施治，除继服灵芝炖鸡外，另予生脉参蛤散加减以健脾补肾纳气。

处方：红参 3g，蛤蚧 3g，五味子 6g，麦冬 6g，黄芪 20g，白术 6g，法半夏 3g，沉香 6g，茯苓 20g。水煎服，日 1 剂。

7 剂后诸症悉除。1 年未见复发。

点睛：灵芝菌炖鸡

参考文献

刘尚义 . 南方医话 . 北京：北京科学技术出版社，1996.

刘安澜

编者按：刘安澜，湖北省武汉市老中医。刘氏认为小儿哮喘为本虚标实，当标本兼治，晚间宜服射干麻黄汤治标，白天则服六君子加味以治本，颇有特色。若能与融标本同治药物于一炉之处方对照研究，就更有说服力了。

刘氏认为，小儿哮喘多为寒热错杂，虚实并见，病机特点既有外邪犯肺、肺气郁闭、宣通不畅、肺气上逆而致的哮喘实证；又有饮食少思、面黄肌瘦，其喘入夜加重、病史较长、反复发作等脾肾亏虚之象。故以脾肾俱虚为本，六淫袭肺为标，此本虚标实也。采用标本兼治法，白天和晚上两种治法交替使用。晚上以宣肺散寒、化痰止咳平喘的射干麻黄汤加减，攻邪为主而治其标；白天则用强壮药物改善病孩的体质，补脾益肾为本，以六君子汤加味；扶正祛邪，标本兼治，用于临床，颇有良效。

医案举例

汪某，男，9岁。

病史：出生后100天即咳嗽气喘，此后几年来经常发作，每于夜间喘息加重，不能平卧，伴有肺结核病，曾多次住院。此次因哮喘复发而住院治疗。症见：面色黄，形体瘦，精神不振，鼻唇沟发绀，轻度鼻煽，抬肩撷肚，张口呼吸，不能平卧，喉中痰鸣如水鸡声，舌质淡红，苔薄白。此乃脾肾亏虚，寒邪外束，痰邪内蕴，肺气上逆。治以宣肺散寒、化痰平喘之射干麻黄汤加味治其标，夜晚服；白天用六君子汤加补脾益肾之药物。

处方一：射干9g，麻黄9g，紫菀9g，款冬花9g，法半夏9g，桑白皮9g，地骨皮9g，葶苈子6g，五味子6g，细辛2g，生姜 2 片，大枣 3 枚。夜晚服。

处方二：党参 9g，焦白术 9g，陈皮 9g，茯苓 9g，法半夏 9g，熟地 9g，山药 10g，白果 10g，桑椹 10g，枸杞子 10g，海蛤粉 15g，甘草 6g，补骨脂 6g，地龙 6g。白天服。

经用上法治疗，住院 10 天病愈出院。患者咳喘即平。

原按： 利用标本兼顾治疗小儿哮喘，发作时是在宣肺化痰平喘、祛邪治标的基础上，白天给予扶正以治本，促使咳喘迅即缓解。尔后，可在同一处方内补益肺脾肾，兼以化痰止咳，预防或减少哮喘的发作。

点睛：标本同治，夜间白天分两方治疗

参考文献

詹文涛.长江医话.北京：北京科学技术出版社，1996.

刘弼臣

编者按：刘弼臣（1925—2008），北京中医药大学终身教授，曾任全国中医高等教育学会儿科分会理事长，系首批全国老中医药专家学术经验继承工作指导老师。刘氏是著名中医儿科学家，诊治哮喘经验丰富，现撮要介绍其经验如下。

1. 倡外风引动内伏风痰论

刘氏认为，小儿哮喘内因风痰内伏，外因感受风邪，邪风引动内伏之风痰所致。

痰的生成是肺脾肾三脏功能失调所致，但更与脾失健运密切相关。小儿肝常有余，感受外邪后，易动肝风；再加上小儿脾常不足，脾虚则肝易亢，内风易起。所以风痰内伏是主要内因。而哮喘的发作，每遇外感风邪，一触即发，外风从皮毛而入，或由口鼻上受，引动内伏之风痰，痰阻气道，气机升降不利，则气息喘促。

2. 宣肺通窍，宣畅气机，防止病邪下传

"鼻为肺窍""喉为肺之门户"，凡外邪袭人，或从皮毛而入，或从口鼻而入，肺皆首当其冲，而肺之窍和肺之门户往往亦最先表现出来，临床上哮喘患儿常常有鼻腔和咽喉疾患的症状，因此在治疗中，将鼻咽炎的治疗作为突破口，尽早截断病势，防止病邪下传是十分必要的。如鼻塞流涕，常选辛夷、苍耳子、细辛、木通、白芷、薄荷等宣肺通窍。咽部红肿疼痛者，常选元参、板蓝根、山豆根、升麻、锦灯笼、青果等以清热解毒利咽，从而达宣畅肺气的作用，有利于控制哮喘的发作，或减轻哮喘的发作，临床常取得满意的效果。

3. 宣敛并行，固卫祛邪，防止病情反复

哮喘每因感触外邪而起，故疏散外邪、宣肺为常用之法。喘发既久则可使肺气为之耗散，故临证时在宣肺方中配合酸收之品，如乌梅、五味子等以期散邪而不损肺气；敛肺又不碍邪，如刘氏经验方银花乌梅紫菀汤，宣敛并行，标本兼顾，每获良效。

组成：银花 10g，乌梅 10g，紫菀 10g，五味子 10g，紫石英 15g，钩藤 10g，地龙 10g。

方中银花性味辛甘寒，清热解毒，散肺中邪热。乌梅酸涩平，敛肺止咳。紫菀性味辛苦温，为疏利肺气、消痰止咳之要药。五味子味酸性温，上能敛肺气而止咳喘，下能滋肾水以固下焦。现代药理研究证明，五味子对呼吸道有兴奋作用，并有明显的止咳、祛痰作用。紫石英甘温下气，有降逆之功。现代药理研究表明，紫石英主要成分是氯化钙，有抗过敏作用。钩藤性味甘寒，有明显镇静止咳作用，既可祛外风，又可祛内风。地龙甘寒，清热定惊，平喘通络。诸药相伍，寒热并用，宣敛并行。方中既有银花、紫菀的疏散肺中邪热，又有乌梅、五味子的酸收以敛肺气，可防肺气耗散，使邪散而不损肺气；方中银花、地龙性寒凉，紫菀、五味子、紫石英性属温，可谓寒热并用。久病入络，故用钩藤、地龙以通络平喘。药仅七味，配伍严谨，选药精当，共奏清肺化痰、降逆平喘之功。

应用银花乌梅紫菀汤须在辨证论治的基础上，根据患儿不同的证情，分别配合宣肺解表、通腑降气、健脾补肾、通窍利咽等法，灵活运用。

4. 补肾纳气，温阳定喘，消除夙根

哮喘久发，当以元气为念，必使元气渐允，庶可望其渐愈，若攻之太过，未有不致日甚而危者。此外，哮喘夙根的驱除也有待于补肾纳气，温阳定喘。曾治一 10 岁患儿，哮喘 5 年，目前每晚必发，发时咳逆倚息，汗出如淋，治以温肾纳气、肃肺止咳

为法，用附子、淫羊藿、巴戟天等取得明显效果。

5. 创立调肺平肝法，研制哮喘基本方

刘氏针对痰涎伏于肺，内风伏于肝，外风始受于肺的病机，创立"调肺平肝法"，研制了治疗小儿哮喘的基本方。组成：辛夷 10g，苍耳子 10g，玄参 10g，板蓝根 10g，山豆根 5g，钩藤 10g，地龙 10g，紫石英 15g，秦皮 10g。

本方具有调肺平肝、温肾降气、化痰平喘的功效。方中辛夷、苍耳子、玄参、板蓝根、山豆根五味，最能体现刘氏从肺论治的学术思想，具有宣肺通窍畅气机、祛邪护肺安内宅的作用。发作期用之宣散外邪，调畅气机。缓解期则能切断病邪入侵的途径，防止外风引动内伏之风痰。钩藤，《本草汇言》言其能祛风化痰；地龙，具有清热息风、止痉平喘之功，为治哮喘要药；秦皮性寒，味苦而涩，苦寒可清利大肠，涩又可防止宣散太过，有清热燥湿、平喘止咳之效；紫石英，降逆平喘，温养肾阳，《药性论》言其主养肺气。刘氏认为，小儿"肺常不足""肾常虚"，痰虽源脾贮肺，但与肾阳虚不暖脾土息息相关，故用紫石英温养肾阳以蒸运脾土，"土旺则金生，无区区于保肺"，虽不治脾肺，而脾肺得荫也，有治哮求本之意。钩藤、秦皮、紫石英三药是刘氏推崇的治哮良药。全方配伍巧妙，标本兼顾，因此小儿哮喘发作期和缓解期均可用此基本方加减应用。

编者按：哮喘基本方，似是在外风引动内伏风痰论、"宣肺通窍，宣畅气机，防止病邪下传"、"补肾纳气，温阳定喘，消除夙根"等学术思想，以及银花乌梅紫菀汤的基础上制订的。

医案举例

●**案1** 张某，男，4岁半。

因咳喘反复发作3年，加重4天，于1992年4月6日入院。患儿自3年前起，每逢感冒均咳嗽喘息，必须服用定喘药物才得以缓解。1年前，在北京儿童医院诊断为"支气管哮喘"。本次发病因4天前受凉所致，症见：面色㿠白，无发热，咳嗽气喘，严重时不能平卧，咳声重浊，喉中痰鸣，鼻煽，三凹征（＋），双肺满布哮鸣音，舌质淡体胖，苔薄黄，脉滑数。

证属肺脾两虚，复感外邪，乃本虚标实。法当急则治其标，先治以疏风清热，降逆平喘，方用银花乌梅紫菀汤加减。

处方：银花10g，乌梅10g，紫菀10g，紫石英15g，五味子10g，钩藤10g，地龙10g，苏子10g，葶苈子10g，焦三仙各10g。

服7剂后，患儿咳喘、痰多诸症减轻，病情好转。继服用7剂，病情缓解，原方去银花、苏子、葶苈子，加茯苓10g，太子参10g，以巩固疗效。出院后门诊治疗，以健脾补肾为法，先后用银花乌梅紫菀汤合六君子汤、麦味地黄丸随症加减。患儿身体好转，脸色渐红润，感冒次数减少，哮喘未再发作，服药6个月终获痊愈。

●案2 刘某，男，11岁。1992年9月20日初诊。

病史：自幼有湿疹和喘息性支气管炎病史，4岁后咳喘反复发作，多在夜间发作。先出现喷嚏，流清涕；而后喘息发作，不能平卧，痰多。刻下：咳嗽气喘，喉中痰鸣，脸色青黄，双肺满布哮鸣音，舌淡苔薄白，脉细滑。

中医辨证为寒性哮喘。治拟温肺散寒，豁痰平喘。方用小青龙汤合银花乌梅紫菀汤加减。

处方：麻黄3g，桂枝5g，白芍10g，炙甘草3g，细辛1.5g，干姜1g，五味子10g，紫菀10g，钩藤10g，地龙10g，紫石英15g，杏仁10g，3剂。

1992年9月27日二诊：服药后患儿喘息明显减轻，可平卧入睡，仍有轻咳，痰多，面色萎黄，纳差，乏力。证属脾虚失运，痰湿犯肺。治以健脾化痰，止咳平喘。方用六君子汤合银花乌梅紫菀汤加减。

处方：太子参 10g，茯苓 10g，炒白术 10g，炙甘草 3g，陈皮 5g，制半夏 5g，乌梅 10g，紫菀 10g，紫石英 15g，钩藤 10g，地龙 10g，焦三仙各 10g，14 剂。

1992 年 10 月 10 日三诊：患儿病情稳定，咳喘未作，脸色转红润，精神佳，食欲增，唯鼻塞流浊涕，时有头痛，头晕，咽痛不适。舌淡红，苔薄黄，脉细滑。因复感外邪，肺窍不利所致。治宜宣肺利窍。

处方：辛夷 10g，苍耳子 10g，元参 10g，板蓝根 10g，山豆根 10g，乌梅 10g，细辛 10g，地龙 10g，焦三仙各 10g，生姜 2片，大枣 5 枚，14 剂。

服上药后，诸症消失，随访半年，哮喘未再复发，病告痊愈。

●案 3　李某，男，10 岁。1964 年 9 月 21 日初诊。

病史：哮喘 5 年，夙根未愈。兼患遗尿，不仅每晚必作，甚至白天也不能自控，尿遗于裤。迭服桑螵蛸、破故纸、缩泉丸等药后，遗尿已瘥。但哮喘时犯，迄无已时。今春 2 月以来，哮喘感冒，交替而作，体质虚弱已极。虽启窗露隙，微风渐来，亦即迅速出现呛鼻流涕。每次感冒后，哮喘发作加重。目前哮喘每晚必发，殆无虚夕，发时咳逆倚息，汗出如淋，面色黄白，痰涎上壅如潮，声传户外，纳食不甘，手足时温时厥，唇苔色白，脉象细弱。证属病久体虚，卫外无权，藩篱失固，因而易感外邪。肾失固摄，肺脾俱虚，以致气化失常，纳气无权，虚痰上泛。治疗以温肾纳气，肃肺止咳为法。

处方：制附片（先煎 90 分钟）20g，茯苓 10g，旋覆花（包煎）10g，法半夏 12g，麻黄根 10g，淫羊藿 18g，杜仲 18g，薤白 10g，杭巴戟 18g，苏子 6g，苏梗 10g，陈皮 6g，杏仁 10g，细辛 1.8g，泽泻 10g，炙甘草 3g，枳壳 6g。2 剂，每剂浓煎 3 次，两日服完。

二诊：服药后，哮喘发作减轻，汗出减少，手足转温，纳食略甘，苔薄白，脉缓滑。效不更方，再拟原方继服5剂。

原按：此例哮喘5年，这次发作，连续不断前后长达9个月的时间，运用了各种方法也不能取效。尤其感到棘手的，就是不断外感。每次外感后，喘势则加重一次。喘势还未平息，接连感冒又作，补虚没有机会，散邪又伤正气，治疗始终处于被动，疲于奔命。以致患儿弱不禁风，虚羸达极点，随时可能危及生命。在万不得已的情况下，应用大剂量的附子、巴戟天、淫羊藿、杜仲以温补命火；细辛、甘草温经散寒；复以麻黄根敛汗收汗；茯苓、泽泻利湿渗饮；枳壳、薤白、旋覆花宽胸宣痹；苏子、苏梗、杏仁、陈皮、半夏降气化痰止咳。组成一张补中寓消，降中有宣，敛中兼散，消补宣降敛散结合的大方。尤其为了减少附子的毒性，水煎90分钟，充分发挥了附子的温阳强壮作用，结果疗效十分满意。据患儿家长反映，患儿自9月21日开始服药后，至第6剂时，喘势大定，每夜喉中没有喘鸣。但是遇有天气骤冷，喘势仍作，较前减轻。共服50剂，已完全哮平喘定。

点睛：外风引动内伏风痰论·治疗鼻咽炎以截断病势，防止病邪下传·银花乌梅紫菀汤·调肺平肝法·哮喘基础方

参考文献

于作洋.中国百年百名中医临床家丛书·刘弼臣.北京：中国中医药出版社，2001.

刘渡舟

编者按：刘渡舟（1917—2001），教授，博士生导师，曾任北京中医学院伤寒教研室主任、金匮教研室主任、《北京中医学院学报》主编等职，是首批全国老中医药专家学术经验继承工作指导老师。刘氏是当代《伤寒论》研究大家，以擅用经方著称于世，著有《伤寒论十四讲》《伤寒契要》《刘渡舟伤寒临证指要》等，并主编《伤寒论校注》。刘氏在其题为"湿证论"的论文中论述了"湿温作喘"这种咳喘类型，并给出了治疗方案，临证可资借鉴。

刘氏认为，因为自然界的气候变化及人们生活水平的提高，人们的体质朝着"湿热型"发展，湿浊在上者则出现湿温咳喘（也作"湿热咳喘"），其表现为：痰多黏稠，色白或黄，胸中发满，脘胀纳呆，身体酸倦，咽喉不利兼有低烧晡热，小便色黄，大便黏腻不爽，舌苔白腻，脉浮濡。如果按照风寒火热医治，非但不见功效，且越治越重。刘氏常选甘露消毒丹与三仁汤合方，芳香化湿，宣肺清热，利气导滞，刘氏谓"百发百中而得心应手"。但曾治徐姓患者却无功而返，经思考后悟出"治疗湿喘非麻杏苡甘汤而莫属也"，故于方中加入麻黄 2g，服药 3 剂而喘平人安。从此以后，"何止千百病人，依法而效"。

编者按：刘氏所谓湿温咳喘，应该包括感冒后咳嗽、急性支气管炎、慢性支气管炎、哮喘等多种病症，其文所举的赵案是过敏性哮喘，而徐案的西医诊断虽未必是哮喘，但可给哮喘的诊治提供参考。

医案举例

● **案 1** 赵某，男，5 岁半。1993 年 6 月 20 日初诊。

病史：有过敏性哮喘史，每闻异味后先嚏后咳，继之则发气喘。近两个月病情加重，咳喘不能平卧。西医检查：两肺有哮鸣音，并伴有细小的湿啰音，血液白细胞及嗜酸性细胞均有增高，体温 37.8℃。诊断：过敏性哮喘合并肺部感染。给予抗生素及扑尔敏、氨茶碱等药治疗，然气喘不见缓解。现症：喉中痰鸣，痰不易咯出，并伴有纳呆、胸闷、腹胀、烦躁不安、小便短赤、大便不调等症。舌质偏红，苔白厚腻，脉来滑数。辨为湿热羁肺，积而生痰，痰湿上痹，肺气不宣，因而发生喘咳。拟芳香化浊，清热利湿，宣肺平喘为急务。

处方：浙贝 12g，菖蒲 10g，射干 10g，白蔻仁 10g，茵陈 10g，滑石 12g，藿香 8g，杏仁 10g，苡米 12g，黄芩 6g，栀子 8g，通草 10g，桔梗 10g，厚朴 12g，前胡 10g，紫菀 10g。嘱服 7 剂。

服药后，咳喘明显减轻，夜能安卧，胸满不发。

再服 7 剂，咳止喘平，两肺哮鸣音及湿啰音全部消失，血象恢复正常，诸恙皆瘥。

● **案 2** 徐某，女，48 岁。

病史：喘重咳轻，痰多而难出，咳逆倚息不得卧。脉浮濡，舌苔白腻。

余胸有成竹，一见而认为湿喘，用甘露消毒丹治疗。但事与愿违，患者服药后无效可言。下一步棋如何走？自念仲景治喘首推麻黄，如青龙、麻膏等方，然皆未言治疗湿喘，而且湿邪又有麻黄之禁，令人奈若何耶？

于是我检索到《金匮要略方论》中的麻黄杏仁薏苡甘草汤，从此方治疗风湿在表，悟出了湿温羁肺作喘的治疗方案。所谓"心有灵犀一点通"，不禁拍案而起曰："治疗湿喘非麻杏苡甘汤莫属也。"

麻杏苡甘汤组方之妙，在于麻黄一味，仅用半两，不在于多。又经汤泡，意在轻宣上焦，先开肺气，而发微汗，此乃治湿之法也。佐以杏仁、薏仁利肺气导湿浊，使从三焦而出。一经深思，弥觉妙义无穷，方虽古而治犹新，在湿温学中添了新鲜空气，谁云继承之中而无发展也？

于是我在甘露消毒丹中毅然加入麻黄 2g，先煎去上沫。

患者改服此方，凡三剂而喘平人安，痰清气爽，快然而愈。从此以后，何止千百病人，依法而效。

点睛：湿温咳喘·甘露消毒丹·三仁汤·麻黄

参考文献

［1］刘渡舟.刘渡舟伤寒临证指要.北京：学苑出版社，1998.

［2］陈明，刘燕华，李芳.刘渡舟临证验案精选.北京：学苑出版社，1996.

刘民叔

编者按： 刘民叔（1897—1960），著名中医学家，著有《神农古本草经三品逸文考》《鲁楼医案》《考次伊尹汤液经》《伤寒论霍乱训解》《素问痿论释难》等，以擅用大剂峻利毒药治疗疑难病症著称。刘氏诊治哮喘日久、寒痰坚结者，投以含砒石之"上下两信丸"，认为其有"劫病却痰"之效。

"上下两信丸"出自《太平惠民方》，其主要成分为砒石（编者按：不知《太平惠民方》究竟指哪本书？编者曾查阅《中医方剂大辞典》全书，亦未能检索到此方）。刘氏认为，砒石大辛大热大毒，专能燥痰，治寒痰坚结不解之哮喘夙疾，以及疟痢诸症。用之得当，真有劫病却痰之效，内服只可极少量合入丹丸，取其久而收功之效也。

"上下两信丸"组成及服法：

上方：白砒（煅至无烟为止，不可久煅）五钱，西藏青果六两，甘草四两。上3味共研极细末，用薄米糊为丸，如芥子大，瓷瓶密藏，勿令泄气。每日上午9时服10丸，凉开水送下。未满6岁者服6丸，未满2岁者服2丸。

下方：红砒（煅至无烟为止，不可久煅）五钱，杭州白芍六两，甘草四两。上3味共研极细末，用薄米糊为丸，如芥子大，瓷瓶密藏，勿令泄气。每日下午3时服10丸，凉开水送下。未满6岁者服6丸，未满2岁者服2丸。

上下方：夜晚9时取上下方各5丸，凉开水送下。幼孩服如前法。

以上3次服药后宜高枕仰卧，勿多言语。

此方治哮喘痼疾，喉中有呀呷音者，虽胸凸背驼亦良验。服至病愈不发为止。

医案举例

梁某，自幼哮喘，发则咳嗽喘逆倚息，岌岌乎不可终日，胸凸背驼，虽年届弱冠犹状如孩童。刘氏为之三次平旦诊脉，皆沉细欲绝，为处上下两信丸与服，方用红砒、白砒为主，顿时震动全市医药各界，蔡同德、达仁堂两药店拼凑为之配全，朝夕服之，1年病情控制，2年、3年逐渐发育长大，俨然伟岸一丈夫也，后娶妻生子一如常人。

点睛：上下两信丸·砒石

参考文献

卞嵩京.刘民叔用药特色.上海中医药杂志，1995，29（1）：32-33.

刘善锁

编者按：刘善锁（1933—），河南省濮阳市名老中医，曾创办濮阳市中西医结合专科学校，现为濮阳市中医学会名誉会长。刘氏认为，哮喘宿根是风、寒、痰，主方是射干麻黄汤，常见风寒犯肺、肝气上逆、胃气上逆、劳倦伤肾四证，宜射干麻黄汤随证加减；另自拟益气绝喘丸用于缓解期治疗。

刘氏认为，哮喘有宿根，而宿根主要是风、寒、痰，故温肺化痰、搜风逐饮为重要治疗法则，主方用射干麻黄汤。其中麻黄、射干、细辛、干姜、五味子、紫菀为主药，必不可少。

如因风寒犯肺引动宿根，合用止嗽散加减。此型常见于小儿，遇风受凉而发，常伴咳嗽。基本处方：射干15g，炙麻黄8g，细辛8g，干姜6g，炙紫菀15g，半夏10g，全瓜蒌10g，浙贝母10g，百部15g，白前15g，蝉蜕10g，地龙5g，甘草6g。发作控制后，宜配制水丸常服，一般要用药2～3年。

若肝气上逆，引动宿根，症见胸部憋闷或胸胁胀痛，有情志不舒病史，合用柴胡利膈汤。组成为射干麻黄汤中上述6味主药，加柴胡10g，郁金10g，降香10g，全瓜蒌10g，香附15g，川楝子10g，青皮10g，甘草6g。此型单纯治肺不治肝，效果不佳。

胃气上逆，引动宿根，此型常见于幼儿，症见脘腹不适，呕恶痰涎，大便不爽，舌苔厚者，合用大柴胡汤加味，即加半夏10g，柴胡10g，黄芩10g，大黄10g，炒枳壳10g，白芍10g，莱菔子30g，紫苏梗10g，陈皮10g，甘草6g。方中大柴胡汤通腑泻浊，和胃降逆，加莱菔子、苏梗、陈皮理气，甘草和中。

如因劳倦伤肾，气化不行，聚液生痰，痰浊引动宿疾，症见精神疲惫、四肢酸软无力、痰多、有疲劳病史者，可合用金匮肾气丸加减，即加半夏 10g，桂枝 10g，制附片 10g，熟地 15g，炒山药 20g，山萸肉 15g，茯苓 30g，泽泻 20g，紫石英 30g，生磁石 30g，甘草 6g。其中金匮肾气丸益肾助阳，伍紫石英、生磁石纳气降逆。

哮喘一般为寒哮，热哮不多见。如见寒邪化热，症见发热口渴、舌红苔黄，亦用射干麻黄汤加生石膏 30g，知母 10g，金银花 30g，鱼腥草 30g。

缓解期治疗，刘氏自创"益气绝喘丸"，目的是解除宿根，提高免疫力。处方：生晒参 500g，黄芪 500g，白芥子 400g，苏子 500g，地龙 500g，全蝎 300g，共为细面，水丸，每次 6g，1 日 3 次，温开水送服。经济条件许可者，可加冬虫夏草 100g。1 年为 1 个疗程。

在用药方面，刘氏有以下心得，可供参考：

（1）细辛能发散风寒、温肺化饮，且平喘作用甚佳，治哮证有效，临床不可低估。刘氏认为不必拘泥于"细辛不过钱"之说，用细辛治哮喘用量当在 8～9g 之间（成人量），少则效果不佳。

（2）麻黄生用，个别患者出现恶心呕吐，故用蜜炙麻黄，避免呕吐，而且效果不减。

（3）地龙清热解痉平喘，哮证中常用；磁石潜阳纳气，有平喘作用，因疲劳诱发哮喘者可用，但要用生者，煅则失去灵性，效果锐减；紫石英温肺下气，白芥子祛痰利气，苏子消痰定喘，三药可联合用于痰多之哮喘。

《中医临证家珍集要》收录刘氏医案 3 则。第一案为 8 岁患儿，哮喘史 5 年，受凉即发，治以射干麻黄汤合止嗽散加减 5 剂，咳喘即止；再进 5 剂巩固。缓解后继进丸药半年，未再发作。第二案，为情绪不良引发，症见咳喘伴胸闷、心悸自汗，治以射干麻黄汤合柴胡利膈汤加减，2 剂后咳喘即止，胸闷减轻；共进 10 剂，胸闷消失，呼吸正常。3 个月后，因感风寒又发咳喘，治以射干麻黄汤合止嗽散，5 剂后喘平咳止。此后患者又继于半年和 9 个月后因哮喘发作来诊，均用射干麻黄汤加减而治愈。服用中药期间未用任何西药，缓解期明显延长。第三案，患者因劳累诱发哮喘，并见一派肾阳虚之证，治以金匮肾气丸合射干麻黄汤加减。服药 6 剂，哮喘未发，咳嗽停止，精神较好，继进 5 剂停药。半年后因劳累又发，仍用金匮肾气丸合射干麻黄汤加减，服药 5 剂哮喘停止，继进 5 剂停药。

点睛：射干麻黄汤·益气绝喘丸

参考文献

［1］刘善锁.中医临证家珍集要.北京：人民卫生出版社，2009.

［2］孙艳淑，刘继如，刘红梅.中医门诊备要：刘善锁临床经验集录.北京：人民卫生出版社，2014.

刘云山

编者按：刘云山（1961—），陕西省宝鸡市中医医院儿科主任医师，首批全国老中医药专家学术经验继承工作指导老师。刘氏善用干姜、细辛、五味子三味配伍，零金碎玉，亦可参考。

刘氏治小儿寒饮射肺之咳喘气逆，善用干姜、细辛、五味子。此三味配伍，源于仲景诸方，后世《鸡峰普济方》之止嗽细辛汤亦倚之为主药。刘氏临证每与二陈、三子、止嗽散加减合用，宁嗽定喘，行水化痰，其效益彰。曾以上法，用5剂缓解5月幼女之寒哮咳喘复发。

点睛：干姜、细辛、五味子三药配伍

参考文献

张淑霞.刘云山儿科临床经验集.西安：陕西科学技术出版社，2001.

刘韵远

编者按： 刘韵远，生于1917年，主任医师、教授，曾任北京儿童医院中医科主任。主要著作有《儿科名医刘韵远临证荟萃》。刘氏根据哮喘患儿气虚、阳虚和阴虚的表现，自制中成药"补气片""喘宁片""滋阴片"，缓解期坚持服用，有断根之效。

刘氏认为，哮喘的主要矛盾是正虚。发作期属邪实，但这是短暂的，或为本虚标实，而正虚则是长期的，所以哮喘治本就是要注重扶正，提高抗病能力，以避免感冒和哮喘发作。

哮喘发作期，刘氏治以祛邪为主，兼顾正气，所用方药虽为常见之品，但有几点经验值得重视。

1.刘氏认为，炙麻黄的用量，根据年龄不同、病情轻重而异。如3岁以内用3g，4～7岁用6g，7岁以上用9g，常配炙甘草，以减轻麻黄辛散之弊。炙甘草用量不得低于炙麻黄剂量，夏天如有表虚多汗或心气虚者，可将麻黄与麻黄根并用，或用苏梗代之。

2.银杏与白果仁不同，前者为连皮壳打碎之药，其皮壳具有解白果仁毒之效，故虽用量稍大，亦无中毒之弊。常取银杏配炙麻黄，一敛一宣，一降一升，使肺气宣降得宜，用于哮喘发作期，疗效显著。一般银杏用量大于炙麻黄2～3倍。如3岁内炙麻黄用3g，银杏则用9g；4～7岁炙麻黄用6g，银杏则用15g；7～14岁炙麻黄用6～9g，银杏则用15～27g。银杏亦需与炙甘草配伍，虽剂量较大，但无中毒之弊。

编者按： 有关刘氏用银杏剂量的文献，说法稍有差异。《燕山医话》中刘氏文章谓7～14岁患儿，炙麻黄9g配银杏15～20g。《古今名医临证金鉴·哮喘卷》有关刘氏的章节则谓：

银杏日用量 5 ～ 7 岁者 15 ～ 20g，疗效明显，无副作用，超过 30g 者始有恶心、心悸等轻度反应，使之饮糖水后休息 2 ～ 3 小时，症状可消失。录之供读者参考。

哮喘缓解期以扶正补虚为主。针对气虚、阳虚和阴虚的不同，刘氏自制"补气片""喘宁片""滋阴片"；阴阳俱虚者，用"补气片"配河车大造丸或胎盘片。他建议服用 3 ～ 6 个月，之后停药追踪观察；第 2 ～ 3 年，在好发季节前，再服 1 个月，以巩固疗效，防止复发。

以下为上述自制成药的组成及用法：

1. 补气片：黄芪、煅牡蛎、青黛、炙五味、茯苓、鸡内金、黄精、仙灵脾。每片重 0.3g，每日 2 次，1 ～ 2 岁每次 2 片，3 ～ 5 岁每次 3 片，6 ～ 9 岁每次 4 片，10 岁以上每次 5 片。

2. 喘宁片：砒石、淡豆豉、炙五味、枯矾、炙故纸、银杏、甘草。每片重 0.3g，每日 2 次，3 岁小孩每次 2 片，每增加 3 岁增加 1 片，最大用量为每次 4 片。3 岁以内者慎用。此药临床运用十多年，做过药量分析。

3. 滋阴片：沙参、麦冬、炙五味、银杏、黄精、百合、紫河车、鸡内金。每片 0.35g，每日 2 次，每次 2 ～ 3 片。

医案举例

●案 1 郑某，男，7 岁。

病史：咳喘 4 年，每年冬季复发，每月反复感冒伴喘 1 ～ 2 次，大便时干时稀，每日 1 次，平时易出汗，有痰不多。现症：舌质淡红，舌苔薄白，脉细微数，肺部听诊散在喘鸣音，胸透示中度肺气肿。证属肺气不足，卫气不固。

除在急性发作期，根据辨证采用定喘汤加减治疗外，在缓解期则根据辨证服用"补气片"，每次 4 片，日服 2 次。服法：第 1 年服用 2 个疗程（6 个月），病情逐渐减轻；第 2 年继续服用"补气片"3个月；第3年明显好转，仅感冒1次未犯喘。继续服药追踪观察，3年多来复查肺部未见异常，胸透：肺气肿已消失。

●**案2**　王某，女，6岁。

病史：患儿咳喘4年，四季发病，冬季较重，每次发作与感冒着凉有关。近3天来又犯喘咳，夜晚较重，痰多，不烧，尿频，素日多汗，大便正常，曾患过荨麻疹，有家族性喘史（父亲、叔叔、伯伯、表弟均有喘病）。患儿对敌敌畏及油烟过敏。现症：咽喉不红，舌苔薄白，舌质淡胖，脉细微数，四肢欠温，双肺散在喘鸣音，心率100次/分钟。白细胞10×10^9/L，嗜酸细胞计数1×10^9/L。胸透：中度肺气肿，右下侧少许肺炎。证属肺脾两虚，兼感外邪。

给以定喘汤加减，服汤剂6剂。咳喘好转后，继服"补气片"加"喘宁片"，每次3片，每日2次。服药半年后，复查胸片，肺气肿消失，嗜酸细胞0.2×10^9/L，偶有犯病，但很轻。

第2年继服上药3个月。第3年因未犯病，且吃药较困难，停"喘宁片"，只服"补气片"3个月，至今一直未复发。

点睛：哮喘主要矛盾是正虚·麻黄·银杏·补气片·喘宁片·滋阴片·砒石·枯矾

参考文献

［1］刘韵远.运用"标本兼治法"治疗小儿哮喘.北京中医杂志，1985，4（6）：11-13.

［2］刘进录.刘韵远治疗小儿哮喘运用对药经验.中医杂志，1990，31（8）：20.

［3］陈彤云.燕山医话.北京：北京科学技术出版社，1996.

［4］李桂茹，阎慧敏，陈颂芳.儿科名医刘韵远临证荟萃.北京：中医古籍出版社，1994.

罗冬秀

编者按：罗冬秀，贵阳中医学院（现贵阳中医药大学）教授。采用温阳逐痰药物穴位敷贴治疗哮喘，发作时与三伏天均予治疗，取得较好效果。

罗氏等遵《内经》"春夏养阳，秋冬养阴"之旨，对寒喘在夏天采用辛温的附子、细辛、干姜、桂枝等药合甘遂、大戟、芫花、白芥子等逐痰之品，制成软膏，在三伏天或哮喘发作时敷贴膻中、肺俞、天突、大椎、定喘等穴，以图温复阳气、驱除潜伏之痰饮，达到阳复痰除气行的目的。

取穴：发作时取膻中、肺俞、定喘、大椎，每次3～4个穴位，可交换使用。缓解期取膻中、肺俞、脾俞、命门、肾俞等，痰多加丰隆，咽痒加天突。根据辨证取穴，每次2～3个穴位，在一伏、二伏、三伏天敷贴效果最佳。

方法：先选好穴位，指压得气后，取药膏如拇指大敷于穴位上固定。贴后有痒痛时可取下，次日再敷，每日1次。

1984年余等随访小结50例，疗效如下：痊愈6例，占12%；临床控制10例，占20%；显效13例，占26%；无效6例，占12%。总有效率为88%。诊断及疗效判断标准均根据"中华全国中医学会内科学会哮喘病诊断、疗效评定标准试行草案"。

医案举例

● **案1** 陈某，女，45岁。

哮喘反复发作15年，每遇寒冷、劳累或遇棉絮、粉尘即发。发作时胸闷气促，喉中痰鸣，满屋可闻，不能平卧，汗出，舌红，苔白，脉滑。15 年来，采用中西医多种方法，如"死卡""脂多糖""激素""扶正固本丸"等治疗，虽可临时控制，但仍反复发作。1981 年来门诊，给予外敷肺俞、膻中、定喘、命门等穴，交换敷贴半月，哮喘缓解，全年未发。1982 年以来，夏季均继续用上法巩固治疗。每年 15 ～ 30 天，历时 4 年有余，哮喘一直未发。

● **案 2**　沈某，女，12 岁。

自幼哮喘，发作时气急不能平卧，经西医治疗效果不显，1984 年到门诊治疗。症见面色萎黄，消瘦，喘息痰鸣，咯吐白痰。脉弦细无力，舌淡紫，苔白腻，予膏药敷贴膻中、肺俞，用后喘止。继用 10 次，整个冬季哮喘未发。经随访，患者体质增强，饮食好转，面色红润，哮喘一直未发。

点睛：温阳逐痰药物穴位敷贴

参考文献

刘尚义.南方医话.北京：北京科学技术出版社，1996.

吕安卿

编者按： 吕安卿，近代广州四大名医之一。《广州近代老中医医案医话选编》收录了吕氏治疗小儿哮喘医案 3 则。第一案拟降逆除痰法；第二案由痰火内郁，风寒外束所致，故用麻杏石甘汤加味；第三案，用三拗汤、葶苈大枣泻肺汤，加黑白丑通腑，一剂大便下，便黏如痰，收喘顿平之效。本书选录第三案如下，供读者参考。

某儿先咳嗽数日，忽气喘、声嘎、鼻扇、身热、面色淡白。方用麻黄 2.4g，北杏仁 9g，炙甘草 2.4g，炒黑白丑各 6g，炒葶苈子 6g，大黑枣 5 枚，莱菔汁（冲服）1 小匙，生姜汁（冲服）3 滴，赤茯苓 9g，广陈皮 4.5g。

1 剂大便下，便黏如痰，喘顿平。

点睛：黑白丑通腑

参考文献

广东省医药卫生研究所中医研究室. 广州近代老中医医案医话选编. 广州：广东科学技术出版社，1976.

吕同杰

编者按： 吕同杰（1929—），主任医师。曾任山东中医药大学附属医院内科主任、院长，中华全国中医学会理事、山东省分会副理事长等职。吕氏认为哮喘发作期并非都实，缓解期也不尽虚；其发作期治法既有祛邪者，亦有固摄定喘为法者；同样，缓解期既有扶正化痰为主的自拟方，也有夹凤散这样宣肃豁痰的处方。

吕氏对哮证发作期多实证，缓解期多虚证的传统认识提出了自己的见解，认为凡体强感受外邪失于表散，邪毒深入脏腑或因食生冷腥咸之物，内酿成痰，上干于肺者，其邪属实。而素体虚弱，将息失宜，则易脾虚生痰，贮伏于肺，此属虚邪为患。一旦宿痰形成，内外相应，感而即发，因此发作期并非都实。缓解期气虚者常出现肺、脾、肾亏虚的征象，而气盛者则痰降气顺，形如常人，因此缓解期并不尽虚。

1. 发作期治法

（1）温肺散寒，降气化痰：适用于冷哮证，常用自拟青龙三石汤加减。桂枝 9g，白芍 18g，细辛 2g，半夏 15g，干姜 9g，五味子 9g，麻黄 9g，杏仁 9g，苏子 15g，葶苈子 15g，甘草 9g，胆南星 9g，皂角炭 3g，石韦 30g，鹅管石 15g，海浮石 15g，代赭石 15g。

（2）润肺化痰，通宣泄热：用于热哮证，常用自拟养阴润肺汤加减。生地 30g，玄参 24g，麦冬 18g，白芍 15g，黄芩 15g，桔梗 9g，麻黄 9g，杏仁 9g，生石膏 45g，桑白皮 24g，川贝 9g，山豆根 15g，枸杞子 30g，甘草 6g。

（3）固摄定喘，扶正祛邪：适用于虚哮证，常用自拟固摄纳气汤加减。熟地 30g，枸杞子 30g，附子 15g，炮姜 15g，鹅管石30g，玄参 20g，麦冬 18g，麻黄 9g，杏仁 9g，苏子 15g，葶苈子15g，鹿角胶（烊）9g，阿胶（烊）9g，沉香粉（冲）3g，甘草6g。

2. 缓解期治法

（1）宣肃豁痰：适用于实哮缓解期，常用自拟夹凤散加减。瓜蒌、炙百部、皂角炭、黄芩、紫菀、川贝、苏子、葶苈子、半夏、胆南星、麻黄、杏仁、甘草、鹅管石、黄连、明矾。制成水丸，每次 3～5g，每日 2 次。

（2）扶正化痰：适用于虚哮缓解期，常用自拟正气化痰丸加减。台参、黄芪、白术、炒山药、半夏、茯苓、苏子、葶苈子、枸杞子、鹅管石、天冬、熟地、阿胶、鹿角胶、桔梗、沉香粉、橘红、甘草，制成水丸，每次 5～9g，每日 2 次。

点睛：发作期并非都实，缓解期也不尽虚

参考文献

包培蓉.吕同杰哮证论治经验.中国中医急症，1995，4（1）：29-30.

马莲湘

编者按： 马莲湘（1907—1992），教授，浙江省名老中医，曾任浙江省中医院儿科主任。马氏在临床中观察到哮喘患儿在婴儿期大多有湿疹病史，故认为肺脾肾不足、痰湿内停是小儿支气管哮喘发病的内在因素。他治哮喘分发作期与缓解期，分别采用自拟经验方治之，可供读者参考。

1. 马氏治疗小儿哮喘发作期的基本方：炒苏子、浙贝、佛耳草各9g，炒葶苈子、前胡、杏仁、橘红、瓜蒌皮各6g，竹沥半夏5g，炒莱菔子3g。

加减：偏于风寒者，去葶苈子，加炙麻黄、桂枝各6g，竹沥半夏易姜半夏；偏于风热者，加桑叶、白菊各9g；若见烦躁、发热、舌红苔黄者，加大青叶9g，炒淡芩6g；无外感表证而咳喘剧烈者，加广地龙、五味子各6g；有过敏因素者，加钩藤、苦参各6g；若喘促渐平、咳嗽痰松者，去葶苈子，加紫菀、款冬花各9g以善后。

此外，哮喘发作期常配以五味子（常用量3～6g），不仅能制麻黄辛温之性，使其散邪而不耗气，且能收敛肺气，助肾纳气。

2. 马氏治疗小儿哮喘缓解期的基本方：党参、黄芪、茯苓、炒白术、怀山药各9g，陈皮、五味子各6g，炙甘草4g。

加减：若自汗、盗汗、容易感冒者，肺气虚明显者，加稆豆衣、浮小麦各9g；尿频、遗尿、肾虚突出者，加益智仁9g，煅牡蛎12g，乌药6g；过敏体质者，加钩藤、苦参各6g；痰多者，加紫菀、款冬花各9g；反复发作，肾阳虚者，加紫河车粉（分吞）1g。

此外，马氏认为本病与肾虚至关重要，对哮喘反复发作患儿，每于冬令适量服用紫河车粉，或坎炁粉，或新鲜胎盘均有助于次年哮喘缓解或不发。若见舌苔花剥偏于肾气阴不足者，可服七味都气丸，每天 2 次，每次 6g，连服 1～3 个月。

医案举例

●**案 1** 张某，男，8 个月。1979 年 10 月 25 日初诊。

病史：患儿感冒两天，昨晚突然咳嗽，气急喘促，不能平卧，喉间痰鸣音，无发热，指纹色紫，舌苔薄黄。拟降逆平喘，清肺化痰。

处方：炒苏子 3g，炒莱菔子 3g，化橘红 4g，竹沥半夏 5g，瓜蒌皮 6g，浙贝 6g，杏仁 6g，柴胡 6g，葶苈子 6g，广地龙 6g，佛耳草 9g，3 剂。

二诊：药后咳喘即平，痰亦缓解，喉中稍有痰鸣音，指纹淡紫，舌苔薄腻。拟化痰止咳健脾。

处方：茯苓 6g，炒白术 6g，紫菀 6g，款冬花 6g，浙贝 6g，怀山药 9g，佛耳草 9g，橘红 4g，炙甘草 4g，5 剂。

●**案 2** 马某，男，5 岁。

1979 年 10 月 10 日诊。

病史：患儿婴儿时期有湿疹史，支气管哮喘反复发作已四年余，近年来更频剧，有时一月复发数次。本次发作来诊，服发作期基本方加减后喘咳已平，唯面色㿠白，鼻梁青筋，形体消瘦，胃纳不振，夜寐盗汗。舌苔薄润，脉细软。治拟补肺健脾益胃。

处方：党参 9g，黄芪 9g，茯苓 9g，炒白术 9g，炒山药 9g，焦山楂 9g，稆豆衣 9g，五味子 6g，钩藤 6g，苦参 6g，炙甘草

4g，5剂。

上方加减服药20剂，近半年来未见复发，冬春季节气候骤变时也未见发作。嘱注意饮食起居，继续观察。

点睛：发作期与缓解期经验方·紫河车

参考文献

[1] 盛丽先.马莲湘老师治疗小儿支气管哮喘经验.浙江中医学院学报，1980，（5）：22-24.

[2] 单书健，陈子华.古今名医临证金鉴丛书·咳喘肺胀卷（下）.北京：中国中医药出版社，2011.

马荫笃

编者按： 马荫笃（1936—），河南中医药大学第一附属医院教授、主任医师。马氏将小儿哮喘分四种类型辨证论治，并自拟验方，有其特色。

1. 热证

热证用清热理肺法，自拟"鱼蛤石花汤"。其组成为：鱼腥草、海蛤粉、金银花各 10g，生石膏 30g，杏仁、前胡、北沙参各 10g，木蝴蝶 5g，川贝母、橘红各 6g。

2. 寒证

寒证用祛寒平喘法，自拟"冬花五炙饮"。其组成为：炙款冬花 12g，炙紫菀 6g，炙枇杷叶、炙杏仁各 10g，炙罂粟壳 6g。

3. 痰热腑实证

痰热腑实证用泻肺通腑法，自拟"五子镇喘汤"。其组成为：葶苈子、瓜蒌仁、杏仁、茯苓各 10g，鱼腥草 15g，紫苏子、陈皮、玄明粉（冲服）各 6g，胆南星、白芥子各 3g。

4. 脾肾虚弱证

脾肾虚弱证用健脾固肾法，自拟"山药纳气汤"。其组成为：生山药 30g，熟地黄 15g，炒白术、冬虫夏草、款冬花、炙远志各 10g，小茴香、川牛膝、五味子各 6g，生姜 2 片，大枣 3 枚。

《马荫笃中医儿科临证经验》收录其治疗哮喘 6 则，其中热证、寒证、痰热腑实证医案各 1 则，脾肾虚弱证医案 3 则，均获良效，长期疗效亦佳。现摘录其中 2 则医案，供读者研讨。

医案举例

●**案 1** 程某，男，7 岁。1985 年 4 月 11 日初诊。

病史：患儿哮喘 4 个月。初因感受风寒引起咳嗽，经市某医院用麦迪霉素、小儿止咳糖浆治疗无效，又到另一医院检查，诊为喘息性支气管炎，用青霉素等药治疗，咳喘如故。经再次转院诊为反复感冒性哮喘，用红霉素等药物治疗收效甚微，现仍咳喘不止。诊见：面色黄白，精神委顿，咳嗽气喘，咳吐白稀痰夹泡沫，昼轻夜重，咳甚时伴呕吐，遇冷加重，手足发凉。舌质淡红，苔薄微黄，脉象沉细弱。听诊：两肺有哮鸣音，肺底部有干性啰音。此系寒性哮喘，拟祛寒平喘法治之。

处方：炙枇杷叶 15g，炙款冬花、炙紫菀、炙杏仁各 10g，炙罂粟壳 6g，生姜 3 片。

复诊：服上方 2 剂后咳喘大减，精神转佳，入夜已能安寐，脉象沉缓。听诊：两肺哮鸣音消失。

处方：上方加炒白术，继服 6 剂而愈。

随访 1 年，未再发作。

编者按：患者病经四月，久治无效，中医辨证属寒性哮喘，马氏用其自拟"冬花五炙饮"获捷效。此案从经方角度，应选用小青龙汤加附子，而医者之验方温肺散寒之力似不足，然奏效甚佳，编者揆度可能主要得力于罂粟壳一药，请参阅本书"李凤翔"一节。

●**案 2** 孙某，男，5 岁。1990 年 4 月 20 日初诊。

病史：哮喘 3 年。2 岁时因患咳嗽，久治不愈而诱发哮喘。遇风寒即发作，发病时呼吸急促，张口抬肩，喉中痰鸣，夜晚加重。因常年用麻黄碱、氨茶碱、抗生素等药，现已无效。诊见：形体瘦弱，咳喘吐白稀痰，轻度三凹征，面色淡白，身困无力，四末发凉，大便溏薄，每日二三次。舌质淡，苔薄白，脉沉缓无力。听诊：两肺有明显哮鸣音、痰鸣音。X 线透视：两肺门纹理增粗。此为虚喘，拟健脾固肾之法。

处方：生山药 15g，熟地黄 9g，茯苓 9g，冬虫夏草 6g，款冬花6g，炒白术6g，川贝母6g，川牛膝4.5g，熟附子4.5g。

复诊：服药6剂后咳喘大减，舌质转红，脉已有力。

处方：上方加炙黄芪9g，生姜1片，大枣3枚。

服上方6剂而愈。随访1年未再复发。

编者按： 此案仅服药12剂，随访1年未复发。马氏另有2则医案，也以脾肾虚弱为主：1例服药9剂，随访3年未发；另1例服药27剂，随访5年未发。两案与本案均运用了冬虫夏草一药，或许获效关键在此。

点睛：鱼蛤石花汤·冬花五炙饮·五子镇喘汤·山药纳气汤·罂粟壳·冬虫夏草

参考文献

何春霞，马丹.马荫笃中医儿科临证经验.北京：人民军医出版社，2011.

孟景春

编者按： 孟景春（1922—2017），南京中医药大学教授，江苏省名老中医。《孟景春临床经验集》收录了他治疗哮喘医案1则。此案患者哮喘迁延已逾两周，前医予三拗汤合射干麻黄汤，但喘势不减。孟氏拟三拗汤，重用玄明粉，并配伍瓜蒌仁，其效显著。此用药方法或为本案值得留意处。

王某，男，50岁。1986年8月6日初诊。

病史：患哮喘20余年，经常发作。此次发作，已逾2周，咯痰不爽，胸闷气短，喉间有水鸡声，不能平卧，若能咯出黏痰其气略平。大便干结，二三日一行，大便后气喘亦能减轻。苔腻，根部较厚。前医经治2次，均用三拗汤合射干麻黄汤加减，但气喘症势不减，从其大便干结，恐与热结大肠，腑气上逆于肺有关。拟以三拗汤加清肺通腑之品。

处方：炙麻黄3g，炙甘草3g，杏仁（打）10g，炙款冬10g，炙紫菀10g，南沙参12g，瓜蒌仁（打）12g，玄明粉12g，蜜炙枇杷叶（包煎）10g，5剂。

8月13日二诊：药后大便通畅，每日一行，咯痰亦易，痰涎已少。已能平卧，卧时微有气喘。续予前方加减。

处方：南沙参、炙款冬、炙紫菀、光杏仁（打）各10g，炙紫苏子（包煎）10g，3剂。

8月16日三诊：托他人持病历要求抄方，诉说服药后痰已少，大便通畅，呼吸自如。再以二陈汤加味，以善其后。

处方：法半夏10g，陈皮6g，云茯苓12g，炙甘草4g，怀山药12g，款冬花10g，5剂。并嘱忌烟酒、忌食辛辣肥腻食物。

原按： 本症的治疗，用三拗汤、射干麻黄汤，原为常用的效方，但该患者何以不效，究其因，缘痰喘实与大便秘结有关。由燥热蕴于大肠，通过经脉的属络关系，燥热之邪得以上逆犯肺，肺气清肃之令不行，使肺气上逆而为喘。追本究源，其病根实在大肠。故在三拗汤和射干麻黄汤的基础上加了瓜蒌仁和玄明粉，使大便通下，燥热之邪得以下泄，故取得较为理想的效果。

编者按： 通腑法治哮喘，不算特别冷僻的方法，但多数医家习用大黄为攻下常用之药。此案患者痰黏难咯，选用玄明粉配伍瓜蒌仁，玄明粉软坚清热润下，瓜蒌仁润肠通便而清痰热，是否比用大黄更为合拍，宜临床实践体会。

点睛：通腑平喘·玄明粉·瓜蒌仁

参考文献

孟景春.孟景春临床经验集.长沙：湖南科学技术出版社，2007.

欧阳锜

编者按: 欧阳锜（1923—1997），湖南省中医药研究院研究员，首批全国老中医药专家学术经验继承工作指导老师。

《欧阳锜医案精华》一书收集了欧阳氏治疗哮喘（包括小儿哮喘）医案 9 则。寒痰壅肺型一例为成人，予射干麻黄汤加减；一例为小儿，用三拗汤加味，同时以代温灸膏贴双侧肺俞穴。热痰蕴肺型，亦有两例，成人患者予定喘汤加减，婴儿治用清肺汤加减。痰浊阻肺案，予二陈汤加减。脾肺气虚案，予六君子汤加减治疗。肺肾阴虚型，成人小儿各一例，均予七味都气丸加味。以上皆属常法。另有一发作期治肺、缓解期治肾化痰验案，虽也属常法，但此案患者经治疗 14 年未发，故其治疗经过值得探讨。现摘录如下。

苏某，男，32 岁。1989 年 11 月 5 日初诊。

主诉：咳喘痰鸣反复 25 年，复发并加重 8 天。

病史：患者从 7 岁开始反复出现咳嗽气促，严重时不能平卧，喉中有痰鸣声，诊断为支气管哮喘。每于冬春及天气变化时发作。8 天前，因天气骤然变冷而上症复发，现咳嗽频作，咯白色泡沫痰，量较多，气促，活动后及夜间尤为明显，难以平卧，胸闷，喉中有痰鸣声，咽痒，畏寒，身痛，口不渴，纳食减少，大小便正常，舌质淡红，苔白厚腻，脉浮弦滑。两肺可闻及哮鸣音。辨证为寒痰壅肺。治宜温肺散寒，化饮止哮。小青龙汤合葶苈大枣泻肺汤加减。

处方：蜜炙麻黄 6g，桂枝 6g，白芍 10g，细辛 1.5g，五味子

3g，法半夏 10g，紫菀 6g，葶苈子 10g，紫苏子 6g，地龙 10g，矮地茶 15g，甘草 1.5g。

11 月 30 日二诊：气喘已不明显，但仍稍有咳嗽，痰量仍多，胸闷，夜卧时喉中有痰鸣音，咽不痒，纳食减少，大小便均可，舌质淡红，苔白厚，脉弦滑。辨证为痰浊阻肺。治宜燥湿化痰，降气止哮。二陈汤加降气止咳化痰之品。

处方：法半夏 10g，陈皮 6g，茯苓 12g，山药 15g，百部 10g，紫菀 10g，紫苏子 4.5g，瓜蒌皮 10g，甘草 1.5g。

1991 年 3 月 13 日三诊：一直间断服上方，咳喘未大发作。但近一个月在凌晨 3～5 点钟有胸闷气促感，用喷雾剂后才能缓解，不渴，白天只在上楼时有轻微气促，休息后立即减轻。舌质淡红，苔薄腻，脉细数。辨证为肺肾气虚，肾不纳气。治宜补肾益肺，纳气平喘。七味都气丸加减。

处方：熟地 15g，山茱萸 10g，山药 15g，丹皮 10g，茯苓 15g，五味子 3g，葶苈子 3g，紫菀 10g，瓜蒌皮 12g，丹参 10g，桑白皮 10g。

5 月 22 日四诊：服上方 40 余剂后，诸症明显减轻，舌淡红，苔薄腻，脉细滑。欧阳氏认为，此时支气管哮喘已基本得到控制，后续治疗的重点是用中药预防复发，此时辨证为痰浊阻肺。治以燥湿化痰，降气宽胸。二陈汤合瓜蒌薤白半夏汤加减。

处方：法半夏 10g，陈皮 5g，茯苓 12g，远志 3g，瓜蒌皮 12g，薤白 10g，紫菀 10g，桔梗 10g，蒺藜 12g，五味子 3g，甘草 3g。

6 月 17 日五诊：咳喘未发作，偶感胸闷，舌淡红，苔薄白，脉细滑。效不更方。

处方：用四诊方制为散剂，嘱患者长期服用。

2005 年 7 月 19 日，患者告知欧阳氏门人，自服此散剂后哮喘一直未发作。

点睛：哮喘断根医案

参考文献

周慎，欧阳剑虹.欧阳锜医案精华.北京：人民卫生出版社，2014.

裴学义

编者按：裴学义（1926—），北京儿童医院教授，系北京四大名医孔伯华先生关门弟子，第二、第三批全国老中医药专家学术经验继承工作指导老师。《裴学义儿科临证百案按》收录裴氏治疗哮喘医案 4 则，其中两案以麻杏石甘汤为主得效，一案取养阴清肺、滋潜下焦法获验，均属常法；另一案以三仁汤加减治之，未用麻黄、白果、地龙等治喘之药而建功，录之供读者参考。

于某，女，6 岁。1998 年 10 月 21 日初诊。

主诉：反复咳喘 2 年。

病史：2 年前，患儿每次感冒后即出现咳嗽、喘憋，我院确诊为支气管哮喘。曾口服美喘清及必酮碟雾化平喘治疗，用药 1 年余，患儿仍间断发作，平均 1～2 个月 1 次。1 周前，患儿又感冒咳嗽，喘憋，平素偏食，大小便正常。现症：精神可，形体偏胖，呼吸喘促，喉中痰鸣，双肺呼吸音粗，可闻哮鸣音，心肺查体未见异常。舌质红，苔白厚腻，脉滑数。

辨证：患儿体质偏胖为痰湿偏盛之体，每次感受外邪之后，则易引动宿痰滞饮发作咳喘，痰湿盛则喉中痰声辘辘，肺系不清则易招致外感，故咳喘容易反复发作。痰湿内蕴，肺失肃降。

治法：祛湿化痰，止咳平喘。

处方：鲜芦根 30g，滑石 10g，云苓 10g，半夏 6g，化橘红 6g，厚朴 6g，白芥子 6g，杏仁 10g，蔻仁 6g，薏苡仁 15g，草蔻 4g，砂仁 4g，前胡 10g，枇杷叶 10g，14 剂。

1998 年 11 月 6 日二诊：服药 2 周，患儿咳喘明显好转。

继服前方 2 周咳喘消失，但患儿再次出现感冒，发热，流涕，前方去草蔻、砂仁，加金银花 10g，连翘 10g，地骨皮 10g，鲜茅根 30g。

患儿服药 1 周后，感冒症状消失，服药期间未出现喘憋发作。

原按： 裴学义教授治疗本例咳喘患儿结合了小儿的体质。他治病时常强调体胖患儿多脾虚生痰湿，体瘦患儿多阴虚生内热的特点，故依其体胖痰湿偏盛，治疗中从化痰祛湿入手，选方为三仁汤加减，方中杏仁、蔻仁、薏苡仁可宣上、畅中、渗下，因"脾为生痰之源，肺为贮痰之器"，治疗咳喘常用肺脾同调，若仅用或早用止咳敛肺之药，咳喘可能很快消失，但每遇外邪即可引动中焦痰湿而发咳喘，因而方中加入半夏、化橘红、草蔻、砂仁等健脾化湿之药，标本同治，使咳喘不易再发。

点睛：肺脾同调·三仁汤

参考文献

胡艳.裴学义儿科临证百案按.北京：人民卫生出版社，2013.

彭玉林

编者按：彭玉林（1916—1989），主任医师，曾任广东省佛山市中医院副院长、中华全国中医学会广东分会理事，为广东省名老中医。

《彭玉林临床经验选辑》收录其哮喘验案三则。谢某案，女性，21岁，有哮喘病史，近期因寒温不调复发，辨为冷哮，方选小青龙汤加味，配合珠黄哮喘丸（具体不详）；5剂症减，夜间仍发，继用小青龙汤加减，使哮喘缓解。黄某案，女性，30岁，罹患哮喘三年，近一月复作，辨为风寒化热，方用小青龙汤加石膏汤；复诊诸症显退，改六君加味健脾敛肺而收功。林某案，男性，23岁，麻疹后哮喘十年，此次因劳倦而诱发已七日，症见咳喘痰多、不能平卧，虽为发作期，却方出六君子加沉香，且收效迅速，四日出院，此属变法。此案摘录如下，供读者参考。

林某，23岁。1963年5月11日入院。

病史：十年前患麻疹后，经常气喘，活动时显著，喘时喉中有声，每于天气寒冷时发作，时发时止，曾经中西医治疗。本月4日下午劳动后，自觉体倦神疲，晚上开始气喘，这是十年来第一次在夏天发作。今日来我院诊断为哮喘而收入院。症见呼吸急促不能平卧，喉中痰鸣，咳嗽痰多而白，或如泡沫，难于咯出，口干不欲饮，食后胃脘胀满不舒，二便正常，四肢稍冷。形体较瘦，神倦面色黄，张口抬肩，不能平卧。舌苔白腻，脉浮虚而数。

辨证：病者患麻疹后，肺气虚弱，寒饮内伏，气虚则寒邪更易袭肺，故每于天气寒冷时哮喘发作，日久不愈，肺气愈虚。近因劳倦过度，诱发旧病。阳气不足，故四肢稍冷；气不布津，故口干；内有痰饮，故不欲饮；心气亦虚，鼓动无力，故脉虚而数。脉浮非表，为气虚浮越于外所致。治宜益气健脾化痰，方选六君子汤加味。

处方：陈皮 5g，法夏 15g，党参 30g，白术 15g，茯苓 30g，炙草 10g，沉香（后下）10g。3 剂。

5 月 14 日二诊：药后诸症悉除。住院四天，痊愈出院。

点睛：哮喘剧作用六君子加沉香取效

参考文献

刘博仁，彭兆璋.彭玉林临床经验选辑.佛山：广东省佛山市中医院内部印行，1982.

祁振华

编者按： 祁振华（1899—1969），著名中医儿科学家，曾任北京中医医院首任儿科主任。从祁氏治哮喘的案例看，他善于将发散之麻黄与收敛之五味子、白果、诃子等同用为特色。

祁氏认为，哮喘辨治当分虚实两大类：

1. 虚证

临床多见肺虚或肺、脾、肾三脏俱虚者。肺虚在儿科多见肺气虚和肺阴虚。肺气虚可见：气喘不得平卧，活动则喘，甚而汗多，咳嗽声音低微，气短，面色苍白，精神疲倦，口唇色淡，咽干少津，舌质淡，脉细弱。肺阴虚可见：咳嗽声嘶哑，形体消瘦，遇烟油气味、尘土或感受燥气刺激则使哮喘加重。方药选择方面，常用小量麻黄作为引经药，使群药入肺经；百合、玄参、麦冬润肺救燥；五味子、诃子肉、白果敛阴敛气，以固肺元；川贝、天门冬清热化痰润肺；甘草补益中气。若肺虚而卫外不固，常见盗汗、多汗，可用生龙骨、生牡蛎、生黄芪固表潜阳益气；肺阴虚而气逆上冲者，加紫菀、款冬花降逆镇咳。

久病哮喘者，肺气虚极，进而累及脾肾，治当固本定喘。方药上仍可用麻黄引经，以党参、甘草培补脾土，以生肺气；阿胶滋补阴血；五味子、诃子肉敛阴敛气，固纳肺肾之气。肾虚偏重者，可用仙茅、仙灵脾、枸杞子以补肾。脾虚中气将脱者，因党参力薄，改用人参补脾益肺元，鼓舞清阳，健运中气。若脾肺两虚，脾阳不振，水湿停留者，可用茯苓、陈皮、法半夏燥湿；生姜温化行水降逆。

2. 实证

临床多见久病肺虚为本，而实证为标，则虚中夹实。有兼见肠胃积热或肺胃虚热，有因外感风寒，寒从热化，邪热炼液为痰，阻滞气道，肺失宣降，而诱发哮喘。治疗当先以宣解清热法，外邪驱除，再予培补。方药常选麻黄、苏叶、芦根散风寒，宣肺解表；莱菔子、熟军、射干清肺胃蕴热化痰；麻黄、杏仁宣畅气机；痰盛属实者，可配用一捻金、红雪丹、牛黄抱龙丸、清肺化痰丸。若虚多实少，则可用扶正祛邪法。

根治哮喘，关键在于增强体质。祁氏主张在缓解期，分别施用培补脾、肺、肾三脏或补气养血的方法，以增强体质而达根治。

医案举例

●案1 孙某，男，10岁。1964年12月31日初诊。

病史：患哮喘已有三年，时好时犯。近三周来因外感引起咳喘复发。现症：恶寒不发热，头晕时作，口不渴，咳嗽引吐，吐出白色痰涎，夜间喘重，不得平卧，饮食大减，小便清长，大便干少，四日一行，面色黄而晦暗，咽微红。舌苔薄白，脉沉缓。

辨证：久喘肺虚，复感风寒。

治法：养阴清肺，清热疏表。

处方：麻黄3g，诃子肉2.1g，白果6g，阿胶6g，生地6g，玄参7.5g，百合9g，法半夏9g，青蒿9g，生姜9g为引。

另：红雪丹2.1g，为一日量，分两次服。

附：红雪丹组成：生石膏144g，玄参48g，寒水石144g，升麻48g，元明粉480g，火硝96g，磁石144g，甘草24g，滑石144g，朱砂4.5g，木香15g，沉香15g，丁香3g，麝香0.9g。

1965年1月3日二诊：服药3剂后，喘大减，夜间能侧卧，咳嗽仍重，咽痒，觉气逆上冲，大便自调。舌苔薄白，脉沉缓。再以补益固肺，佐以清热祛痰之剂。

处方：麻黄3g，诃子肉2.1g，阿胶6g，炒栀子6g，玄参

9g, 法半夏 9g, 百合 12g, 射干 4.5g, 白果 6g。

服药 3 剂后, 哮喘得以缓解, 再以补益脾肺、固肾敛纳治本, 少佐清肺降逆之品, 以清余热, 近期效果良好。

●**案 2** 王某, 男, 13 岁。1963 年 10 月 23 日初诊。

病史: 半月来咳嗽发作, 夜间喘重, 不得平卧, 咳声低弱, 有痰, 不易咯出, 精神弱, 饮食减少。患儿一岁时患麻疹合并肺炎, 二岁时患重症肺炎, 此后 11 年来经常咳嗽、喘, 冬季频发, 每次犯病持续一周以上, 以致体力消耗, 形体日渐羸瘦, 面色黄白, 舌苔黄厚, 脉沉细。查体: 两肺呼吸音低, 散在干鸣音, 心音有力, 节律整。

辨证: 久喘肺脾两虚, 肺失润降。

治法: 益气培元, 养阴润肺定喘。

处方: 麻黄 1.2g, 五味子 4.5g, 党参 9g, 诃子肉 1.2g, 阿胶 6g, 百合 9g, 玄参 6g, 干青果 6g。

10 月 31 日二诊: 服药 7 剂, 咳嗽大减, 微作喘, 精神、饮食转佳。听诊: 两肺呼吸音清, 未闻及干鸣音。舌苔净, 脉稍缓。

处方: 原方去百合、玄参, 加紫菀 6g, 生黄芪 4.5g, 白果 9g, 续服 4 剂。

11 月 6 日三诊: 药后精神、饮食均好, 咳喘已止, 停药观察。

12 月 14 日随访, 患儿月余来病情稳定。根据上方加减, 配成丸药, 嘱其平日服用, 以巩固疗效。

处方: 党参 45g, 五味子 9g, 阿胶 45g, 诃子肉 3g, 干青果 30g, 麻黄 3g, 玄参 60g, 百合 15g。上药共研细面, 炼蜜为丸, 每丸重 9g, 早晚各服一丸, 白水送下。

1964 年 1 月 7 日, 患儿因外感风寒来诊, 未发哮喘。1965 年秋冬期间, 偶患外感咳嗽, 哮喘亦未发作。1967 年 11 月追访,近四年来哮喘未再发作。

●**案 3**　武某，男，12 岁。1964 年 4 月 22 日初诊。

病史：3 天前外感风寒，哮喘发作，夜间喘重，伏跪于床，不得平卧，精神疲倦，时有头痛，纳食明显减少，大便正常，面色不润，形体消瘦，皮肤干燥。患儿出生 4 个月时，因洗澡受凉，以后经常咳喘，曾用过中西药及割治等疗法，均未取效。舌苔薄白，脉缓。

辨证：风寒犯肺，肺虚咳喘。

治法：疏解宣肺，益阴化痰。

处方：麻黄 1.5g，杏仁 6g，苏叶 6g，射干 4.5g，白芍 9g，川贝 6g，玄参 12g，天花粉 15g。

4 月 24 日二诊：服药 2 剂，咳喘明显减轻，精神、饮食好转，夜间喘轻，白天已不喘，舌苔薄白，脉缓。继拟养阴益气之品。

处方：麻黄 1.5g，五味子 4.5g，天花粉 9g，白芍 9g，党参 9g，杏仁 4.5g，炙甘草 3g。

服上方 30 余剂，咳止喘平。1964 年 11 月追访，半年哮喘未犯。

点睛：麻黄引经·发散与收敛并用

参考文献

祁振华，邵慧中.祁振华临床经验集.沈阳：辽宁科学技术出版社，1985.

钱今阳

编者按：钱今阳（1915—1989），主任医师，曾任上海中医学院（现为上海中医药大学）儿科教研组负责人、上海市中医门诊部内科主任等职。钱氏治哮喘注重于肝，从病机上提出三种可能性，因而立治肝三法。从理论上讲，自有其意义，然观其用药与医案，则占绝大多数者仍是治肺药物。那么读者不免生疑，如果不用调肝药物就无效了吗？或者疗效就明显差了吗？而且有的药物既入肝，但也入肺入肾，所以既可以说是调肝，却也完全可以不从肝来解释。所以，钱氏经验可以借鉴，但其论说则不足取。

钱氏认为，哮喘乃肺、脾、肾三脏功能不足而成。治疗方面，治标多以宣肺祛痰为主，治本多从肺、肾着手。但在诊治中，还应注意肝在本病中的作用。

因金本克木，而一旦金病，则又常易受木气反侮，慢性肺病者尤其如此。如肝失条达，一身气机升降乖乱，肺失肃降；或木郁化火，火性上炎克伐肺金；或肝阴不足，下吸肾水，子盗母气，肺少清润。故临证每于一般常用治疗哮喘方法基础上，配合清肝、疏肝、养肝之法，临床较为得心应手。

具体而言，肝胆火旺、木火刑金者，治拟肃肺平喘合清肝降火，药用全瓜蒌、苦杏仁、桑白皮、蜜炙麻黄、蜜炙紫菀等；肝气郁滞、肺失宣降者，治拟理肺平喘合疏肝解郁，药用制香附、广郁金、炙苏子、炒枳壳、白芍、茯苓、川楝子、蜜炙麻黄、蜜炙紫菀等；肝阴不足、燥气上迫者，治拟润肺平喘合养血柔肝，药用南沙参、苦杏仁、玄参、地骨皮、女贞子、旱莲草、蜜炙麻黄、蜜炙紫菀等。

医案举例

江某，男，68岁。1986年5月6日初诊。

病史：哮喘史5年，1年来持续发作，西药不能缓解，喘时咳甚，不喘则无咳痰，动辄气促，口燥咽干，胸胁不舒，胃纳尚可。舌质稍红，舌苔薄腻，脉来弦数。证属肝阴不足，木火内燃，肺失肃降。治拟润肺平喘，养血柔肝。

处方：南沙参10g，玄参10g，大生地15g，蜜炙麻黄10g，蜜炙紫菀10g，大贝母10g，苦杏仁10g，款冬花10g，前胡10g，杭白芍10g，葶苈子10g，莱菔子10g，枇杷叶（包煎）10g。

二诊：上药连续服20余剂，气喘平，形神朗，药已应症。宗上法调理而愈。

编者按：此案固属有效医案，然作为调肝治法之例证，则未免不妥。

点睛：清肝、疏肝、养肝

参考文献

史宇广，单书健.当代名医临证精华丛书·咳喘专辑.北京：中医古籍出版社，1988.

裘沛然

编者按：裘沛然（1913—2010），上海中医药大学和上海市中医药研究院终身教授、博士生导师，历任上海中医药大学和上海市中医药研究院专家委员会主任、《辞海》副总主编兼中医学科主编等，系首批全国老中医药专家学术经验继承工作指导老师与首届国医大师。

裘氏学识渊博，著作等身，代表作为《壶天散墨》《人学散墨》《剑风楼诗文钞》。他深研历代各家学说，治疗疑难杂病常有独到之处。如诊治哮喘，善用反激逆从、大方复治，合用辛开、酸收、苦泄、温通、寒降诸法，用药亦别具一格，值得研究。此外，还有一些患者看似辨证明确，但投以正规的治疗，却毫无效果，改弦易辙运用一些非常规的治疗却获得很好效果，的确值得深思！

裘氏认为，痰饮内伏是哮喘迁延难愈之宿根，多遇新邪引动而触发，故新感与伏饮交炽，痰气搏击，使肺的宣发肃降功能失常，这是哮喘的基本病机。饮为阴邪属寒，外邪入里化热，故寒热混杂；而脾虚生痰，肾虚泛饮等均可波及于肺，故呈寒热夹杂、虚实并见的复杂局面。裘氏治此病不囿常法套法，采用反激逆从、大方复治，常辛温与苦寒并用，发散与敛降共投。

常用麻黄配伍马兜铃，前者主宣肺，后者主降肺；麻黄配细辛，辛温散寒饮；麻黄配黄芩，清泄肺热功效确实；麻黄与龙胆草相合，乃裘氏独到经验，龙胆草治咳历代罕见，裘氏以之苦寒肃肺，佐金平木；龙胆草与干姜、细辛相伍，相反相成，相激相用；麻黄配诃子、细辛配五味子，一宣一敛，祛邪而不伤正，平喘而不留邪；常大剂量用甘草，因甘草乃止咳良药；天竺子苦涩甘平，有止咳平喘之功，常与天冬、天浆壳同用，名三天汤，治慢支与哮喘良效；熟地、生地，世医皆以为滋腻，用于哮喘恐助其病邪留连，但裘氏受张景岳金水六君煎重用熟地治喘启发，常用之，临证效果较佳。

此外，还有一些患者看似辨证明确，但投以正规的治疗却毫无效果，改弦易辙，用大剂量石膏、黄芩、知母、桑皮、合欢皮、芦根、茅根、凌霄花等药奏功。裘氏说："我行医已半个世纪，类似这种情况所见颇多，渐渐体会到治疗疾病，既要不离于法，又要不拘于法，因为医理很难明而用法每可变，只有懂得法无常法和常法非法这个深刻的道理，才能真正掌握中医治病方法的真髓。"裘氏这番话值得我们深思。

医案举例

●**案1** 邢某，男，9岁。1990年2月14日初诊。

主诉：咳嗽、气促3天。

病史：患者每于秋冬季节频发咳嗽、气促，迄今已有7年。前日因淋雨受凉，咳喘又作，喉中痰声鸣叫，咳痰色白、质黏稠，呼吸张口抬肩，头部汗出，口渴欲饮，大便干结。舌苔薄黄稍腻，脉滑数。听诊：两肺满布哮鸣音。

辨治：外受寒邪，内有伏饮，饮邪化热，壅于气道，痰气相搏而致哮喘。治宜宣肺散寒清热，豁痰平喘。

处方：嫩射干9g，净麻黄15g，淡干姜12g，制半夏12g，北细辛12g，五味子10g，龙胆草9g，淡黄芩30g，桑白皮15g，银杏10g，诃子肉24g，7剂。

服药仅2剂，咳嗽、气喘即平，待尽剂后咳痰已少，大便亦畅。

一月后天气变化，再度受凉，咳喘再次发作。听诊：两肺呼吸音粗糙，右肺底闻及干性啰音。再进上方加紫菀 15g，白前 9g。仍服 7 剂，药后气喘即平，咳嗽亦大减。

原按： 本案外受寒邪，内有伏饮，内外搏结，郁而化热，形成寒热相杂，虚实并见，病机错综，故治疗不可偏颇。裘师治喘，针对病情实际，不囿常法，多取辛温与苦寒并用，发散和敛降共投之法。如用麻黄、细辛发散外寒，止咳平喘；五味子、诃子肉敛肺止咳，以防久喘耗散肺气。淡黄芩、龙胆草、桑白皮清肺热，苦泄肃降肺气，合干姜、半夏温化痰饮、苦降辛开。全方取意仲景大、小青龙汤，并合定喘汤法，集辛散、酸收、苦泄、温通、寒降于一炉，因方证合拍，故应手取效。先生常说，学习古方最要紧的是圆机活法，实为经验之谈。

● **案 2**　王某，女，47 岁。1974 年 12 月 25 日初诊。

主诉： 哮喘发作 1 月余。

病史： 自幼有哮喘史，近 10 余年来哮喘发作季节性不明显，稍动则咳嗽气促，因而停工在家已 13 年。近 1 个月来，哮喘发作，不能平卧，痰多泡沫，并伴面浮肢肿，腹胀不舒，夜寐欠安，胃纳不佳。苔薄白、根浊腻，舌光红，脉细。

辨治： 风寒夹痰阻于肺络，肺气不畅，水湿泛滥。

治法： 疏风散寒，祛湿平喘。

处方： 川桂枝 9g，淡干姜 9g，北细辛 6g，淡黄芩 18g，龙胆草 9g，川贝粉（分吞）6g，坎炁（研吞）1 条，炙兜铃 6g，南百部 9g，净麻黄 9g，补骨脂 15g，生甘草 9g，7 剂。

服药 7 剂，气急渐平，已能平卧，咳嗽已减，咳痰较畅，痰量减少，面浮腹胀已消。继服上方 7 剂，咳喘均平。

原按： 患者哮喘自幼而起，至今已有数十年之久，且发作频繁，导致肺阴亏虚，肾气虚惫。肺阴亏损则喘咳发作，并见舌红；肾气虚惫则水湿泛滥而显痰多气促，面浮肢肿。风寒外邪是哮喘的诱因，痰浊是哮喘的伏邪，裘老在处方中多将辛温与苦寒药同用，以疏散风寒、祛湿平喘。同时加用百部甘平养阴，润燥生津，专治阴虚肺气上逆之久咳不愈之症，与川贝母相配加强化痰散结之功；加马兜铃以清热降气，使邪去而肺安，疏通壅塞，止嗽化痰，还可利水消肿；坎炁用于久咳喘嗽以扶肾元；最后加用补骨脂以补肾纳气而化痰平喘。该病病程较长，病情颇重，而此案用药不多，但立方条理清晰，味味中的，故而使病情很快缓解。

编者按： 裘氏用龙胆草治咳喘，源于他的这两次经历。

一次是20世纪70年代治一患者，症见咳嗽剧烈、昼夜不停、气逆、痰涎如涌，病程已历年余，服中药已数百剂并遍尝西药，都无效果。该病员身体肥胖，舌苔白腻，胸膈支满，脉见沉弦。按照中医辨证，系属痰饮一类。前医多用温肺蠲饮、运脾祛痰等法，其治法是无可非议的，然而病情始终未见好转。裘氏处葶苈泻肺、三子、二陈、指迷茯苓、射干麻黄、滚痰、涤痰等汤，也丝毫未瘳，后用控涎、十枣，亦未见效。自觉已技穷束手，而该病人既以虚名见慕，又屡更多医，均无办法，故治虽无效而仍坚求继续治疗。裘氏不得已为处一方，药仅三味，即黄芩、龙胆草、生地黄。芩、地各一两，龙胆草五钱，与服两剂，竟奏意外之功，咳嗽十减其九，痰唾如涌之象亦除，又服数剂而病竟瘳。该病系属痰饮，又无明显热象，"温药和之"，为医界公认的治法，然而攻逐蠲饮、温肺化痰、理气降逆之剂叠进而无寸效，最后乃以一般所忌用之方而愈其病，这已不是所谓不拘一格而是破格的治法，然而居然用此以起经年不愈的沉疴。

第二次是裘氏本人在20世纪80年代患重症感冒。咳嗽日夜不停，妨碍睡眠，精神颇为萎顿。先服现成止咳成药无效，旬日后咳嗽转剧。乃自处一方：药乌梅、诃子、甘草、龙胆草、黄芩、细辛、干姜，煎汤饮服，2小时后觉胸中泛泛欲呕，旋即呕出食物残渣很多。是夜咳嗽顿止，安睡通宵，经旬剧咳竟得一吐而愈。"在上者因而越之",虽古有此说,然用涌吐以止咳,是中医界极为少用,也可说是非常别扭的方法,而见效之捷也是裘氏始料不及的。

这两则医案令人大开眼界,启迪思维,故详录之,供读者参考。

点睛:反激逆从·大方复治·龙胆草·生地·三天汤

参考文献

[1] 王庆其.国医大师裘沛然学术经验研究.北京:中国中医药出版社,2014.

[2] 裘沛然.裘沛然医论医案集.北京:人民卫生出版社,2011.

饶天培

编者按：饶天培，贵阳医学院主任医师，自拟二岩虎果汤治疗咳喘颇有效验。

饶氏自拟二岩虎果汤，由岩豇豆、岩白菜、虎杖、果上叶组成，专治肺热咳喘证。方中岩豇豆、岩白菜养肺化痰；虎杖清热祛痰，止咳平喘；果上叶养胃生津，润肺化痰。全方配合精当，效果确切。饶氏常用本方鲜品各30g或单用岩豇豆60g炖肉内服，治疗急性支气管炎、大叶性肺炎、小儿哮喘等无不应手取效。

因此方药物多系民间用药，故饶氏做注解如下：岩豇豆为苦苣苔科吊石苣苔属植物肉叶吊石苣苔的全草。岩白菜为苦苣苔科马铃苣苔属植物岩桐。虎杖为蓼科蓼属。果上叶为兰科石豆兰属植物麦斛。

医案举例

郑某，女，13岁。

病史：咳喘已十载，曾在本院确诊为支气管哮喘，经多方治疗，均未获效。症见喘促气急，喉中有哮鸣声，夜间加剧，不能平卧，咳呛阵作，痰稠色黄，胸闷如窒，面色苍白，口唇爪甲青紫，舌胖质红，苔白腻，脉细数。脉症合参，此为风热犯肺，肺失清肃，痰涎壅盛，痰热内蕴。治宜清热化痰，宣肺平喘。

投二岩虎果汤，服3剂后症大减，继3剂而喘平如常人。

3个月后其症又作，仍按上方施治，3剂亦愈，追踪观察10年未见复发。

点睛：二岩虎果汤

参考文献

刘尚义.南方医话.北京：北京科学技术出版社，1996.

任宝成

编者按：任宝成（1913—1988），天津中医药大学第二附属医院儿科创始人之一、教授，被誉为"小儿王""儿科王"。任氏创制"葶苏汤"治疗热哮，此方既注重轻宣，又施以大黄等通腑降气并常配伍消导之品，是其特色。

任氏创立"葶苏汤"治疗哮喘发作期外感风热者，或内有伏热之热哮。症见咳嗽喘急，有汗，痰黄或白黏，夜不得卧，指纹紫，舌苔黄或白，脉数者。组成：鲜葶苈30g，苏子、冬瓜仁、陈皮各6g，薏苡仁、前胡、杏仁、熟大黄各3g，桃仁、半夏、甘草各1.5g。

任氏认为，小儿脏器轻灵，用药应清轻如羽，取其上浮宣发之性，疏利上焦之气；又重视消导降气，故方中用熟大黄缓泻，旨在通腑以降肺气；亦因临床多见饮食停滞、消化不良者，故常于方中加用槟榔、六曲等消导药物，加强脾胃运化腐熟之力，增强降气之效。

医案举例

●**案1**　王某，男，6岁。1977年11月12日初诊。

病史：反复咳嗽、喘息2年，辗转治疗，效果不佳。现咳喘痰多，不得平卧，二便正常，舌苔薄白，脉数。查体：双肺布满哮鸣音。

处方：葶苈30g，紫苏子6g，桃仁6g，杏仁6g，槟榔6g，生薏苡仁6g，六神曲6g，冬瓜仁6g，薄荷3g，甘草1.5g，3剂。

11月16日复诊：喘止。

更服5剂，症状消失。

●**案 2**　冯某，女，5 岁。1976 年 11 月 10 日初诊。

病史：反复哮喘 2 年，加重 4 天。就诊时咳喘、痰多，不得平卧，大便不畅，二三日一行，舌苔薄黄，脉数。曾反复应用抗生素、激素及平喘西药，久治不愈。查体：呼吸急促，端坐体位，两肺满布哮鸣音。

处方：鲜芦根 30g，紫苏子 6g，桃仁 6g，杏仁 6g，槟榔 6g，薏苡仁 6g，神曲 10g，冬瓜仁 10g，薄荷 4.5g，熟大黄 6g，炒莱菔子 6g，甘草 1.5g，5 剂。

二诊：喘平。又继以前法加减服 4 剂，症状消失。

点睛：茎苏汤·轻宣·通腑·消导

参考文献

程燕，郭素香.沽上"儿科王"任宝成临证经验选录.天津：天津科技翻译出版有限公司，2016.

邵长荣

编者按： 邵长荣（1925—2013），上海中医药大学附属龙华医院教授、主任医师，是上海市名中医、第二批全国老中医药专家学术经验继承工作指导老师。邵氏是著名中西医结合肺科专家，诊治哮喘经验丰富，其思路及拟方用药，有许多值得学习和实践之处。

1. 发作期治肺，也不止于肺

（1）寒喘轻、中度发作者，多采用温肺化痰法，以小青龙汤合射干麻黄汤加减，配伍胡颓叶、辛夷、藿香等。胡颓叶又名蒲颓叶，有酸涩轻散，收敛肺气之功；射干开闭利气，正好与之一开一阖，一散一收，使痰闭得开，肺气得敛。藿香芳香解痉、疏理顺气，宣窍宽胸，邵氏用于哮喘胸膈烦满、气机不畅者。

（2）寒喘重症，多用温肾蠲饮法。在上方基础上，加附子、肉桂之类。如心悸气喘明显，再加紫石英、鹅管石、淫羊藿、仙茅、补骨脂等。补骨脂既能补肾纳气，又能使支气管解痉。

（3）热喘，多用定喘汤合麻杏石甘汤主之，但疗效常常并不理想，因为热哮患者常表现夹湿证，热、痰、湿三者相合，缠绵难解，治当热、痰、湿三者分消，具体治法为清肝泄肺、通腑逐痰、利湿健脾。常用柴胡、黄芩、苦参、丹皮、野菊花、平地木、桑白皮、葶苈子、瓜蒌仁、枳实、大黄、茵陈、茯苓、猪苓、防己、车前草、陈皮、半夏、白术、苍术、砂仁等。邵氏常用柴胡、前胡药对，因柴胡有疏肝清肝之功，前胡有宣肺降气之用，两药相伍一升一降，一燥一润，互制互用，调畅气机，泄热降逆。

（4）对哮喘持续发作，服氨茶碱类乏效的患者，邵氏自制

"镇宁片"，组成：洋金花、远志、甘草。主药洋金花，又称曼陀罗花，性辛温，功能祛风湿、止哮喘，并能镇咳镇痛，过量易引起副交感神经的麻痹作用，邵氏认为成人一次口服镇平片不超过3片（内含洋金花生药 0.12g），副作用不大；配伍远志化痰宁神，甘草甘缓和中，并减少洋金花的毒性作用。

（5）哮喘持续发作，常见脾虚特征；哮喘以痰为主要病理基础，而痰的生成首当责脾，故邵氏认为，健脾和胃是哮喘重要治法之一。无论患者是否夹有痰湿见症，都酌情加入健脾燥湿、和胃化痰之品。

（6）哮喘发作时伴有明显心烦汗出、神躁不宁，或夜间发作频繁不得眠者，加用甘麦大枣汤，有时酸枣仁易大枣，以加强宁心安神的作用。养心安神法辅助治疗哮喘，可缓解顽固性哮喘患者的烦躁感，使病情趋于缓和。

（7）哮喘日久及心，痰瘀交阻，后期并发肺气肿、肺心病。治则为活血宁心，常加用温通活血法以行气化瘀，如重用附子、桂枝、细辛、川芎、赤芍、丹参、蒲黄等。

（8）根据哮喘久治难愈、反复发作的特点，结合"久病入络""久病必有瘀"的理论，自制"川芎平喘合剂"。组成：川芎12g，赤芍15g，白芍15g，当归9g，丹参9g，黄荆子9g，胡颓叶12g，细辛4.5g，辛夷4.5g，生甘草6g。方中川芎、丹参、赤芍、白芍、当归活血化瘀行气；辛夷、细辛宣肺通窍，祛风止咳；胡颓叶、黄荆子敛肺宽胸，解痉平喘。经100例实验，对照组50例，证明"川芎平喘合剂"能明显提高第一秒用力呼气量占用肺活量百分率（$FEV_1\%$）和降低血浆血栓烷 B2（TXB2）值，缓解平滑肌痉挛，改善肺功能，为"活血化瘀法"治疗哮喘提供科学依据。

2. 缓解期治本，按体质论治"夙根"

（1）虚寒体质，温肾常用补骨脂、菟丝子、杜仲、狗脊、附子、巴戟天、淫羊藿之类；补肺则以玉屏风散为主。邵氏曾以验方保肺片（组成：补骨脂、胡桃肉、菟丝子、杜仲、川断、熟地、覆盆子、当归、甘草）作为补肾法，配合保肺功（一种以气功结合呼吸操的吐纳运动），动静结合以治疗哮喘缓解期合并有肺气肿的患者，取得佳效。

（2）痰湿体质，缓解期仍咳痰不止，应加健脾和胃、化湿祛痰之方药，如六君子或朱丹溪的参术饮（人参、白术、陈皮、半夏、甘草、当归、熟地、芍药）及川朴、谷芽、麦芽、焦六曲、鸡内金等。另有食疗方"柚子鸡"，做法：用柚（文旦）1个，乌骨鸡宰杀后去羽毛及内脏，洗净切成小块，放入柚中，加水少许，不放盐、香料，将柚盖盖好，用纸封口，再用烂黄泥将整个柚子敷一层，在地下挖一深坑，用柴火烤4～5小时，鸡熟透，去泥开盖，取鸡肉连汁食之。一般在冬至日开始食，每7～8日1次。

（3）瘀郁体质，多见于哮喘顽固发作的患者，且常因情志不畅而加重。常加疏肝解郁、宽胸理气、行气活血之品，如柴胡、郁金、川楝子、平地木、粉丹皮、川芎、赤芍、白芍、当归、丹参等。另有外用方"桃仁饼"，做法：用桃仁6g，杏仁6g，白胡椒6g，生糯米10g，共研细末，用鸡蛋清调匀，外敷双涌泉穴和劳宫穴。

（4）哮喘患儿发病时常大汗淋漓，即使缓解期仍自汗不止，尤以头颈部为甚，提示患儿腠理不固，易受外邪风寒侵犯，导致感冒、咳嗽、哮喘复发。哮喘控制后，用黄芪、防风、白术、太子参、薏苡仁等，可增强体质，巩固疗效。邵氏曾治一多汗哮喘患儿，哮喘缓解时用上药加红枣10个、糯稻根60g，煎汤代水服用，第2年同期哮喘发作明显减轻，连服3年，哮喘未发，随访10年身体健康。

3. 冬病夏治

邵氏亦推崇冬病夏治。他认为哮喘患者多属脾肾阳虚型，适宜夏季敷贴或穴位注射，以改善体质，减少发作。制定"夏季方"（白芥子、细辛、甘遂、肉桂、丁香等）、"秋季方"（夏季方加地龙），药物研粉，用纯生姜浓汁调成敷贴膏，贴大椎、天突。亦可同时用核酪或黄芪注射液注入足三里。

4. 用药经验

（1）麻黄：为平喘要药，只要配伍恰当，寒热之喘都可应用；根据需要可用至15g，但需蜜炙以润其燥烈之性；有时配白芍30g，桂枝9g，调和营卫，以纠正麻黄过汗之弊。

邵氏配伍经验：①配麻黄根：麻黄根有固表止汗的作用，可收麻黄散越之性。②配黄荆子：黄荆子有祛痰平喘作用，而无麻黄升高血压和心悸的副作用，因此对于哮喘发作较重者，常在不增加麻黄的基础上加用黄荆子。或对伴有高血压病、心脏病的老年哮喘患者，改用黄荆子。③配芍药、五味子：赤芍、白芍同用，剂量在15～18g。赤芍理血，白芍理气，调和营卫，气血同治；五味子敛肺降气，宽胸安神，剂量在6～9g。三药不但可以防止麻黄的副作用，还可提高平喘效果。

（2）细辛：古有用量不过"钱"的说法，邵氏认为这种说法主要是针对细辛末吞服，他治疗哮喘时，细辛剂量在4.5～6g；有时加入杜衡同用。杜衡别名马蹄香和土细辛，为马兜铃科细辛属，有特殊的辛香气，其性平，微苦温，可散寒止咳，祛风平喘，与细辛可起到相辅相助的作用。

（3）射干：有利咽清肺、活血散结之功，而咽喉乃肺气出入之要道，咽利路通则哮喘可平，故射干用于哮喘之症，其机会有时多于麻黄，常配伍丹皮、川芎、地龙，共奏奇效。治疗肺肾虚所致的久咳虚喘，则用射干合补骨脂、五味子纳肾平喘，上敛肺气，下敛肾气。

（4）胡颓叶：味微苦性平，有止咳平喘作用。《中藏经》载此药能治"喘嗽上气"。《本草纲目》曰其能补"肺虚短气"。因而此药既可治喘，又能补气。配麻黄、桂枝、赤芍、白芍、射干等可提高宣肺平喘之效；配太子参，由古方清肺散演变而来，可提高免疫功能，防止或减少感冒，有助预防哮喘复发，因而治少儿哮喘常奏奇效。

医案举例

●**案 1** 戴某，女，12 岁。1997 年 5 月 28 日初诊。

主诉：哮喘病史 4 年，加剧 3 天。

病史：自 1993 年 10 月感冒后，咳嗽、哮喘发作。以后每年于季节转变时即要发病，对症治疗可缓解。2 天前哮喘又发，甚剧。经急诊处理后，症状略有缓解。幼时曾患奶癣，有过敏性鼻炎史 10 年。平时易感冒，咳嗽，怕热，易出汗，乏力。刻下：哮喘夜甚，咯痰不畅，鼻痒，大便二三日一行，寐少，口干。体检：两肺闻及干啰音。舌红，苔薄，脉小弦。辨证：腑气不通，鼻窍失宣，心神失宁，肺气上逆。治则：理气通腑，宁神开窍，宣肺平喘。

处方：桑叶 9g，桑白皮 9g，炙麻黄 9g，赤芍 18g，白芍 18g，细辛 4.5g，嫩射干 9g，胡颓叶 9g，淮小麦 30g，炙甘草 9g，炒枣仁 9g，粉丹皮 9g，辛夷 4.5g，黄芩 9g，路路通 9g，瓜蒌仁 12g，枳壳 9g，枳实 9g，7 剂。

6 月 4 日二诊：药后寐安，便畅，鼻痒缓，喘平，苔薄，脉小弦。拟益肺固表，宣肺通窍以巩固疗效。

处方：黄芪 9g，防风 9g，白术 9g，炙麻黄 9g，川桂枝 6g，赤芍 18g，白芍 18g，细辛 4.5g，嫩射干 9g，胡颓叶 9g，粉丹皮 9g，辛夷 4.5g，苦参 9g，黄芩 9g，路路通 9g，14 剂。

6 月 18 日三诊：药后症情稳定，随访 1 年，哮喘未发。

●**案2** 胡某，男，38 岁。1997 年 9 月 12 日初诊。

主诉：反复咳喘 20 余年，加剧半年。

病史：患者自幼患奶癣和过敏性鼻炎，12 岁开始哮喘，以后每年春秋季都有发作。近半年来呈持续性发作，曾用多种平喘解痉之西药，初用有效，现已无明显效果。刻下：哮喘发作，胸闷，喉痒干咳，烦躁。体检：唇色紫暗，两肺闻及干啰音。苔黄腻，舌干紫少津，脉弦细。辨证：肺失宣肃，气滞血瘀。治则：宣肺解郁，行气活血。

处方：黄荆子 9g，炙麻黄 9g，柴胡 9g，前胡 9g，赤芍 18g，白芍 18g，川芎 9g，石菖蒲 9g，藿香 9g，地龙 9g，细辛 6g，杜衡 6g，嫩射干 12g，胡颓叶 12g，炙款冬花 12g，蝉蜕 6g，7 剂。

9 月 18 日二诊：药后哮喘程度减轻，白天基本不喘，夜间微喘。再拟前方 14 剂。

10 月 3 日三诊：哮喘基本缓解，拟前方加玉屏风散以巩固疗效。

●**案3** 李某，男，43 岁。1997 年 12 月 8 日初诊。

主诉：反复咳喘 35 年，发作 3 个月。

病史：自 8 岁开始发病，平素易外感。近 10 年来每逢秋冬季发病，咳喘为主。3 个月前因感冒引动宿疾，喘息不止，曾用抗生素、激素、解痉剂治疗，未能彻底缓解。刻下：胸闷气短，喘息咯痰不畅，痰少，质稠腻，块状痰，咯吐欠畅。平时多怕冷，易汗，口渴不饮，胃纳可，便调。无高血压病史。体检：神清，气稍急，唇甲色暗，两肺背部闻及干啰音（++）。舌偏暗，苔薄腻，脉沉。辨证：肺郁痰阻，肺失宣肃。治则：宣肺畅中，化痰平喘。

处方：炙麻黄 9g，桂枝 9g，赤芍 18g，白芍 18g，细辛 4.5g，白术 12g，姜半夏 9g，青皮 10g，陈皮 10g，胡颓叶 12g，射干 12g，旋覆花（包煎）9g，冬瓜子 9g，车前草 9g，防己 9g，苏子 9g，苏梗 9g，7 剂。

12 月 15 日二诊：药后咯痰较爽，胸闷减轻，但气短喘息仍有，汗多，纳可，二便调，两肺背部闻及干啰音（++），舌苔薄腻，脉沉。乃拟前法佐以纳肾。

处方：上方去旋覆花、冬瓜子；加巴戟天 9g，补骨脂 12g，14 剂。

12 月 29 日三诊：药后咳喘渐平，咯痰较畅，但仍有怕冷感，纳便可。两肺背部闻及干啰音（+），舌苔薄腻，脉沉。拟温补肺肾续治。

处方：黄荆子 9g，桂枝 9g，赤芍 18g，白芍 18g，细辛 4.5g，白术 12g，姜半夏 9g，青皮 10g，陈皮 10g，胡颓叶 12g，射干 12g，车前草 9g，防己 9g，淫羊藿 15g，巴戟天 9g，补骨脂 12g，14 剂。

继续以上方加减治疗 1 年余，次年秋冬季节发病明显减轻，无须服用西药。

●**案 4**　孙某，女，25 岁。1998 年 5 月 20 日初诊。

主诉：哮喘 13 年，发作 4 天。

病史：幼有奶癣史，自青春期发育时哮喘初发。以往秋季好发，近 3 年四季均作，尤以月经期加重。发病时常用激素静滴或多次激素喷雾治疗，症状才能缓解。平时容易感冒。4 日前哮喘突作，用激素静滴和喷雾治疗仅能得到暂时的缓解。伴有胸闷、腰酸、怕冷。纳可便调。体检：神情，气急，面色少华，唇甲色偏暗，咽红（++）。两肺哮鸣音（+++）。舌红，苔白腻，脉细滑。辨证：肺肾阳虚，痰湿内阻。治则：温肺补肾，燥湿化痰。

处方：熟附块 9g，炙麻黄 9g，桂枝 6g，赤芍 18g，白芍 18g，细辛 3g，川芎 9g，石菖蒲 9g，射干 9g，胡颓叶 12g，巴戟天 9g，淫羊藿 9g，补骨脂 12g，玉蝴蝶 4 对，7 剂。

5 月 27 日二诊：药后哮喘明显减轻，喷雾次数也减少。但自觉心悸，怕冷，喉痒，咳嗽无痰，两肺哮鸣音（+），舌苔薄，脉细滑。拟前法续进。

处方：上方加紫菀9g，款冬花9g，14剂。

6月10日三诊：咳喘均瘥，仍诉怕冷，胸闷，纳可，大便偏干，每日1次，舌苔薄，脉细滑。拟温肾纳气，健脾化湿。

处方：熟附块9g，黄荆子12g，桂枝6g，赤芍18g，白芍18g，细辛3g，川芎9g，石菖蒲9g，射干9g，胡颓叶12g，巴戟天9g，淫羊藿9g，补骨脂12g，玉蝴蝶4对，紫菀12g，桃仁9g，杏仁9g，14剂。

上方加减治疗1个多月，症情稳定，基本不用激素喷雾治疗。

原按：哮喘患者常用激素治疗，严重者成为激素依赖型哮喘。但是长期服用激素会引起一定的副作用，常出现怕冷、浮肿等症状。有的患者由于长期用激素喷雾，使舌质红而干燥，造成阴虚假象，将中医辨证带进误区，失治和误治可以加重病情和延缓病程。附子、肉桂等温肾中药可减轻激素副作用，同时缓解哮喘症状。

● **案5** 戚某，女，24岁。1998年12月7日初诊。

主诉：咳喘史20余年，发作1个月。

病史：自幼有奶癣，4岁起反复感冒发热引发哮喘。哮喘发作无定时，感冒、疲劳或情绪激动会导致哮喘的发作。有过敏性鼻炎史，平时嚏多流涕。1个月前由于工作紧张，哮喘发作。服解痉平喘药物症状不能完全控制。刻下：哮喘以夜间为甚，咽痒干咳，喷嚏频作，头胀，心烦，口苦咽干，纳可，大便干燥，二三日一次。体检：神清，气稍急，两鼻甲充血水肿。咽红，咽后壁滤泡增生。两下肺闻及哮鸣音，右（++），左（+）。舌微红，苔薄少津，脉细弦。辨证：肝郁肺燥，肺失清肃。治则：疏肝宣肺，开窍利咽。

处方：平地木 30g，柴胡 9g，前胡 9g，赤芍 18g，白芍 18g，嫩射干 12g，胡颓叶 12g，青皮 9g，陈皮 9g，川芎 9g，石菖蒲 9g，蝉蜕 4.5g，玉蝴蝶 4 对，佛耳草 12g，辛夷 6g，苍耳子 12g，徐长卿 12g，7 剂。

12 月 14 日二诊：药后咳喘渐平，仍有咽痒嚏作，苔薄，脉细小弦，右下肺闻及哮鸣音（＋）。

处方：前方去川芎、石菖蒲，加藏青果 9g，板蓝根 9g，继服 14 剂。

12 月 28 日三诊：药后咳喘平，咽痒缓解，晨起嚏作，口干，纳便正常。两肺未闻及哮鸣音。予养阴益肺，巩固疗效。

处方：太子参 12g，天冬 9g，麦冬 9g，五味子 6g，生黄芪 15g，防风 9g，炒白术 9g，桑叶 9g，桑椹子 12g，桑寄生 12g，射干 9g，胡颓叶 12g，女贞子 9g，枸杞子 9g，辛夷 6g，苍耳子 12g，14 剂。

上方加减 3 个月，无咳喘，感冒未作，喷嚏频作现象基本缓解。

● 案 6　张某，女，27 岁。1998 年 4 月 15 日初诊。

主诉：反复哮喘 12 年，加重 3 个月。

病史：哮喘 12 年，并逐年加重，近 3 年来哮喘发作呈持续状态。长期使用氨茶碱、泼尼松等药物，症情时轻时重，也用喷雾剂，同时自备氧气袋。刻下：胸闷气急，痰多质稠，咯吐不畅，口渴，烦躁多汗，排便不畅。体检：神清，气促，面色无华。两鼻甲、咽喉黏膜干燥。两肺闻及哮鸣音（＋＋＋）和湿啰音（＋＋＋）。舌红，苔薄，脉小滑。辨证：痰郁化热，肺失清肃。治则：清肺祛痰，平喘通腑。

处方：桑叶 12g，桑白皮 12g，黄芩 18g，炙麻黄 9g，麻黄根 12g，赤芍 18g，白芍 18g，苦参 9g，蝉蜕 4.5g，僵蚕 9g，白果 5 枚，枳实 12g，枳壳 12g，茅根 12g，芦根 12g，芦荟 6g，地龙 9g，生大黄 6g，7 剂。

4 月 22 日二诊：药后咳喘减，可不需用氧气袋，大便通畅，自觉精神有明显好转。但仍有胸闷，痰稠，咯吐不畅，口干。体检：两肺闻及哮鸣音（++）和湿啰音（++）。舌红，苔薄，脉细滑。

处方：桑叶 12g，桑白皮 12g，黄芩 18g，赤芍 18g，白芍 18g，苦参 9g，蝉蜕 4.5g，僵蚕 9g，白果 5 枚，枳实 12g，枳壳 12g，茵陈 12g，芦荟 3g，地龙 9g，瓜蒌仁 9g，海蛤壳 15g，旋覆花（包煎）12g，14 剂。

5 月 6 日三诊：咳喘明显减轻，咯痰亦畅，胸闷好转，大便通畅。两肺闻及哮鸣音（+）和湿啰音（+）。舌红，苔薄，脉细滑。予原方 14 剂。

经过 1 个半月的治疗，咳喘基本控制。

点睛：发作期治肺，也不止于肺·甘麦大枣汤·镇平片·洋金花·川芎平喘合剂·补骨脂·麻黄·黄荆子·胡颓叶·藿香·柴胡配前胡·细辛配杜衡·冬病夏治·柚子鸡·桃仁饼

参考文献

夏以琳，张颖，施红．邵长荣肺科经验集．上海：上海科学技术出版社，2004．

沈济苍

编者按： 沈济苍（1907—1994），教授，曾任上海中医学院（现为上海中医药大学）伤寒温病教研室主任。沈氏治哮喘，注重祛邪与补益肺肾并重，在哮喘发作期，除宣肺化痰平喘外，也常用坎炁等补肾之品，是其特色。

沈氏治哮喘祛邪常用三拗汤、三子养亲汤、葶苈大枣泻肺汤、地龙、白果等。扶正则常用玉屏风、仙灵脾、坎炁、金匮肾气丸等。即使在哮喘发作期，除宣肺化痰平喘外，也常用坎炁等补肾之品。

医案举例

● **案 1** 顾某，男，26 岁。1983 年 10 月 11 日初诊。

病史：哮喘剧发，舌红苔腻，脉弦数。

处方：炙麻黄三钱，光杏仁三钱，生甘草一钱半，葶苈子三钱，白芥子三钱，苏子三钱，莱菔子三钱，海蛤壳五钱，白果（打）十枚，地龙三钱，坎炁一条，7 剂。

11 月 29 日二诊：哮喘控制，咳痰黏腻，夜间小溲频多。肺肾两治。

处方：白芥子三钱，莱菔子三钱，葶苈子三钱，白苏子三钱，杏仁三钱，地龙三钱，坎炁一条，蛤壳五钱，白果（打）十枚，菟丝子四钱，仙灵脾五钱，7 剂。

另金匮肾气丸四两，每次两钱，每日 2 次，口服。

12 月 27 日三诊：停用激素以后，哮喘未再发，此大佳事，舌红。再拟清肃肺气，化痰热。

处方：桑白皮三钱，黄芩三钱，白苏子三钱，葶苈子三钱，莱菔子四钱，地龙三钱，生蛤壳五钱，白果（打）十枚，杏仁三钱，象贝母三钱，7剂。

● **案2** 陈某，男，9岁。1984年6月12日初诊。

病史：自幼患奶癣，4岁开始，哮喘发作，左侧扁桃体肿胀如樱桃，平时容易感染，发作咳嗽，引起哮喘，夜寐盗汗，舌红，脉数。邪实正虚，治当兼顾。

处方：生黄芪五钱，炒白术四钱，炒黑防风一钱半，葶苈子三钱，苏子三钱，地龙三钱，坎炁一条，浮小麦一两，糯稻根五钱，白果（打）十枚，鹅管石五钱，莱菔子三钱，7剂。

7月17日二诊：药后哮喘减轻，氨茶碱已停服两周，最近扁桃体切除，预防感染，舌红苔薄，当清其肺热。

处方：银花三钱，连翘三钱，板蓝根三钱，象贝母三钱，赤芍三钱，桑白皮三钱，地骨皮三钱，地龙三钱，葶苈子三钱，鹅管石五钱，茅根一两，黛蛤散（包煎）三钱，7剂。

7月24日三诊：本周哮喘未再作，皮肤热。再拟清热为主。

处方：上方去银花，加车前子三钱，炒谷芽三钱，炒麦芽三钱，7剂。

● **案3** 马某，男，16岁。1975年11月7日初诊。

病史：家属代诉，患者在幼儿时期有奶癣病史，愈后经常感冒，不久即突发哮喘，迄今十余年。初起时，每逢天气寒冷，便容易发作，后来到夏季亦发，近年来越发越频，经医院确诊为支气管哮喘，用过多种西药治疗，其中包括肾上腺皮质激素等。当发作严重时，每呈缺氧现象，便送医院进行抢救。因此患者常因病辍学。

脉案：自幼即发哮喘，时愈时发，发则哮鸣喘急，张口抬肩，倚息不能平卧。因久病不愈，影响发育，体格矮小瘦弱，犹如七八岁儿童。察其面色灰白，有浮肿状，舌少苔，脉细弱无力，纯属一派虚象。目前夜间略有哮声，势不甚急，当着重培补脾肾，以治其本。

处方：党参五钱，白术四钱，防风三钱，蝉衣（捣）一钱半，菟丝子四钱，补骨脂四钱，巴戟肉三钱，仙灵脾一两，洗地龙三钱，鹅管石六钱，紫石英六钱，坎炁一条

11 月 14 日二诊：药后哮喘大定，食欲大增是好现象。大便干结，脉弱无力，只宜温润，切忌攻下。

处方：党参五钱，白术四钱，防风三钱，菟丝子四钱，补骨脂五钱，仙茅三钱，仙灵脾一两，熟地五钱，苁蓉三钱，地龙三钱，紫石英六钱，河车粉（分两次吞）一钱

12 月 5 日三诊：哮喘得到控制，面目浮肿亦渐消，夜间略作咳，有时出现黄脓痰，脉虚弦，慎防感染。

处方：党参五钱，白术四钱，防风三钱，菟丝子四钱，补骨脂五钱，仙灵脾一两，地龙三钱，鱼腥草五钱，山海螺五钱，黛蛤散（包煎）四钱，坎炁一条

12 月 12 日四诊：哮喘虽未再发。但服鱼腥草后，咳痰未减少，心里难受。以往曾自服鱼腥草，哮喘发得更厉害，可见此病当以扶正气为要着，苦寒清热药以慎用为宜。

处方：沙参三钱，党参三钱，白术三钱，生地四钱，熟地四钱，川贝母一钱，炙紫菀三钱，炙款冬三钱，菟丝子五钱，补骨脂五钱，仙灵脾五钱，地龙三钱，鹅管石六钱，坎炁一条

原按：此病因病久体虚，面色苍白，有浮肿状，舌少苔，脉细弱无力，故断为脾肾两亏。患者因服药见效，坚持来诊。在治疗过程中，始终按张景岳"肺为气之主，肾为气之根"以及"未发时以扶正气为主"的理论，采用健脾益肾的方法。见咳嗽有黄痰时，则加用润肺化痰药。患者往年的发病规律，每到黄梅季节，便大发特发，今年（1976 年）黄梅季则根本不发。从今年下

半年起，每天上学，身体已逐渐长高，面色红润，行动活泼。

点睛：祛邪与补益肺肾并重·坎炁

参考文献

［1］沈庆法.跟师医案医话存珍.北京：人民卫生出版社，2015.

［2］程磐基，沈乐平.沈济苍医案.上海：上海科学技术出版社，2016.

沈敏南

编者按： 沈敏南（1944—），浙江省嘉兴市名老中医，合著有《17种常见疑难病治验思路解析》。沈氏治疗哮喘的思路，总体来说虽属常法，但亦有其价值。

沈氏认为，治疗哮喘应顺势而为。就正虚而言，哮喘系肾虚纳气失职。儿童期是该病好发年龄段，与儿童肾气未充有关。发育期肾气渐充，此时可用血肉有情的补肾、促发育要药，如紫河车、脐带治疗。若能发育正常，肾气充沛，就可能根治。就邪实而言，哮喘系宿痰踞于深穴。夏天为一年阳气最旺之季节，最易祛除肺络中痰饮伏邪。伏天灸肺经之穴，或白芥子捣烂为泥涂肺经穴位，发疱引邪外出，有事半功倍之效。

沈氏认为，哮喘是一种难治病，有时虽经中医精细的辨证论治，并参合中医的辨病，亦有久治难愈之窘境，此时参阅西医理论用药，取效尚佳。譬如患者辨证虽属寒哮，但久用辛温解表、温化寒痰不愈者，若其血常规中白细胞总数、中性白细胞偏高，此乃寒热之邪互结，未显热象，可酌情应用清热消炎之药，知黄芩、鱼腥草、野荞麦根之类。又如患者过敏，若属鱼、虾过敏，可在辨证基础上加紫苏以解鱼虾毒；若属植物花粉过敏，则加防风、蝉蜕。再如无痰哮喘，西医认为与气管痉挛有关，可加入虫类药如地龙、僵蚕、全蝎、蜈蚣扩张支气管解痉。

此外，沈氏还介绍了一些单验方，可供参考。

方一：白萝卜250g，切丝绞汁服用。适宜痰多哮喘患者，有化痰平喘之功。

方二：芫花15g，研为末，大米粉适量和为丸，蒸熟，分2次服。适用于哮喘实证患者，有逐饮平喘之作用。

方三：紫河车含脐带，洗净焙干，每日 2 次，每次 5g。适于缓解期服用，有防止复发之作用。

医案举例

吴某，男，7 岁。1995 年 12 月 29 日初诊。

病史：患者今年 4 月肠套叠手术后，经常感冒致咳嗽有痰、喉鸣、气急，在市某医院诊断为支气管哮喘，经西医治疗仍经常发作，求诊于吾，以冀根治。现气逆喉鸣 4 天，咳嗽不畅，咳时有痰声，偶尔有薄痰，胸闷不舒，夜不能平卧，咳嗽严重时张口抬肩，额上汗出。伴面色苍白无华，体力不支，形体消瘦，胃口不佳，胃纳少，易大便溏薄。舌质淡白，苔薄腻，脉小数。X 线摄片为肺纹理增粗，肺部听诊有哮鸣音。证属肺脾肾虚损，痰阻肺络。治以肃肺祛痰，培补脾肺元气。

处方：生黄芪 12g，党参 12g，炒白术 12g，怀山药 12g，茯苓 12g，防风 10g，炙款冬 10g，炙紫菀 10g，炒苏子 10g，炙白前 8g，炒莱菔子 8g，甜葶苈 6g，白芥子 6g，牙皂 4g。嘱适寒温，忌食易过敏、肥甘厚味之食物。

复诊：前方加减服 10 剂，喉鸣已无，夜能平卧，苔薄腻转为薄白，余症均减。上方去炒莱菔子、甜葶苈、牙皂，加仙灵脾、熟地炭各 10g，脐带 1 条。

服 10 剂后，咳嗽已无，余症亦缓。

后嘱紫河车 1 具洗净焙干研粉，每日 3g，分 2 次服。冬季连服 3 年，每年 1 具。至今随访从未复发，感冒亦少，发育正常。

原按：患者稚幼，肾气未充，又经肠道手术，元气重耗，以致肺脾肾三脏正气不足，痰滞肺络而成哮喘。初诊拟玉屏风散、三子养亲汤、四君子汤加减。培补脾肺之元气，以防外邪再次入侵，引动宿痰，并用祛痰涤浊以消痰窠。笔者常用党参、莱菔子相反药对，补中有泻，有祛滞而不伤正之妙。甜葶苈、牙皂、白芥子祛肺络之痰，与党参、黄芪、白术相配伍，似有立竿见影之效。款冬、紫菀、苏子、白前肃肺平逆。服 10 剂后，痰滞哮喘显著好转，加仙灵脾、熟地炭、脐带培补肾真，阴阳双补，不温不燥。后用紫河车血肉有情之品培补先天，随发育时肾气渐充，以告痊愈。

编者按：患儿肺脾肾虚，发作期即标本并重，缓解后加强补肾，哮喘根治，体质获得改善。医案中"发育正常"一语，不知该如何理解。是指患儿无发育不良，还是说患儿虽用补肾法而未致性早熟？

点睛：顺势而为·辨病用药·紫河车·白萝卜汁·芫花

参考文献

沈敏南，赵亦工，潘锋.17 种常见疑难病治验思路解析.北京：人民卫生出版社，2006.

沈自尹

编者按：沈自尹（1928—），复旦大学附属华山医院教授、中国科学院院士。曾师从著名老中医姜春华教授。沈氏是中西医结合的代表人物，他对哮喘的见解也是中西合参，其观点与经验可供读者参考。

1. 宣肺治喘

沈氏根据中、西医对哮喘发病机理的认识，认为哮喘主要发病环节在"气道不畅"，痰液需要排出，而解决气道通气功能是治喘关键所在。因此提出，凡管道形态发生病变，其治疗原则以通为顺，用疏通方法，肺气开，方能降。在哮喘发作期，以实证多见，治疗均应"宣肺"。宣肺包含两个含义：一是调节平滑肌收缩与舒张，增强呼吸肌的调节功能，从而改善气道通气效应；二是清除管道障碍物，控制炎症细胞浸润，消除水肿，引流痰液，保持管道畅通。现代药理证实，一些宣肺平喘药物如麻黄、前胡等有调节平滑肌收缩与舒张功能，从而改善气道的通气效应。常用的宣肺方药有麻黄汤、三拗汤、小青龙汤、麻杏石甘汤等方。如见痰黄黏稠者，表明患者肺部感染有炎症、热证，故常配以清热解毒药物。此外，理气药枳实能协助痰液排出。现代药理研究证实，枳实能帮助平滑肌恢复张力，加强平滑肌收缩功能。但用量不宜过大，以免耗伤正气。

2. 补肾防喘

沈氏发现，大多数哮喘患者表现为本虚标实，70%的患者有肾虚征象，同时发现有肾虚或无肾虚哮喘患者下丘脑—垂体—肾上腺皮质功能均有不同程度低下改变，使得气道慢性变应性炎症不易消退。前者较后者为重，肾阳虚者更为严重，若用温补肾阳法能改善下丘脑—垂体—肾上腺皮质功能不足，从而改善气道变应性炎症。

3. 辨病辨证相结合

沈氏认为，对于哮喘首先要鉴别过敏性哮喘，还是感染性哮喘。一般来说，过敏性哮喘常与气候变化有关，疾病易反复；感染性哮喘常与上呼吸道反复感染有关。过敏性哮喘多寒证，感染性哮喘或过敏性哮喘继发感染者多为热证。

过敏性哮喘常见于 5 月、10 月，其临床特征犹如风之性，善行数变，故在治疗原则上，发作期以宣肺为主，加大祛风力度，配以徐长卿、苍耳草等。现代药理证实，上两味药具抗过敏作用。缓解期则用补肾祛风抗过敏药调之，常用中成药补肾防喘片加藿胆丸，小儿用六味地黄丸加藿胆丸。感染性哮喘以黄黏稠痰为特征，热证为多见，故发作期除宣肺外，加大清热解毒用量，配以鱼腥草、野荞麦根、四季青、虎杖，达到控制感染目的。缓解期仍以补肾调之，以防复发。

点睛：宣肺治喘·补肾防喘·麻黄、前胡、枳实、徐长卿、苍耳草等药理作用·藿胆丸

参考文献

王兴娟.沈自尹治喘经验.中医杂志，1999，40（3）：139.

盛国荣

编者按： 盛国荣（1913—2003），福建中医药大学终身教授、厦门大学海外教育学院名誉院长，是首批全国老中医药专家学术经验继承工作指导老师。盛氏在哮喘急性发作期善用六神丸治疗，缓解期则重视脾肾，取得良好效果。

盛氏在哮喘急性发作期，善用六神丸。他认为六神丸所含的蟾酥、麝香、冰片具有通窍解痉作用，对哮喘发作时气管痉挛有良好的缓解作用，所以常用为发作期的治标药，效果卓著而无副作用。至于哮喘缓解期，则宜从脾、肾论治，以防止复发，常用参蛤散、金匮肾气丸、胎盘粉、三七、川贝、珍珠粉等治疗。

医案举例

●**案 1** 陈某，女，43 岁。1992 年 7 月 29 日初诊。

病史：患者患哮喘近 30 年，每于夏季发作，近 2 个月症状加剧，须依赖激素及平喘药物方能控制病情。症见喉间痰鸣，咳喘少痰，动则加剧，呼多吸少；伴见胸闷，心悸，寐差，神倦，腰酸；听诊可闻及哮鸣音。曾于北京协和医院做过过敏源试验，对煤气、花粉、酒精、尘埃、烟灰及怪味等十余种物质呈过敏反应。纳食尚好，二便通调。舌质淡红胖嫩，苔白腻，脉细弱。证属肺肾两虚，痰浊阻肺，气道不畅。先予润肺化痰，宣调治节。

处方一：沙参 20g，太子参 20g，鱼腥草 20g，川贝 10g，蜜冬花 10g，苦杏仁 10g，蜜紫菀 10g，麦门冬 10g，莱菔子 15g，甘草 4g。

处方二：雷允上六神丸，每次服 8 粒，三餐后各服 1 次。

二诊：上方服 6 剂后，咳喘明显减轻，哮鸣音消失，已开始减服激素药量。口干，纳旺，余症尚存，脉舌同上。药已中的，宜乘胜追击。

处方一：上方加瓜蒌皮 10g，海浮石 10g。

处方二：续服，改每天午饭后服 1 次。

三诊：上方服 6 剂，已停服激素，哮喘未发。头晕，心悸，腰酸腿软。舌质淡红胖嫩，苔薄白，脉细。拟益肺补肾以治其本，投以参蛤散化裁。

处方：西洋参 30g，川三七 15g，川贝母 20g，珍珠粉 5 支，蛤蚧 2 对。诸药共研为细末，每次服 3g，早晚各服 1 次。

经服上述散剂 2 个月，哮喘未发，随访 1 年，病情稳定。

原按：本例患者哮喘病已 30 年，按病机分析，其本在肾。每次发作时间在夏季，夏季感邪每多风热或暑热，提示患者有伏热在肺，内外相得，其病作矣。热伤阴则为燥，熬炼津液则为痰，痰阻气道则为喘，故此次发作，先以润肺养阴化痰为治。取沙参、麦冬、太子参、川贝润肺养阴，鱼腥草之清肺，杏仁、紫菀、款冬、莱菔子之化痰宣肺，服之中的。佐用六神丸对哮喘发作时气管痉挛有良好的缓解作用，为发作期的治标药。病情缓解，哮喘不发时，投以益气补肾之参蛤散，为治本之法；同用化痰止咳、润肺平喘之川贝母、珍珠粉及活血化瘀之川三七，为治标之举。这样标本兼顾，长期服用，能防止哮喘病的复发。

●**案 2** 杨某，男。1975 年 3 月 4 日初诊。

病史：有支气管哮喘史 5 年，四季均发作，尤以秋冬为甚。一天中以下半夜及拂晓哮喘加剧，痰黄而不易咯出，口干，胸闷，二便如常。舌苔黄，脉细。病乃本虚标实，根据"未发时以扶正为主，既发时以攻邪为主"的原则，拟祛痰宣肺平喘以治其标。

处方：沙参 15g，冬瓜仁 15g，苏子 9g，白芥子 9g，苦杏仁 9g，瓜蒌仁 9g，黄芩 9g，枇杷叶 9g，川贝 6g，细辛 4.5g。

3月21日二诊：服上药半个月后，诸症未见明显好转。仍气喘，咽痒，痰多而不易咯出，痰色黄白，舌苔黄白相兼，脉细弱。仍以治标为主，兼顾治本。

处方：上方加补肾之核桃肉、钟乳石各15g，并加服济生肾气丸，每服6g，日服2次。

3月23日三诊：上药服3剂后，略见效验，标证缓解。肾气虚损，以补纳肾气兼佐化痰降逆，以达标本兼顾。

处方一：党参24g，炒莱菔子15g，钟乳石15g，胡桃仁15g，玉竹15g，天竹黄9g，苦杏仁9g，川贝母9g，瓜蒌仁9g，罗汉果1粒，沉香4.5g。

处方二：金匮肾气丸9g，日服2次。

处方三：胎盘粉60g，川贝母15g，蛤蚧1对，麝香0.3g，合研细末，每服3g。在发作时，每4小时服1次，开水送下。

4月8日四诊：上药服10日后，各种症状均见改善，喘减八九，但阴津耗伤，乃以三诊处方二、处方三，以培补下元，摄纳肾气，并予蜜冬花、蜜紫菀、蜜兜铃、白果各9g，水煎代茶，以滋养肺阴，达肺肾同治而巩固疗效。

原按： 本病例哮喘之疾虽时间不长，但发作频繁，始终难以控制其复发，盛老先用治标，后转而标本兼治，既利肺气，又注意补肾纳气，双管齐下，才获其效。最后以培补下元，摄纳肾气而收功。

点睛：六神丸·补肾

参考文献

王长荣.中国百年百名中医临床家丛书·盛国荣，北京：中国中医药出版社，2000.

孙恩泽

编者按：孙恩泽（1941—），黑龙江省中医研究院主任医师。孙氏在哮喘诊治上重视肺与肝的关系，常用清肝、疏肝、养肝之法，可供临床参考。

孙氏认为，哮喘发作期首要治肺，再分寒热，宣肺化痰，积极改善肺功能。主用麻黄，寒哮配桂枝，热哮用石膏，清肺用桑白皮，下气配葶苈子，化痰定喘用射干。特别以麻黄之辛散与地龙之咸降调节肺之开合，松弛支气管平滑肌，缓解支气管痉挛以达到平喘作用。

孙氏在哮病的发病机理上重视肝木与肺金的关系，认为慢性反复发作之肺系疾病，是因肺金虚而受肝木反侮而致，需在治疗肺、脾、肾三脏的基础上配合清肝、疏肝、养肝之法。

1. 哮喘伴头胀眩晕、目赤口苦、舌红苔黄、脉弦滑者，辨为肝胆火旺、木火刑金、肺失清肃证。施以清肝平喘法，药用瓜蒌、杏仁、桑白皮、麻黄、连翘、山栀等。

2. 哮喘伴胁胀不舒、胸脘胀闷、苔薄、脉弦者，辨为肝失条达、气机郁滞、肺失宣降证。施以疏肝平喘法，药用香附、郁金、苏子、枳壳、白芍、麻黄、紫菀等。

3. 哮喘伴口燥咽干、胸胁不舒、脉细数者，辨为肝阴不足、燥气上逆证。施以养肝平喘法，药用沙参、杏仁、玄参、地骨皮、女贞子、麻黄、紫菀等。

至于哮病缓解期则以固本为要，肺肾同调。

医案举例

那某，女，46 岁。1998 年 7 月 20 日初诊。

病史：哮喘反复发作 3 年，每因气候变化及情志不遂而发作。静点氨茶碱及激素类不缓解，用异丙肾上腺素喷雾吸入，仅能缓解数分钟。近日因恼怒而症状加重：哮喘持续发作，入夜尤甚，呼吸急促，咳喘不已，痰少色白，汗出不已，不能平卧，胁肋不舒，纳呆嗳气，舌质淡，苔白微腻，脉弦细。

处方：柴胡 20g，枳实 25g，青皮 20g，白果 20g，麻黄 15g，射干 20g，地龙 20g，郁金 25g，龙骨 25g，牡蛎 25g，贝母 15g，海浮石 20g。

效果：服药 7 剂后，哮喘渐平，胸胁转舒。汗止，已能平卧，药已对症，宗法调理而愈。

点睛：从肝与肺关系着手治哮喘

参考文献

杨质秀，刘姝.孙恩泽治疗支气管哮喘的经验.黑龙江中医药，1999，28（4）：22-23.

孙谨臣

编者按： 孙谨臣（1885—1973），江苏仪征儿科名医。其哲嗣孙浩主任医师曾总结其治疗哮喘经验为宣肺、通腑、补肾三法。此外，孙氏善用干姜治疗寒喘，颇有心得。

1. 宣肺以疏其表

孙氏认为："哮喘因外感而发者，其病在表，不必定喘，只须发散，发散则表邪尽去，而哮喘自平矣。"治法以宣肺解表为主，常用的有温宣法和清宣法两种。

2. 通腑以降其痰

孙氏尝谓："肺主肃降，功能在于贯通六腑，六腑赖肺气以降之，肺气降则六腑之气皆通；肺气又赖六腑以通之，六腑通则肺气亦降，是以六腑惟以通为用，肺气亦以降为和也。"故他对小儿哮喘之因于肺失肃降，痰阻气道，其气上壅而致者，多主张运用通腑法以肃肺气而降顽痰，使喘逆自平。他又云："小儿如新生雏犊，脏腑娇嫩，纵是实证，亦非大实，且小儿病理变化易虚易实，尤须注意通腑而不伤其元气。"

3. 补肾以固其本

小儿哮喘之因于风、痰者易治，因于脾肾虚者难医。对因虚而致之哮喘，虽属急性发作，但并无表证，不必从肺论治，因此类患儿多属先天不足，肾气（阳）虚弱。

4. 干姜治寒喘经验

小儿寒喘多因风寒外感而发，孙氏擅用干姜温通肺气，肺气降，则喘哮亦平矣。

医案举例

●**案 1**　赵某，女，2 岁。

初诊：哮喘由感寒而发，两日来，始则畏寒发热、无汗、鼻流清涕、咳嗽气粗，继则哮喘发作伴有痰声、喘甚时面色青滞、唇口紫绀、舌苔白厚、指纹晦暗不明。证属风寒外束，肺失宣合，痰气交阻，上壅气道。治以宣肺解表，利气化痰。

处方：苏叶 4.5g，淡豆豉 4.5g，法半夏 4.5g，防风 3g，前胡 3g，杏仁 3g，薄荷（后下）2.4g，炒枳壳 2.4g，薄橘红 2.4g，桔梗 2.4g，葱管 3 支，薄姜 1 片。1 剂。服后温覆取汗。

二诊：药后汗出溱溱，寒热尽退，哮喘已平，惟咳嗽未止，伴有痰声。肺气已见疏宣，痰浊滞留未化。原方去解表药加化痰药主之。

处方：炒枳壳 2.4g，薄橘红 2.4g，桔梗 2.4g，甘草 3g，郁金 3g，杏仁 3g，炒蒌皮 3g，大贝母 3g，法半夏 4.5g，茯苓 6g。2 剂。

三诊：咳痰均减，气息平和。原方去枳壳、橘红，加米炒太子参、茯苓、炒苡仁各 6g，连服 2 剂而愈。

原按：外感而发之哮喘，常投以宣肺解表之剂，极少使用定喘降气之品。用药轻清如羽，取上浮宣发之性，以疏利上焦之气。方虽平淡，每获效机。况小儿肺常不足，又宜宣而不耗气为上。

●**案 2**　费某，男，2 岁半。

初诊：形体肥胖，蕴有痰湿，呼吸常伴痰鸣。近因感受外邪，温温发热，咳嗽哮喘，声如拽锯，甚则咳呕黏痰，腹胀，舌红，苔薄黄，指纹晦暗不明。证属肺失肃降，痰阻气道。取通腑法以肃肺气，肺气降则痰亦下行矣。

处方：郁李仁 4.5g，瓜蒌仁 4.5g，杏仁 4.5g，制半夏 4.5g，枳壳 3g，淡竹茹 3g。1 剂。煎汤送服礞石滚痰丸（研碎）2.4g。

二诊：药后频转矢气，旋解溏便少许，腹胀已消，痰声亦敛，咳喘顿平。显系腑气已通，肺气亦降。肺主气之宣降，能降自亦能宣，故又收汗出热退之效。素有痰湿，脾虚欠运，理宜缓则治本，重在健脾，稍佐益肾。

处方：米炒太子参6g，茯苓6g，炒白术6g，制半夏3g，覆盆子3g，山萸肉3g，炒苍术3g，甘草2.4g，陈皮2.4g。连服5剂。继以八珍糕调理一月，经随访数年，未再复发。

原按：就本病常法而言，在用药时应考虑到宣中有降，降中有宣。但表邪束肺，应以"宣"为主，宣则腠理疏泄，邪从汗解，肺气相应通调；若顽痰阻塞气道，当以"通"为主，通则痰浊下行，肺气随之宣畅。

●**案3** 王某，男，6岁。

初诊：两年前，常在季节转换或气候变化时发生哮喘。迩来又急性发作。诊见儿体孱弱，面灰不泽，眼睑轻度浮肿，精神萎顿，入寐即寤，手足欠温。哮鸲之声达于户外，吸气时喉中如水鸡声，干咳无痰，纳食不馨，大便多溏，舌胖嫩，苔薄白，脉沉细，此肾虚不纳之候也。急宜补肾固本，勿拘"急则治肺"之说而因循误事。

处方：紫河车9g，坎炁9g，煅龙骨9g，五味子6g，炙甘草6g，制黄精6g，鹿角霜3g，野山参3g，制附片1.5g，肉桂1.5g。共研极细末，1次6g，每日3次，开水调服，3日服完。

二诊：药后哮喘显著减轻，精神转振，寐时安适，纳有增加，咳嗽较疏，略有鸲声。守方月余，日渐平复。经随访年余，未见复发，且儿体已日趋健壮矣。

原按：本例在于先天不足，肾虚不纳。故运用紫河车、鹿角霜等血肉有情之品温补元阳，加入参、草、黄精等大补元气，少伍桂、附以鼓舞阳气，五味子、龙骨以收摄肾气还纳命门。此方虽补，但补而不骤，温而不烈，无滋腻燥热之弊。小儿稚阳未充，用此类药物又有扶阳助长之功。笔者（编者按：应指孙浩先生）曾用此方酌情加量治疗成人支气管哮喘3例（一例合并肺气肿),均获得不同程度的缓解。其中 2 例缓解后,两年未发。

编者按: 此案哮喘急性发作,而不从肺治,纯用补肾之剂取得显著效果,说明不拘常规、辨证论治的重要性。

●**案 4** 孙某,男,1 岁半。

初诊: 金风送爽,儿感新凉,继寒战发热之后,突生哮喘。诊见面、唇发青,呼吸急促,声如拽锯,舌淡,苔白厚腻,脉浮数。证属风寒束肺,痰阻气道,治以宣肃肺气,化痰平喘。

处方: 苏叶 6g,苏子 3g,防风 4.5g,淡豆豉 6g,杏仁泥 4.5g,橘红 3g,淡干姜 2.4g,制半夏 4.5g,金沸草(包煎)4.5g,生甘草 2.4g。1 剂。

二诊: 药后身得润汗,发热恶寒均解,喘哮顿平,面唇由青紫转为红活,厚苔已化,予资生健脾丸、枇杷膏健脾清肺。

原按: 治小儿寒喘,必用干姜。如某小儿喘兼风寒表证,用葱豉桔梗等药治疗,其中淡豆豉一味三钱,药肆误为淡干姜配出,药煎成后,儿母喂之,药一入口,即见患儿摇头吐舌,哭闹异常,儿母欲知其异,乃亲口尝药,觉其味辛辣,难以下咽,随持药罐、处方来寓所询问,经检点所煎之药,方知淡豆豉被司药误为淡干姜配出。急趋视儿,迨至其家,儿已喘息顿平,安然入睡矣。如斯重症,1 剂而安,悟干姜有温通肺气之力,肺气通降而不上逆,则喘哮自平。以此获得经验,尔后凡小儿寒喘,辄投此药无不立应。

编者按: 此案按语道出孙氏善用干姜治寒喘经验得来之由,真可谓阴差阳错、因祸得福。

点睛: 宣肺·通腑·补肾·干姜

参考文献

孙浩.孙谨臣儿科集验录.北京:人民军医出版社,2013.

孙幼立

编者按：孙幼立（1921—），宁波名医范文虎弟子，余姚市名老中医。孙氏自拟"蝉衣合剂"，重用蝉衣18g治疗咳嗽变异性哮喘，取得良好效果。

孙氏针对咳嗽变异性哮喘，创立"蝉衣合剂"。他提出本病与体虚（肺脾肾虚）、外感（冷风、异味气体等）、情志变化关系密切；而风邪为本病发生、发展和演变过程中主要致病因素之一，故疏风宣肺、解痉止咳是主要治法。"蝉衣合剂"重用蝉衣18g，配僵蚕、地龙祛风解痉，桔梗、甘草、杏仁、贝母、百部宣肺止咳，枳壳理气解痉，木蝴蝶利咽止咳，加蜈蚣、蛇类、全蝎等平肝息风。现代药理研究表明：蝉衣、僵蚕、地龙、蜈蚣等祛风虫类药可提高免疫功能，降低机体对过敏因素的应激反应，拮抗组胺，抗过敏性炎症，舒张肺小气道痉挛等作用。

医案举例

● **案1**　徐某，男，44岁。2009年12月7日初诊。

病史：患者反复咳嗽2年，时轻时重，多次使用抗生素治疗无效。经用支气管扩张剂可获缓解。1周前患者又因受凉导致咳嗽再次发作。于当地医院西医处理未缓解，故来诊。顷诊：咳嗽频作，夜间加重，受风后则咳嗽加重，伴气紧，无痰，舌质偏紫，苔薄，脉细滑。肺部CT示两肺纹理增粗，血常规提示白细胞7.8×10^9/L，中性粒细胞68%，淋巴细胞27%。西医诊断：咳嗽变异性哮喘。中医辨证：风寒袭肺。治法：疏风散寒，解痉止咳。方拟蝉衣合剂加减。

方药：蝉衣18g，制僵蚕10g，桔梗10g，炙甘草6g，杏仁

10g，浙贝12g，百部12g，地龙12g，全蝎5g，蜈蚣2条，炙麻黄6g，桂枝10g，干姜9g，枳壳12g，木蝴蝶10g，7剂。

12月14日二诊：咳嗽明显减轻，咽痒、气紧消失，舌质淡，苔薄，脉细。仍拟蝉衣合剂疏风宣肺，原方再投7剂。

12月21日三诊：咳嗽消失，无明显其他不适，舌质淡，苔薄，脉细。原方再加服7剂以巩固疗效。

患者于12月28日复诊，咳嗽未发。

●案2　张某，男，49岁。2009年7月7日初诊。

病史：患者反复咳嗽2年余，每1～2个月发作1次，多因气候变化或嗅刺激性气味而诱发，多次使用抗生素治疗无效，服用支气管扩张剂常可缓解。3天前又因受到寒凉刺激，咳嗽再次发作，遂来就诊。顷诊：刺激性咳嗽频作，夜间尤甚，遇风也甚；伴鼻塞，喷嚏，畏寒，舌质偏淡，苔薄白，脉细滑。双肺听诊呼吸音粗，未闻及干湿啰音。胸片示肺纹理稍增粗。查血常规：白细胞5.2×10^9/L，中性粒细胞64.1%。西医诊断：咳嗽变异性哮喘。中医辨证为风寒束肺。治拟祛风宣肺，解痉止咳。方用蝉衣合剂加味治疗。

方药：蝉衣18g，制僵蚕10g，桔梗10g，炙甘草6g，杏仁10g，浙贝12g，百部12g，地龙12g，枳壳12g，全蝎5g，蜈蚣2条，炙麻黄5g，桂枝5g，干姜6g，炙甘草6g，枳壳12g，木蝴蝶10g。

服药7剂后，患者咳嗽明显减轻，咳痰减少，色白清稀，不发热，微恶寒，自汗气短，舌淡，脉细。上方去桂枝、干姜、杏仁，加党参15g，炒白术10g，防风10g。续服10剂后，患者诸症皆除，随访6个月未发。

点睛：蝉衣合剂

参考文献

俞承烈.老医秘验：范文虎传人孙幼立 70 年临证经验集.北京：中国中医药出版社，2015.

谭日强

编者按：谭日强（1913—1995），教授，曾任湖南中医学院（现为湖南中医药大学）副院长。《谭日强 周汉清医案精华》一书记录了谭氏治疗支气管哮喘的医案两则。

案一病机为寒邪郁肺，治以散寒涤饮，宣肺平喘，发作时用射干麻黄汤治其标，休止时用参桂鹿茸丸固其本，调理一个冬季，5年未发。案二症见胸满烦躁，咳痰黄稠，呼吸不利，喉间有哮鸣音，口渴苔黄，脉象浮数。曾用定喘汤，虽咳痰转清，但哮喘仍发，改投厚朴麻黄汤，服三剂而咳喘均止。定喘汤与厚朴麻黄汤均为清肺化痰平喘方剂，何以后者取效更佳？原按语的解释是："此案前可辨为饮邪郁久化热之热哮，故先用定喘汤以清热平喘，哮喘之人素体久虚，膈有胶固之痰，故其后哮喘仍发，可投厚朴麻黄汤以祛邪固卫兼顾中焦以化饮之源。"读来难以让人信服。我的推测是：无他，厚朴麻黄汤组方更合理、药力更甚而已，不必作牵强解释。此案摘录于下。

李某，男，13岁。

病史：患支气管哮喘，发作时胸满烦躁，咳痰黄稠，呼吸不利，喉间有哮鸣音，口渴苔黄，脉象浮数，曾用定喘汤，咳痰转清，哮喘仍发。

辨证：饮郁化热，塞迫气道。

治法：宣肺利气，清热化饮。

处方：厚朴10g，麻黄3g，杏仁10g，生石膏10g，法夏10g，干姜3g，细辛1.5g，五味子5g，小麦10g。

服三剂，咳喘均止。

点睛：**厚朴麻黄汤**

参考文献

刘朝圣，何清湖，周利峰.谭日强 周汉清医案精华.北京：人民卫生出版社，2016.

屠金城

编者按： 屠金城（1923—2003），主任医师、教授，曾任北京中医药大学附属护国寺中医医院名誉院长，是首批全国老中医药专家学术经验继承工作指导老师。屠氏治哮喘主张以祛邪为主，所选医案病机为热入营血，采用透热转气之法取得较好效果，可供参考。

屠氏根据临床观察认为，哮喘病 13 岁以下，大多表现为实证，如食火、外感等；50 岁以下，大多表现虚中夹实，如阴虚温热、阴虚痰热等；50 岁以上，大多表现阴损及阳的阳虚水泛等。治疗上以祛邪为主，认为不可过早补虚，以免闭门留寇。

医案举例

罗某，男，21 岁。主诉：喘咳 15 年。

病史： 每逢春季发作，每月发作 1 ～ 2 次，每次持续 1 ～ 2 周。至冬季感寒即喘，夜间喘促不能平卧，甚则白日也不间断。曾用激素、氨茶碱、脱敏等疗法以及中药，只能缓解当时。现症喘促咳嗽，胸憋气短，心悸自汗，不得平卧，咳吐大量白色黏痰，口干纳呆，便秘溲赤。舌质淡红，苔薄白，脉象沉细。

诊断： 支气管哮喘、肺气肿。

辨证： 气阴两伤，邪热闭肺，失于清肃。

治法： 益气养阴，清热化痰，宣肺定喘。

处方： 麻黄 3g，杏仁泥（后入）10g，生石膏（先煎）24g，大瓜蒌 15g，苏梗 9g，苏子 9g，川贝面（冲）6g，北沙参 12g，生藕节 24g，苦梗 9g，盐知母 9g，制白前 12g，清半夏 12g，润元参 12g，4 剂。

二诊：药后哮喘渐平，唯痰仍多。

处方：上方加天竺黄 9g，旋覆花（包煎）9g，4 剂。

三诊：药后哮喘渐减，时有胸憋如刺，痰色黄红且稠，时有血丝，五心烦热，咽痒口干，颧红盗汗。证属余热未清，热入营血。拟透热转气，清营凉血。

处方：鲜芦根 30g，鲜茅根 30g，青蒿 9g，青连翘 12g，金银花 12g，润元参 12g，焦栀子 9g，粉丹皮 10g，地骨皮 15g，胆南星 6g，大生地 15g，野百合 15g，桃仁 9g，红花 9g，莲子心 6g，生薏仁 15g，大瓜蒌 30g，生石膏（先煎）30g，3 剂。

四诊：药后胸憋稍减，颧红盗汗、五心烦热减轻，唯痰中带血丝不除。

处方：上方减青蒿、地骨皮、金银花，加白花蛇草 15g，仙鹤草 15g，二蓟炭 15g，棕榈炭 15g。4 剂。

五诊：药后痰中带血好转，4 天中只有 1 次痰中带粉红，余症皆轻，上方再进 3 剂而康。

点睛：热入营血

参考文献

金宇安，屠莲如.屠金城临床经验集粹.北京：中国中医药出版社，1994.

屠揆先

编者按： 屠揆先（1916—），主任医师，江苏省名老中医，曾任常州市中医院副院长、中华全国中医学会理事等职。屠氏治疗哮喘持续发作的患者，运用人参、麻黄、罂粟壳等治疗，遇哮喘危象则急投人参四逆汤，是很有价值的临床经验。

屠氏诊治哮喘有以下观点与经验：

1. 尽管哮喘发作时为实证，但应考虑到本病之所以反复发作和常用平喘化痰药物不能根治，必然有内脏功能虚衰的方面。也就是说，哮喘病人的共性是正虚。屠氏认为，凡哮喘获得根治的，多是在缓解期持续用补虚方法取得成功的。

2. 一些哮喘发作持续不解的患者，屠氏常选用人参定喘汤（人参、麻黄、阿胶、半夏、麻黄、罂粟壳、甘草、桑白皮）。方中人参、麻黄、罂粟壳不能减去一味，其中麻黄与罂粟壳等量。如属寒喘，去阿胶、桑白皮，加干姜、桂枝。如属热喘，加生石膏、苦杏仁。亦有部分病人年老体弱，在哮喘严重时，可发生危险。征象是头面、四肢冷汗淋漓，脉象转为细数无力或沉细，这时要提高警惕，须急投人参四逆汤（人参、干姜、甘草、附子）。特别要加重人参、甘草的用量，人参一日量可用30g。

3. 哮喘缓解期治疗以补肺肾为主。一般服补药须持续服半年以上，方能奏效。另外，有先天不足者，可服紫河车粉，每日3次，每次3g，开水送服。

点睛：重视正虚·人参定喘汤·人参四逆汤·人参·罂粟壳·紫河车

参考文献

刘弼臣，杜昌华，屠揆先，等.支气管哮喘证治.中医药研究,1987(5): 2–5.

王伯岳

编者按： 王伯岳（1912—1987），著名中医儿科学家，曾任中国中医研究院研究员、中华中医药学会儿科分会首届会长。王氏提出哮喘急性发作稍缓呈痰喘状态的观点，并分型论治，可供临床参考。

王氏将哮喘发作期分风热、风寒两型，风热型以麻杏甘石汤加味，风寒哮喘以小青龙汤加味。急性发作稍缓，呈痰喘状态，又分肺虚、脾虚、肾虚三型，肺虚者治以尊生定喘汤加减（炙紫菀、葶苈子、紫苏子、五味子、法半夏、橘红、厚朴、苦杏仁、茯苓、甘草），脾虚者用益气定喘汤加减（党参、黄芪、茯苓、白术、炙紫菀、银杏仁、橘红、甘草），肾虚者拟育阴定喘汤加减（制首乌、五味子、海浮石、炙紫菀、款冬花、补骨脂、麦冬、海蛤粉、甘草）。平喘以后的调理，小儿要着重补脾，习用清肺养脾汤（南北沙参、白术、天麦冬、茯苓、山药、莲子肉、橘红、桔梗、甘草）。

医案举例

陈某，女，11岁。1980年6月23日初诊。

病史： 患儿哮喘反复发作两年余。此次发作于半个月前。经服中药14剂，喘平，咳轻，睡眠、饮食均可，舌淡红，苔白、中根部微黄而腻，有齿痕，脉濡缓。

辨治： 本例患儿虽服药后症见缓解，但病情尚属不稳定阶段，若略感风寒，仍有可能再发咳喘痰多等症。因此，哮喘缓解后，治疗原则以扶正为主，如何掌握应用，还应根据具体情况具体分析。本例治疗仍本前法，治以清肺气、化痰湿，亦即扶正之意。

处方：法半夏 9g，橘红 9g，茯苓 9g，炙紫菀 9g，款冬花 9g，百部 9g，知母 9g，杏仁泥 9g，苦桔梗 9g，甘草 3g，桑白皮 9g，海蛤粉 10g。

二诊：服上药 9 剂，诸症悉平。效不更方，继以温化痰湿，清补肺气为主。方用紫菀定喘汤，取其药味平和，加海蛤粉，有祛痰之功而又不腻。

处方：炙紫菀 10g，款冬花 10g，杏仁 9g，陈皮 9g，云茯苓 10g，苡仁 15g，太子参 10g，黄芩 10g，炒扁豆 10g，海蛤粉 10g，百部 10g，甘草 3g。

上药续服 8 剂而愈。

点睛：尊生定喘汤·益气定喘汤·育阴定喘汤·清肺养脾汤

参考文献

朱锦善，王学清，路瑜.王伯岳医学全集.北京：中国中医药出版社，2012.

王传吉

编者按：王传吉（1924—），主任医师，山东省立医院中医科创始人之一，精研儿科，善治哮喘。王氏治疗小儿哮喘时，针对急性发作期与缓解期有两个自拟方，可供读者参考。

1. 哮喘发作期

自拟平喘化痰汤，药用麻黄、橘红、杏仁、半夏、白果、地龙、射干、赤芍、甘草。

2. 哮喘缓解期

自拟益肺运脾汤，药用黄芪、白术、防风、橘红、杏仁、海浮石、山楂、甘草（另一篇文献中，此方无山楂，而有乌贼骨、鸡内金两味）。

据报道，王氏1991年5月—1992年5月治疗小儿哮喘114例，总有效率达96.5%，患儿程度越轻，治疗效果越好。

医案举例

王某，男，6岁半。

病史：患哮喘2年，每月必作，今晨起喷嚏、喉痒，平素食欲不振，神疲乏力，面色㿠白，毛发憔悴，汗出恶心，夜寐易惊，舌淡苔薄，脉濡细，双肺散在哮鸣音。证属肺脾虚弱，欲作哮喘。治当益肺运脾，佐以化痰法。方拟益肺运脾汤加减。

处方：黄芪20g，防风10g，白术5g，橘红5g，杏仁10g，海浮石12g，山楂12g，甘草5g。

服药2剂后自觉症状减轻，连进6剂后哮鸣音消失，诸症告愈，随访半年未见复发。

点睛：平喘化痰汤·益肺运脾汤

参考文献

［1］李安源.王传吉治疗小儿哮喘的经验.中医杂志，1995，36（9）：525-526.

［2］李安源.王传吉治疗小儿哮喘114例经验总结.江苏中医，1993，14（4）：8-9.

王怀义

编者按：王怀义，山西省老中医，对王清任《医林改错》颇有研究，治疗哮喘擅用王氏血府逐瘀汤。

王氏宗叶天士"久病入络"说，治久病年深、诸常法不效，而出现咳逆胸满、胸痛如刺，或经期前后哮喘严重发作者，以活血化瘀与降气平喘之剂同用，取效甚验。

医案举例

●**案 1**　孟某，女。

病史：患过敏性哮喘五月有余。询其喘作之状，哮发则胸高吸短，甚则咳逆倚息，彻夜难卧，喉有哮鸣，早晚必作；哮止则若常人。查其舌色红赤而暗，苔白而润，脉沉而涩。投以血府逐瘀汤加祛风平喘之品。

处方：赤芍 10g，桃仁 10g，当归 10g，红花 10g，枳壳 10g，柴胡 10g，川芎 8g，桔梗 10g，麻黄 10g，荆芥 10g，防风 10g，苏子 10g，甘草 8g。

3 剂喘平能卧，月经即潮，继服 6 剂，至今喘未再作。

●**案 2**　刘某，男，51 岁。

病史：气喘心慌，时发时止 6 年，1 周来病情加重。询其病作之时，胸满气短，呼吸困难，喉中有痰哮声，过后又如常人。舌苔厚腻，脉细。西医诊为支气管哮喘，病属肺实肾虚。

先予麻杏石甘汤加苏子、白果、莱菔子、桑皮、陈皮、半夏、沙参治之，病无进退，改予血府逐瘀汤加赭石、苏子、紫菀治之，间服耳聋左磁丸益肾纳气。3 剂后病大减，6 剂喘止。追访 3 年咳喘未作。

原按: 窃思王清任血府逐瘀汤主治胸中血府血瘀之证, 肺亦在胸中。案 1 用麻黄、苏子、荆芥祛风、宣降肺气之药加于血府逐瘀汤中, 血活风去, 瘀去气降, 喘逆自平。案 2 久病肺实肾虚, 乃化中有补, 有升有降, 血活气降, 而喘息不作, 可见降气可以平喘, 化瘀亦可平喘, 哮喘病久从瘀治, 实一法也, 不可不知。

点睛: 久病入络·血府逐瘀汤

参考文献

孙继芬.黄河医话.北京: 北京科学技术出版社, 1996.

王会仍

编者按：王会仍（1938—），浙江省中医院主任医师，是浙江省名中医、第二批全国老中医药专家学术经验继承工作指导老师。王氏善治呼吸系统疾病，他对哮喘的诊治和用药，既有与前贤相似的看法，也有自己的经验，现择要介绍如下。

1. 哮喘分寒热。热哮以定喘汤加减，常用药物：白果、麻黄、黄芩、桑白皮、炙款冬花、杏仁、七叶一枝花、老鹳草、羊乳、丹皮等。

2. 麻黄是治疗哮喘常用药，但对于高血压、快速型心律失常或年高体弱者，可用黄荆子代替。黄荆子能行气祛风、降痰平喘，有类似麻黄之作用，而无麻黄之弊端，常用12g。

3. 哮喘发作时多表现为虚实错杂之候，若一味投以宣肺化痰、降气平喘之剂，虽症状暂时可除，但药力过后，诸症复萌，疗效不易巩固。因此，必须在祛邪同时酌加扶正之品，如黄芪、太子参、广地龙、仙灵脾等，以促进病情尽快恢复。急性期缓解后，由于宿根伏邪留恋，应在扶正固本的同时，适当加用宣肺、清肺、化痰等祛邪药物，如桑白皮、金银花、七叶一枝花、云雾草等，以奏邪去正安之效。

4. 哮喘无论发作期，还是缓解期，王氏都力倡加入活血化瘀之品，主张气、痰、瘀同治。常用黄芪、党参、甘草、白术、陈皮、降香、香橼皮等益气理气之品，并与当归、川芎、丹参、赤芍等养血活血药物进行配伍。

5. 使用虫类药如地龙、蝉蜕、僵蚕、蛤蚧等，能祛风镇痉，有助于加强疏通气道壅塞及血脉痹阻，抗过敏，缓解支气管痉挛作用，从而达到平喘目的。但僵蚕、蜈蚣有燥血伤阴之弊，宜中病即止，不可久用。

6. 王氏治哮喘不忘保持腑气的通畅，尤其是痰热壅肺而腑气不通的实证哮喘，适当加入通腑泄热或润肠通便之药，如瓜蒌仁、桃仁、大黄、枳壳等药以通腑降气平喘。

7. 女性，特别是经期前后发作的患者，因其以血为本的生理特点，治疗时应配伍一些养血活血之品，如当归、赤芍等。尤其是当归，本身具有止咳逆上气之功效，用之甚妙。

8. 肺气痹阻或郁怒伤肝，肝气上逆于肺而发哮喘者，佐以疏肝解郁、安神定志的药物，如柴胡、白蒺藜、远志、合欢皮、石菖蒲、夜交藤等，往往能使之神定气顺，止喘于顷刻之间。

点睛：黄荆子可替代麻黄·扶正祛邪兼治·气、痰、瘀同治·通腑平喘

参考文献

骆仙芳，蔡宛如 . 王会仍辨治支气管哮喘的经验 . 浙江中医杂志，1999，34（4）：147–148.

王 烈

编者按：王烈（1930—），长春中医药大学附属医院终身教授，并任中华中医药学会儿科分会名誉会长、中国中医药高等教育学会儿科教学研究会名誉理事长、世界中医药联合会儿科分会名誉会长，是第一至第五批全国老中医药专家学术经验继承工作指导老师，第三届国医大师。著有《婴童哮论》《婴童医论》《婴童肺论》《婴童启言》等专著。

王氏提出小儿哮喘应分发作期、缓解期及恢复期三期论治。发作时重视活血化瘀，理气除痰；缓解期以除痰为要；恢复期重在治本断根。

王氏长期从事儿科临床工作，早在 20 世纪 80 年代即观察了上千例小儿哮喘患者，他认为本病的发病与气虚、血瘀、痰积有关。气虚易罹外感，受邪后肺气失调，血行不畅而瘀于肺，又导致痰积，故气虚为本病的病理基础，瘀、痰的形成为发作的病理机制。

王氏提出，小儿哮喘分三期。

1. 发作期：气血痰壅塞，自拟"小儿止哮汤"。组成为：地龙 15g，露蜂房 10g，川芎 15g，侧柏叶 15g，白鲜皮 15g，僵蚕 10g，射干 10g，黄芩 15g，苏子 15g，刘寄奴 10g。此方除有活血化瘀、理气除痰之效外，白鲜皮、黄芩、射干抗感染、脱敏，地龙、侧柏叶、露蜂房等可减缓发作时气管痉挛。曾统计 200 例幼儿哮喘，发作时服用此方为主，多数病例于服药 4 日缓解，8 日稳定，效果比定喘汤为优。

编者按：王氏从事儿科临床 60 余年，其经验与学术也在不断发展，故"小儿止哮汤"在他乃至其弟子的文章中不完全相同。这里选用的是孟宪武等1988年发表的论文《小儿哮喘证治新律》。在李宏伟1998年发表的《王烈治疗小儿哮喘的经验与新药研究》一文中，本方组成则为：苏子、地龙、前胡、白屈菜、川芎、苦参、白鲜皮、刘寄奴、黄芩。在王氏本人近年的专著《婴童厄言》里，有两处涉及小儿止哮汤，一处提及止哮方，组成与1988年方差两味，即无蜂房、侧柏叶，而有前胡、杏仁；另一处则言及小儿哮喘发作期基本方，与1988年方组成完全一致，差别在剂量上。这两处虽未明言小儿止哮汤，但实际所述应该就是此方。

2. 缓解期：此期虽不喘，但痰多未消除，王氏认为此时主要矛盾为痰盛，治疗上当分虚实。虚痰多用益气化痰之法，方由党参、苏子、法半夏、橘红、茯苓、芡实、牡蛎组成；实痰采用降气化痰之法，方由苏子、前胡、地龙、葶苈子、法半夏、射干、浮海石组成。随证加减，10天为1个疗程。在治疗上，无论是用清肺降气化痰法，还是益气健脾除痰法，始终强调此阶段在除痰的同时，应注意行气、活血，故多选用川芎、当归、莱菔子、沙参、枳壳等行气、活血较柔和之品，随证加减，多数病例用药后1～2周痰去咳止，双肺痰鸣音消失。

3. 恢复期：以防哮为主，此时多见血瘀气壅痰塞改善而呈气虚表现。临证虽然平和如常，但本仍虚，易在感寒伤热等多种因素影响下使哮喘复发，治宜活血化瘀益气，自拟"小儿防哮汤"，组成：黄芪、熟地、当归、人参、女贞子、补骨脂、薏苡仁、玉竹、五味子、山药、牡蛎等。其中人参一味，可用太子参取代，并宜稍事化瘀。全方有调阴阳，和气血，健脾肾，益气固本之功。王氏强调，此期应坚持服药4周。

编者按：王氏近年出版的专著《婴童厄言》里，赞扬冬虫夏草的防哮效果。此品配黄芪，是其后期防哮汤的主药。该书的防哮方药为：黄芪、冬虫夏草、玉竹、五味子、女贞子、补骨脂、太子参、大枣、佛手。此外，该书还提及灵芝防治哮喘有良好效果。

此外，王氏尚有顽哮治以血府逐瘀汤的验案。他认为"久病多瘀"，顽哮不仅血瘀而且气也不顺，血府逐瘀汤不仅活血化瘀而且调气，故可取得良好效果。

医案举例

患儿，男，7岁。1983年11月4日初诊。

病史：该患幼时罹哮，至今5年。历年皆犯，发则需月余方解。近2年来，每年约发作2～3次。此次受凉后起病，当时症见哮吼，日夜不宁，尤以活动后气喘为甚，病后不发热，但伴有咳嗽，痰多。饮食尚可，夜卧不实，大便软，小便黄。检查所见：神疲，面色红，口唇青，舌尖暗红。心音钝，肺部布满哮鸣音，腹软，脉沉数。X线胸透示肺透光度较强。白细胞$9×10^9$/L，中性51%，淋巴47%，嗜酸性粒细胞2%。诊断：哮喘。治用活血化瘀，理气除痰。

处方：地龙10g，露蜂房10g，川芎10g，侧柏叶10g，白鲜皮10g，僵蚕10g，射干10g，黄芩10g，苏子10g，刘寄奴10g。

经治4日，哮喘缓解，咳嗽减少，有痰，继服2剂后完全缓解，改服下方。

处方：沙参10g，川芎10g，胆星5g，侧柏叶10g，桔梗10g，苏子10g，莱菔子10g，旋覆花（包煎）10g，甘草5g。

连服8剂，诸症悉除，更用防哮汤。

处方：黄芪10g，太子参10g，当归5g，薏苡仁10g，女贞子5g，补骨脂5g，玉竹10g，五味子10g，山药10g，牡蛎15g。

连服6周，患儿状态好，体力增强，虽有外感，其哮未作。连续2年未见发病，其中发热2次，症情较轻，尽管有咳，但未见哮。

点睛：发作期化瘀·缓解期除痰·恢复期固本·小儿止哮汤·小儿防哮汤·冬虫夏草·灵芝·血府逐瘀汤

参考文献

［1］王烈，李享烈，殷志学.小儿哮喘1000例的发病学初探.中医杂志，1988，29（8）：11.

［2］孟宪武，刘玉书，李宏伟.小儿哮喘证治新律.广西中医药，1988，11（6）：24-25.

［3］原晓风，王俊琴，陈亚杰.王烈治小儿哮喘之验.吉林中医药，1991，11（5）：9.

［4］李宏伟.王烈治疗小儿哮喘的经验与新药研究.中国医药学报，1998，13（1）：29-31.

［5］单书健，陈子华.古今名医临证金鉴·咳喘肺胀卷（下）.北京：中国中医药出版社，1999.

［6］王烈.婴童厄言.北京：中国中医药出版社，2016.

王鹏飞

编者按： 王鹏飞（1911—1983），著名中医儿科学家，曾任北京儿童医院主任医师。《王鹏飞儿科临床经验选》收录其治疗小儿哮喘医案2则，主要采用清肺、降肺、敛肺、固肺（润肺）等治法相伍。王氏用药非常精炼，他的2则医案，共6诊，6张处方，而用药少则5味，最多不过7味。他用药有独到经验，如用青黛、寒水石清肺引热下行，苏子、莱菔子肃肺降逆，银杏敛肺，百合、乌梅、木瓜固肺生津。因其知药善用，故不必大量堆砌药物而取得良好效果。

医案举例

● **案1** 姜某，男，7岁。

病史：一月前因接触敌敌畏而哮喘，夜间重，不能平卧，端肩，大汗淋漓，曾服中西药，但均无效而入我院。

查体：发育营养一般，呼吸急促，轻度鼻扇，无发绀，轻度桶状胸。叩诊清音，双肺满布喘鸣音，无湿啰音，心腹正常，肝肋下1.5cm，剑下4.5cm，无叩压痛。化验：肝功能正常，白细胞14.8×10^9/L，中性粒细胞47%，嗜酸细胞17%。

辨证：肺蕴痰热，失其肃降。

立法：肃肺降逆，清化痰热。

处方：青黛3g，银杏9g，百合9g，紫菀9g，苏子6g，莱菔子6g，五倍子6g。

二诊：服上方4剂后，喘息稍见好转，但夜间仍重，依前方加减。

处方：青黛3g，银杏12g，百合9g，苏子6g，寒水石9g。

三诊：服上方 3 剂后，喘明显减轻，精神食欲好转，双肺听诊有少许喘鸣音，再服药 4 剂。

处方：青黛 3g，银杏 12g，百合 9g，莱菔子 6g，苏子 6g。

四诊：呼吸平稳，喘憋消失，带药出院。

处方：青黛 3g，银杏 12g，百合 9g，乌梅 9g，寒水石 9g。

●**案 2**　李某，女，5 岁。

病史：近一年多经常连续咳嗽，遇寒加重，反复大发作十余次，每次发作 10 ～ 20 多天。发作时咳有痰，夜间喘重。每次发作时，服西药及对症处理后好转。发病与季节饮食有关。近半月来咳喘又发作，经治疗无效而入院。

查体：精神弱，呈喘促状，但能平卧，呼吸 54 次 / 分，双肺满布哮鸣音，舌微红，薄白苔。

胸透：两肺纹理多，未见片状影，心（－）。

化验：白细胞 6.4×10^9/L，中性粒细胞 47%，嗜酸细胞 13%，单核细胞 2%。

辨证：痰阻肺络，气机不畅。

立法：护肺降逆，化痰定喘。

处方：青黛 3g，银杏 9g，百合 9g，苏子 6g，莱菔子 6g，寒水石 9g。

二诊：服上方 3 剂后，咳喘明显好转，肺部喘鸣音减少，体温正常，精神食欲均好。

处方：青黛 3g，银杏 9g，百合 9g，苏子 6g，木瓜 9g。

三诊：再服上药 4 剂后已无咳喘，双肺未听到喘鸣，住院 10 天，显著好转，出院。

点睛：清肺、降肺、敛肺、固肺·用药精炼

参考文献

北京儿童医院 . 王鹏飞儿科临床经验选 . 北京：北京出版社，1981.

王应麟

编者按： 王应麟（1939—），出生于中医世家，为著名中医儿科学家王鹏飞先生哲嗣，系第三、四、五批全国老中医药专家学术经验继承指导工作老师。王氏诊治哮喘的经验与其尊翁鹏飞先生有相似之处，但又有不同，特色似不如乃翁鲜明。

王氏治疗小儿哮喘，以急则治标、缓则治本为治则。具体治法为：化痰降气，补肺固表，健脾化痰或补肾纳气。他认为急性期主要围绕一个"痰"字，常用其经验方银苏固金止咳方与三子养亲汤合方治疗，药用：银杏、紫苏子、紫菀、葶苈子、前胡、白前、川贝、天竺黄等。缓解期，王氏以提高免疫力，增强肺、脾、肾三脏功能为根本。常以沙参、麦冬、百合、生山楂、川贝为主药养肺润肺、健脾化食，配以女贞子、墨旱莲滋补肝肾。同时在辨证施治时强调顾护脾胃，认为脾旺则痰不生，痰不生则喘不发，治宜补脾祛痰，药用：藿香、茯苓、白术、化橘红、川贝等。

医案举例

王某，男，5岁。2012年8月8日初诊。

病史：患儿受凉发热1天，体温38.5℃，现热退伴咳嗽，喘憋，喉中痰鸣，咽痛，纳差，大便干，精神弱。既往：哮喘病史，每年发作1～2次。

诊断：哮喘。

辨证：外感风寒，入里化热，痰热蕴肺，肺失宣降。

处方：银杏6g，紫苏子10g，紫菀10g，寒水石10g，前胡10g，白前10g，葶苈子10g，炙杷叶10g，天竺黄10g，胆南星

3g，莱菔子 10g。

二诊：5 剂药后，患儿喘憋大减，咳嗽减轻，仍咳，痰少。

处方：上方减寒水石、葶苈子、莱菔子、胆南星，加百部 10g，百合 10g。

原按：患儿受凉引发伏痰，蕴结于肺，肺失肃降，发为咳喘，治疗以化痰平喘为主，痰祛喘自消，复诊考虑痰热伤阴，故加百合、百部增强止咳之力并顾护肺阴。

点睛：急性期重痰·缓解期提高免疫力

参考文献

王应麟，樊蕙兰，孙明霞.王应麟家传儿科治验.北京：北京科学技术出版社，2017.

王士福

编者按：王士福（1920—2005），天津中医学院（现为天津中医药大学）教授。王氏衷中参西，他提出的探索有效药物、有效剂量，实际就是专病、专方、专药以及大剂量用药的思想，观其论述及医案，他对麻黄、地龙、五味子、鱼腥草、蝉蜕、板蓝根、苍术等药物的运用均有心得。有些药物的剂量极大，如麻黄用 30g，地龙用 120g，五味子用 60g，宜临床中尝试应用。至于他提出的大剂量频服法，有其合理性，哮喘的急症、重症治疗理当应用。

1. 探索有效药物

王氏提出，小儿哮喘多由病毒感染，如盲目用一些清热化痰止嗽、辛凉解表套方和习惯常用药，疗效不会显著。可加用板蓝根、升麻、大青叶、柴胡等抗病毒中药，以及白鲜皮、白蒺藜、葶苈子等抗过敏中药。体虚者，重用五味子 60g；有表证者，加蝉衣 20g，效果甚佳。如兼患咽炎、扁桃体炎者，患部病灶不消除，则治哮喘咳嗽必不效。王氏多年来对咽喉疾患辨证论治分 4 型：红、肿、痛、脓。咽红者，按吴鞠通银翘散法加马勃、元参；肿者，加当归、赤药；痛者，加浙贝、花粉；化脓者，加白芷、皂刺、穿山甲。此乃借用王洪绪《外科全生集》仙方活命饮之法也。

2. 探索有效剂量

王氏认为，用中药必须掌握"有效量"方可奏效，方中主药尤应达到有效量。譬如麻黄治喘，王氏体会其副作用如下：增加心率、升压、烦躁不寐，如处方配伍得当可消失。

王氏用麻黄治哮喘，一般用量为 15g，极量为 30g，且必配以地龙四五倍量。地龙具有良好止喘作用，还有退烧、降压作用；喘家兼有高血压者，用麻黄20g伍地龙90g，不会使血压升高，有时还会下降；如心率速或心律不齐者，配麦冬30g，茯苓30g，苍术30g，三药俱有抗心律不齐、减缓心率之作用；而苍术抗心律不齐有效量为30g，少则效果不显。但房颤患者忌用麻黄。

3. 大剂量分服法

王氏认为传统的中药服法，每日2～3次，对感染性疾病效果不显。他见吴鞠通《温病条辨》银翘散方后载服法云：为散六钱包，两小时一服，昼夜服。他认为，这等于西医用药，要掌握药物在血液中的浓度和消失时间，维持体内药效的一定浓度方能有疗效。遂提出大剂量分服法，即大剂量药物少量频服，以保证药物在体内维持有效浓度。

医案举例

●**案1** 患儿，男，7个月。1993年秋初诊。

病史：患者急性上感合并气管炎，住院2周治疗，用抗生素及激素，高烧已控制，但痰鸣、喘鸣不效。听诊：两肺满布痰鸣音和哮鸣音，但无湿性啰音，脉数，三关指纹正常，不发烧，腹软，二便正常。由于严重痰喘，影响吃奶。发育正常，有些消瘦。

处方：银花30g，板蓝根30g，麻黄10g，地龙60g，细辛3g，葶苈子30g，白芥子30g，紫苏子30g，瓜蒌30g，黄连15g，半夏30g，2剂。上药煎1大杯，每半小时服2小勺，昼夜服。

二诊：效不显，王氏认为此乃风寒郁闭、肺窍不宣所致。

处方：前方去银花、板蓝根之辛凉；改麻黄20g，地龙90g，2剂。服法如前。

三诊：痰鸣哮喘见小效，其他均已正常。

处方：上方改麻黄30g，地龙120g；加干姜3g，1剂，每1

刻钟服 1 小勺。

翌日来诊，其母欢喜地说："由生病至今近月余、住院 20 余日，中西药全用了，小孩气管内痰声、呼噜声一直未停过，现在一点声音都没有了。"听诊：两肺呼吸音正常，更未发生任何副作用。

王氏认为，患儿用抗生素和中药清热药过多，伤害自身抵抗能力，寒凉药使风寒郁闭、肺气不宣，故三诊用大剂麻黄，少加干姜以温宣肺气，即见显效。

●案 2   患者，男，17 岁。

病史：幼时即患支气管哮喘，每年春秋二季发作时咳喘痰鸣。今年发作严重，咳喘痰鸣，高烧不退，到某医院就诊，诊断为支气管哮喘合并肺部感染，收留住院治疗 3 周余，病愈出院。过 4 日又咳痰、咽痛、发烧，经某医院门诊治疗不效。化验检查：白细胞 18×10^9/L，中性 80%。咽红肿，体温 39.5℃。听诊：两肺满布哮鸣音及湿啰音。六脉洪大滑数，口渴欲饮，唇绛舌质红，苔黄腻，大便干燥，痰稠而黄，发热有汗不恶寒。治用大剂辛凉清温邪之热，上则重剂以宣肺之气，用苦辛通降、豁痰清热以开肺气；中用大剂白虎以清阳明气分之热邪；下用承气以通阳明热结，使邪有出路；用柴芩者，以阻邪内传之患。

处方：鱼腥草 90g，金银花 60g，板蓝根 60g，麻黄 20g，地龙 120g，生石膏 120g，知母 30g，白芥子 30g，葶苈子 30g，苏子 30g，枇杷叶 30g，紫菀 30g，黄连 20g，瓜蒌 30g，半夏 30g，枳实 20g，厚朴 30g，生大黄（后下）15g，鲜苏根（编者按：疑为芦根）60g，柴胡 30g，黄芩 30g，生甘草 20g，2 剂。

煎法：用大容器浸透，水被吸尽再放些水煎煮，开后 15 分钟放入大黄，再煎 10 分钟即可，取汤 3 大杯。然后再放入 3～4 大杯生水再煎，煎 15 分钟再取 2 大杯，混合后再分 5 大杯。第 1 次服药 1 大杯，要缓缓喝下，后每隔 2 小时服半杯，昼夜服不可间断。

大杯，每次 1 杯，一日服 5 次。

二诊：下燥屎甚多，喘咳痰鸣已去大半，"脉静身凉"此之谓也。患者家属非常满意地说："一生也未见过偌大量药，1 次喝了 5 大杯，当晚便不烧了。"听诊：两下肺尚有散在喘鸣音及湿啰音。嘱继续治疗服药。

处方：前方去柴胡、枳实、厚朴；改石膏 60g，地龙 90g，大黄 6g；加麦冬 30g，元参 30g 以复津液，五味子 60g 以恢复体能（王氏谓以上三药可比西药"能量合剂"），7 剂。

服药后痊愈如常，两肺哮喘音和湿啰音完全消失，后以清解、宣肺、止咳、止喘、健脾之小方，两日服 1 剂，调理 2 周收功。

原按：鱼腥草为首选控制炎症之中药，疗效确切，其有效量为 60g，少则无显效，无任何毒副作用。银花、板蓝根各 60g，以清热解毒、抗菌、抗病毒，且无抗药性。"三子"合麻黄、地龙，皆重用以宣发肺气，解支气管之痉，清痰热。用葶苈子乃因其高烧数日，大汗、脉数，心率 110 次 / 分，用其强心以防心衰。舌苔黄腻者，可知痰、热之邪互结于上，故合用仲景苦辛通降之小陷胸汤，合清肺止咳定喘之麻杏石甘汤。此法宣上以通肺气、化痰热，清中以清阳明之热邪，通下攻逐大肠之热结，取效甚速。

点睛：抗病毒、抗过敏中药·麻黄、地龙、五味子、鱼腥草、蝉蜕、板蓝根、苍术的运用经验·大剂量频服法

参考文献

单书健，陈子华.古今名医临证金鉴丛书·咳喘肺胀卷（下）.北京：中国中医药出版社，1999.

王书臣

编者按: 王书臣,教授,曾任中国中医科学院西苑医院院长,是第五批全国老中医药专家学术经验继承工作指导老师。王氏以肺病为专长,其主编的《王书臣治疗肺病学术经验集萃》辟专门章节介绍他治疗哮喘的经验,本篇撮要介绍其特色。

1.多数医家治疗哮喘遵循"发时治标,平时治本"的原则,王氏认为脏腑虚弱贯穿本病始终,无论已发、未发,都应注重培补正气,从本调治。无论新久咳喘,均可用仙茅、仙灵脾、补骨脂、葛根补肾助阳,炙黄芪补气升阳、益卫固表。针对哮喘急性发作期之上实(热哮)下虚证,制订既清泻上焦痰热实邪,又温补下焦阳气不足的"仙地合剂"(仙茅、黄芩、生地、穿山龙、地龙、葛根、炙甘草等)。

2.王氏治疗哮喘常用以下药对:仙茅、仙灵脾相须为用,益肾壮阳;穿山龙、地龙,清肺化痰,祛风平喘;蝉蜕、僵蚕清宣肺气、疏散风热、镇静解痉、化痰散结,并具有抗过敏、抗病毒作用。

3.王氏"仙地合剂"用到葛根,其医案亦常用葛根。此用药经验源自《伤寒论》:"太阳病,桂枝证,医反下之,利遂不止,脉促者,喘而汗出,葛根黄芩黄连汤主之。"条文表明葛根芩连汤不仅治下利,还有平喘之功。研究显示,葛根素具有改善血液循环、抗感染、抗氧化作用,预防性干预能够有效抑制哮喘大鼠气道炎症,同时纠正其凝血平衡紊乱,且效果优于地塞米松。

4.观其医案之用药,以下4味剂量较大,超乎常规,值得留意:仙茅20g,地龙20g,僵蚕15～30g,白芥子20～30g。

医案举例

张某，女，39 岁。2013 年 4 月 21 日初诊。

主诉：咳喘反复发作 4 年，加重 1 周。

病史：患者平素时有鼻塞流涕，喷嚏，春、秋季节好发，间断抗过敏治疗。2009 年 4 月感冒后，出现咳嗽喘息症状，伴有喉间哮鸣，在当地医院诊断为支气管哮喘，经抗感染平喘治疗后症状缓解，此后每年 4 月、9 月均有咳喘发作，程度逐年加重，多次查胸片未见异常。2 年前开始规律使用沙美特罗替卡松粉吸入剂每吸 50/250μg，每日 2 次；孟鲁司特钠片 10mg，每晚 1 次。后咳喘发作程度略有减轻，但仍季节性发作明显。1 周前无明显诱因，咳喘再次发作，遂来我院就诊。咳嗽，咳较多白黏痰，动则喘息明显，夜间伴喉间哮鸣，鼻塞鼻痒，时流浊涕，舌红，苔白，脉滑。

过敏性鼻炎病史 15 年。对花粉、尘螨过敏，否认药物过敏记录。听诊双肺呼吸音稍粗，偶闻哮鸣音。心率 88 次／分，律齐。胸片未见异常。

西医诊断：季节性哮喘，过敏性鼻炎。

中医证候诊断：肺肾两虚，痰浊壅肺。

治法：补肾润肺，化痰平喘。

处方：仙茅 20g，仙灵脾 20g，补骨脂 15g，葛根 30g，麦冬 20g，野菊花 10g，苏叶 12g，杏仁 12g，穿山龙 30g，地龙 20g，黄芩 15g，僵蚕 30g，生甘草 10g，白果 15g，白芥子 20g，厚朴 15g，紫菀 15g，款冬花 15g，金荞麦 30g，虎杖 15g。7 剂。

2013 年 4 月 28 日二诊：药后咳喘均有明显改善，呼吸较前通畅，痰量较前明显减少，夜间偶有喉间哮鸣，偶有鼻塞流涕，舌红，苔白，脉滑。

处方：上方去野菊花、金荞麦、虎杖，加桑白皮 30g，白芷 10g，姜半夏 10g。

再服 7 剂后咳喘缓解，此后门诊随诊，口服补益肺肾汤药治疗，随访 1 年未有明显哮喘发作。

原按： 季节性哮喘患者多禀赋不足，肾阳虚弱，肾不纳气，日久及肺，肺失宣肃，每遇特定季节即遇感引触，肺气上逆，出现咳喘等症。治以补益肺肾，化痰平喘。方中仙茅、仙灵脾、补骨脂、葛根补肾助阳；麦冬润肺养阴；苏叶、杏仁、黄芩、紫菀、款冬花、金荞麦、穿山龙清肺降气，化痰止咳；厚朴、白芥子、白果行气平喘；地龙、僵蚕疏风解痉，化痰平喘；野菊花、虎杖疏风通窍，清热解毒。全方扶正祛邪，攻补兼施。服用 7 剂后正气渐盛，加用桑白皮清肺中余邪，白芷疏风解毒，姜半夏温中健脾和胃，调补中焦。续服 7 剂后，邪去正安，病情缓解。平时再给予补益肺肾中药培补正气，使病情长期缓解，不易复发。

点睛：重视扶正·上热下虚用仙地合剂·葛根·重用仙茅、地龙、僵蚕、白芥子

参考文献

王书臣，崔云，苗青.王书臣治疗肺病学术经验集萃.北京：北京科学技术出版社，2016.

王文鼎

编者按： 王文鼎（1894—1979），为中国中医研究院名老中医，曾任卫生部顾问。王氏对哮喘能明辨虚实，尤其是虚证哮喘，重用全真一气汤，选用大剂人参或党参、熟地，此经验值得珍视。若半虚半实，又当人参与麻黄同用，不偏不倚。

王氏对哮喘新久、虚实分治。

1. 新喘、实喘责之于肺

初起多系感寒而发，急则治标。对脉促数而喘者，轻则半夏厚朴汤加减，重则越婢术夏汤增损；胸腹胀满者，厚朴麻黄汤主之；痰饮较甚，喉间痰鸣如水鸡声者，射干麻黄汤甚佳；寒包火者，用麻杏甘石汤或白果定喘汤；兼烦躁者，大青龙汤加重石膏；表寒里饮，咳唾白色泡沫状痰，小青龙汤最为合拍。以上方剂中，举凡姜（干姜或生姜）、细辛、五味子配伍并用者，三药一定要等量，倘担心细辛量大，小量投服之，其效立减。所谓"辛不过钱"之说，系指细辛入散剂而言，复方汤剂内每剂酌用细辛 6 ～ 9g，煎汁，日 2 ～ 3 次分服，多无大碍，反具顿挫病势之殊功。

2. 哮喘中期，有虚有实，即本虚标实

此时三拗汤、大小青龙汤及射干麻黄汤均不相宜，后世人参定喘汤、人参麻黄汤皆标本同治之方，人参与麻黄同用，治疗半虚半实。但见脉上部浮数、下部两尺沉细，为上盛下虚，以下虚为主。治宜大补肺气，纳气归肾。予全真一气汤衍化方：人参 30 ～ 60g（或潞党参 60 ～ 90g），熟地 30g，山萸肉 12g，麦冬 15g，五味子 3g，怀牛膝 10g，白芥子 6g，生姜 5 片。曾用此方治愈或控制多例此型远年哮喘患者。如一年仅 20 岁，病程 17 年的女性患者，经此方治疗月余，获近期控制之良效。王氏经验，人参小剂量应用其性上浮，大剂量应用则下沉。

3.哮喘后期，痰如泉涌，可用桂附地黄汤，以温化痰饮、填补下元

肺脾肾俱虚之哮喘，人参、熟地既治其本，亦为上好之化痰药。久病暴喘，用蛤蚧尾研末顿服，治喘甚效。平素每日佐食蜜炙核桃3～5个，对治疗虚喘颇有助益。病情得以控制后（静止期），可先投肾气丸加沉香、五味子以纳气归根；继用脾肾同治法，即先后天并重，晨服五味异功散或六君子丸，晚服肾气丸，以扶正培本，巩固疗效。

点睛：姜、辛、味等量配伍·全真一气汤·重用人参或党参·蛤蚧尾

参考文献

单书健.重订古今名医临证金鉴·哮喘卷.北京：中国医药科技出版社，2017.

王武振

编者按: 王武振先生,江西省名老中医,对小儿哮喘有较深研究,创制牡荆子丸以冀根治哮喘。

王氏认为小儿哮喘的病机在于肺脾肾三脏功能失调,即使外邪侵袭、肺气壅塞之时,亦不可忽视其本虚的一面。哮喘治疗,当以宣肺、健脾、补肾为原则,制订了经验方牡荆子丸。

此方组成:牡荆子 15g,怀山药 12g,紫河车 12g,以上为一日量。研细末,炼蜜为丸,每次 15g,每日 3 次;或水煎服。方中牡荆子为君,宣肺平喘同时,尚有健脾益肾之功;山药、紫河车为臣,脾肾双调;蜂蜜为佐使,补虚润肺,缓和咳喘。全方旨在改善肺脾肾功能,改变体质,以冀根治哮喘。

哮喘发作时,本方重用牡荆子,根据辨证,或加温化寒痰药物,或加清热化痰药物。缓解期,重用山药、紫河车,并随证加味。此外,根据冬病夏治的原理,王氏主张每年从夏季开始,即抓紧用牡荆子丸扶正固本,丸药缓图,进行预防性治疗,不仅可以缓解当年的病情,而且大有沉疴得起的希望。

点睛:牡荆子丸·紫河车

参考文献

王春生.王武振运用牡荆子丸治疗小儿哮喘的经验.辽宁中医杂志,1988,15(4):4-5.

王有奎

编者按： 王有奎（1938—），主任医师、教授，第五批全国老中医药专家学术经验继承工作指导老师。王氏采取宣降肺气为主，配合调补脾肾药物治疗哮喘，并自拟哮灵汤一方，随症加减，通治本病，可供临床参考。

王氏认为，传统认为哮喘的形成是由于"宿痰内伏于肺"，并主张以祛痰平喘为主进行治疗，往往难以奏效。他认为，本病的发生主要是由于肺、脾、肾气虚，尤以肺宣通肃降的功能失常所致，采取宣降肺气为主，配合调补脾肾药物进行治疗，疗效较为满意。他自拟哮灵汤一方随症加减，通治本病，取得显著疗效。

哮灵汤组成：桑白皮 12g，苏子 12g，冬瓜子 24g，炙麻黄 9g，杏仁 12g，地龙 18g，熟地 18g，党参 18g。

加减法：有热或在夏季发作者，加石膏；便秘者，加瓜蒌；咳嗽者，加款冬花、百部；经常感冒者，加黄芪、防风；每因郁怒而导致哮喘发作者，去党参、熟地，加香附、白芍、枳壳、沉香；兼食后腹胀、不欲饮食者，加陈皮、半夏、白术等。

医案举例

● **案 1** 梁某，女，16 岁。1988 年 7 月 24 日初诊。

病史：患支气管哮喘 8 年余。自幼体弱，每因遇热则感冒，且常引发哮喘，近日胸憋、气喘明显加重，伴食欲不振、倦怠无力。舌淡苔白，脉数。就诊前，每日口服氨茶碱、异丙嗪、地塞米松各 2 片，每日 3 次，维持治疗。治予哮灵汤加减。

处方：炙麻黄 10g，生石膏 24g，杏仁 12g，甘草 9g，桑白皮 12g，熟地 18g，苏子 18g，莱菔子 15g，党参 24g，陈皮 12g，半夏 12g。并嘱停服西药。

7月27二诊：服药 3剂，并遵嘱停服西药，哮喘未再发作，现仍感食欲不振，倦怠无力，手足心热。

上方继服 3剂，服药后精神明显好转，食欲增强，唯感手足心热。上方加地骨皮 30g，黄芪 18g，继服以巩固疗效。

原按：该患者虽无典型的肾气虚表现，但自幼即喘达 8年之久，且遇热而发，故治疗时除宣降肺气以平喘外，还须加用石膏清热，佐以补脾肾之品方能取效。

●**案 2** 赵某，男，29岁。1992年 9月 21日初诊。

病史：患者自幼体弱，素易感冒，每因感冒或过劳而引发支气管哮喘，近 1年哮喘发作频繁；伴咳嗽，痰多不利，夜间胸憋而喘，以及伴有腰背酸困。舌苔薄白，脉数。予哮灵汤加减。

处方：桑白皮 15g，苏子 18g，天花粉 30g，冬瓜子 30g，杏仁 15g，地龙 18g，甘草 10g，炙麻黄 10g，紫菀 15g，党参 24g，黄芪 30g，防风 9g，熟地 21g，山药 15g。

9月29日二诊：服药 6剂，咳嗽好转，痰量减少，劳累后仍喘。

上方加狗脊 30g，款冬花 12g，继服 6剂。服药后哮喘未发作，嘱原方继服以巩固疗效。1年后随访，哮喘未复发。

点睛：哮灵汤

参考文献

王有奎.哮灵汤治疗支气管哮喘的经验.山西中医，1999，15（2）：7-8.

王玉玲

编者按：王玉玲（1905—1998），江苏省姜堰市中医院儿科主任医师，首批全国老中医药专家学术经验继承工作指导老师。王氏治疗小儿哮喘急性发作，自拟桑杏葶黄汤，屡用有效。

王氏认为，小儿易感风热之邪，或痰热夹滞，导致暴喘，治宜泻肺清热祛痰。泻肺首推葶苈子，次则桑白皮，同用则泻肺之力愈强；葶苈子配杏仁，专泄肺中之满；再加大黄推荡，肺中积热痰滞即可随大便而下。四药配伍成桑杏葶黄汤，既有泻肺祛痰、清热荡积之功，又无峻毒之嫌，用于小儿较为相宜，运用多年屡效。

又，王氏善用皂角除痰。尤在泾谓："皂角味辛入肺，除痰之力最猛。"小儿不善咯痰，呕吐及通泄不失为祛痰之途径，服皂角后，患儿多呕吐痰涎；又配以川军，因肺与大肠相表里，川军泻下痰滞，清洁肠腑，可逐壅肺之痰，使痰浊上下分消。这一配伍也常加入桑杏葶黄汤中。

医案举例

丁某，男，5岁。1990年11月16日初诊。

病史：患儿1岁时即患哮喘，每因感寒而发。近三日旧恙复发，喉中痰鸣，声如拽锯，气急多汗，胸腹胀满，神萎，唇绀，溲黄，大便偏干。舌红，苔黄腻，脉滑。X线胸透检查：两肺透亮度增加。西医诊为支气管哮喘，经西药治疗鲜效。此属风热夹痰壅于肺络，阻塞气道所致。方用桑杏葶黄汤加味。

处方：炙麻黄3g，杏仁10g，桑白皮10g，葶苈子10g，大黄（后下）6g，半夏10g，皂角（去皮弦）1寸。上药1剂，水煎半碗，分3次喂服。

药后呕吐痰涎甚多，喘促渐平，继解大便2次，哮喘遂平。再予原方加瓜蒌、浙贝母等调理2剂而愈。

原按：……皂角配大黄，意在上涌下泄，皂角上涌痰涎以廓清肺野，大黄下泄积滞而清洁肠腑，利于肺气清肃下降。

编者按：江苏省建湖县中医医院秦亮医师学用王氏经验，采用桑杏苈黄汤加橘红治疗小儿热哮67例，总有效率95.5%，发表论文于《黑龙江中医药》，可资参考。

点睛：桑杏苈黄汤·皂角

参考文献

［1］钱松本.王玉玲治疗小儿暴喘经验点滴.中国中医急症，1996，5（1）：30.

［2］单书健，陈子华，徐杰.古今名医临证金鉴·咳喘肺胀卷（下）.北京：中国中医药出版社，1999.

［3］秦亮.桑杏苈黄汤治疗小儿热哮67例.黑龙江中医药，1995，24（3）：35-36.

王振熹

编者按： 王振熹医师强调治疗小儿哮喘固本才可能根治，并给出了治疗方案与医案，可供临证参考。

王氏在治疗小儿喘证时，遵循前贤之见，强调在喘止后的固本治疗，收到良效。几年来，对30余例做了固本治疗观察，获得根治者居多。实践证明，小儿喘证欲求治其根本，在不发作之时扶正固本是极其重要的措施。

具体而言，小儿喘证以肺肾气虚最为多见，故治疗时重在肺肾同治而又有所偏。如平素表阳不固，容易感冒，感冒必喘，或遇劳则喘者，重在补肺益气固表，佐以补肾纳气，以生脉散合玉屏风散加减：红参6～9g或党参9～12g，白术6g，黄芪6g，巴戟天6g，麦冬6g，菟丝子9g，五味子6g，防风6g，女贞子12g。肾阳不足，形寒肢冷，小便清长，夜尿频数，遇寒易喘，喘则额汗出者；重在补肾纳气，佐以补肺固表；用肾气丸加减：怀山药9～12g，山茱萸9～12g，黄芪9～12g，巴戟天9～12g，茯苓9g，菟丝子9g，党参9g，牡丹皮6g，熟附子6g，桂枝3g。遗尿者加金樱子9～12g。每日或隔日1剂，一般连服2～6个月。

或配合饮食疗法：鲜蛤蚧1条，去头及内脏，洗净，瘦猪肉100g，共剁成末，酌加油、盐调匀，蒸成肉饼，吃肉喝汤，每日或隔日1剂，连服15～20剂。

医案举例

● **案1** 钟某，男性。

近1岁时患西医称为"喘息性支气管炎"的喘证。开始发病时，经中药治疗虽能很快平喘止咳，但未作固本治疗，每遇感冒必喘，曾多次住院治疗。后经王氏诊治，喘止后继续投生脉散加味治疗半年，服药近百剂，以后未再作喘，现已近7岁。

●**案 2**　一女孩，13 岁。

5 岁开始患喘证，以后每年均发，冬春尤甚，短则十天半月，长则月余发作 1 次，西医诊为支气管哮喘，经多方治疗未能断根，求治于王氏。但见患儿面白无华，神疲不振，夜尿多，平时头目晕眩，畏冷，脉细，舌淡苔白，为肾虚喘证，投肾气丸加减固本治疗。

处方：熟地黄 12g，怀山药 12g，茯苓 12g，牡丹皮 12g，补骨脂 12g，党参 9g，山茱萸 6g，巴戟天 6g，熟附子 6g，肉桂 3g。

连服 24 剂后停药，以后未再喘。

点睛：小儿哮喘固本才能根治

参考文献

刘尚义 . 南方医话 . 北京：北京科学技术出版社，1996.

王正公

编者按： 王正公（1912—1991），主任医师，出生于昆山中医世家，曾任上海市第二人民医院中医科主任、上海市中医学会常务理事、上海中医学院（现为上海中医药大学）专家委员会委员，是首批全国老中医药专家学术经验继承工作指导老师。王氏晚年专攻青少年哮喘，积累了丰富经验。他强调：治哮喘要"顺其生机，因势利导"。急性期善用汗、吐、下三法，缓解期则扶正固本，复其生机。

1. 王氏认为，青少年哮喘的形成大多由于幼年时呼吸道感染，过早应用润肺止咳，使病邪郁阻，失于宣解。或反复感染，肺气受伤，抗病能力减退，遇气候转变，或其他因素刺激，诱发哮喘。

2. 青少年哮喘与中老年哮喘，在病机和转归上有明显区别。青少年多以风痰痹阻、肺气失宣为主，较少见到虚喘证候。此外，青少年哮喘多伴过敏性鼻炎及大便秘结症状。

3. 青少年哮喘急性发作期，每呈风邪外感、肺气失宣见症。缓解期虽肺气已虚，但在辨证上仍可见到余邪未清，内有伏热之象。

4. 治哮喘要"顺其生机，因势利导"，王氏善用汗、吐、下法以"因势利导"。

（1）急性发作期：王氏以发汗、宣肺透邪为主，佐以祛痰降气。临床常用三拗汤、二虫止嗽散（止嗽散加僵蚕、蝉衣、防风）及三子养亲汤。三拗汤中麻黄宣肺定喘，止嗽散中荆芥解表祛风，但必须注意青少年哮喘，每一经宣表达邪，风寒见症易转化为风热，应即除去麻黄，或减少其剂量，而加入牛蒡子、前胡、桑叶、桑白皮、芦根、枇杷叶等清肺透邪之品。无论风寒与风热，都宜加入虫类药物如僵蚕、蝉蜕，以泄风解痉、化痰散结。此外，在宣透中加用一味沙参，以益肺气而不碍邪，防止肺气受伤，此治标而不忘治本之意也。

（2）哮喘急性期：痰壅喘急而体质较强的患儿，王氏尝以吐法治之。生莱菔子，《本草纲目》云："莱菔子……生能升，熟能降，生则吐风痰。"桔梗亦有排痰催吐作用，桔梗芦头则涌吐风痰之力更强。白前多用亦令人恶心。王氏喜用这三味药为吐法祛痰药。此外，他还曾以鸡羽探吐治疗小儿痰喘，一般来说，能吐出白稠黏痰，气急即能平缓。

（3）据王氏弟子统计，哮喘患儿便秘者约占60%，王氏善用下法通腑治疗哮喘。他认为大黄本身就有治喘作用，如《金匮》之厚朴大黄汤治支饮胸满、己椒苈黄丸治痰饮水走肠间，又如《千金方》紫菀汤、五味子汤等治咳喘方皆用大黄。王氏还推崇升降散（姜黄、大黄、僵蚕、蝉衣）治哮喘。总之，他认为只要症见咳喘痰稠，伴汗多、大便干、舌尖红、口干、脉数，即使每天有大便亦可用大黄，不必待便秘才用。大黄之功不止泻下，下法也不能简单理解为通大便。

5.哮喘缓解期要扶正固本，逐步消除过敏现象。应以益气养血、健脾化痰为主，仍应参用牛蒡子、僵蚕、白前、百部等数味宣透之品，以清肺气。其基本方为：茯苓、南北沙参各9g，甘草4g，当归、白芍、白术、僵蚕、百部、牛蒡子、白前各6g。

医案举例

●案1　朱某，男，7岁。

病史：出生4个月时患肺炎，后半年中连续发生肺炎4次，即成哮喘，每年劳动节、国庆节前后频发。3岁前因哮喘继发肺炎，住院达12次。有奶癣史，平时鼻塞多涕，打喷嚏，鼻翼肥大湿润。面色少华，舌质红，苔薄白，脉细小数。病由客邪犯肺，失于宣达，邪郁化热，渐至肺卫不固，一遇新感即引动宿恙复发。肺为娇脏，不耐邪侵。拟先宣肺透邪，佐以益气化痰之治。

处方：炙麻黄5g，杏仁9g，牛蒡子9g，前胡9g，僵蚕9g，白前9g，百部9g，南沙参6g，北沙参6g，桑叶6g，桔梗3g，甘草3g，蝉衣3g，枇杷叶6g，芦根15g。

连服30余剂，哮喘未发，但仍鼻塞多涕善嚏，脉细小，苔净舌红。

原方去牛蒡子、前胡，加辛夷，继续调治。当年"五一"节前后，哮喘未发。于前方中加入党参、白术、黄芪各10g，当归、白芍、麦冬各6g，五味子4g等益气养血、补肺培本之品，改为丸剂，以巩固疗效。随访2年，哮喘未发。

●**案2** 刘某，女，13岁。

病史：患者2年来因连续感冒咳嗽而成哮喘。每遇气候转变时发作，先鼻塞喷嚏，后咳嗽气急。已连续发作半月，夜间喘甚，咳痰色黄味腥，气急不能平卧。口唇热疮，苔薄黄，舌质红尖刺，脉小数。禀赋肺胃火旺，风邪外侵，失于宣达，郁而化热，夹痰浊阻于肺络，呼吸升降不利。先拟宣肺透邪，豁痰定喘。

处方：南沙参10g，牛蒡子10g，前胡10g，僵蚕10g，百部10g，紫菀10g，杏仁10g，桑叶6g，桑皮6g，蝉衣4g，甘草4g，桔梗4g。

服药3剂后，气急较平，胸闷得舒，咳嗽咯痰较利，痰色转白，苔化，舌质仍红，脉数减。原方加南沙参12g，象贝6g，续服5剂。

随后原方加减调治，哮喘静止。随访2年哮喘未发，体力健好，夏令参加游泳，亦未见异常。

●**案3**　陈某，男，19岁。

病史：患者于4岁开始哮喘，每年在"五一"及国庆节前后发作。今哮喘连续发作2个月未缓解。哮喘多于夜间为甚，咳嗽气急，不能平卧，痰多色黄，常服西药氨茶碱类以扩张气管达到平喘作用，但逐年加重，体力日衰。诊得脉细小数，舌质红，舌尖有杨梅刺。辨证属肺阴虚，风热痰浊痹阻。先予清金肃肺，蠲化痰热，顺其生机，因势利导。

处方：南沙参12g，干芦根12g，前胡9g，牛蒡子9g，僵蚕9g，白前9g，百部9g，紫菀9g，桑叶6g，桑皮6g，枇杷叶6g，荆芥6g，蝉衣4g。

服上方7剂后，停用一切西药，哮喘即见缓解，咳痰爽利，痰由黄转白。连续以上方加减，半年来哮喘未发。续进益气固表、培土生金法以巩固疗效，方取归芍六君子汤、玉屏风散加减。

原按：本例哮喘日久，肺气虚而伏邪痰热痹阻。其所以夜间发病者，乃平卧则内蓄之痰上运，痰气相搏则喘作。多年来，一直以止咳平喘为治，以求暂时缓解其喘急，结果使肺脏固有的清肃功能日益削弱。盖肺主一身之气，外合皮毛，为清净之府，不耐邪侵。治肺之疾患，首先复其清肃之令，顺肺脏固有生机，因势利导，使伏恋之邪与蓄积之痰有其出路。实践证明，疏导的方法比遏止的方法好。从本例所取得的效果，足以说明其理。

●**案4**　童某，女，31岁。1990年11月初诊。（此案先由王氏弟子接诊）

病史：有哮喘史20余年，每年春秋气候交变时发作，近几年日趋严重，四季发作，曾取用强的松较长时期，因担忧副作用而不敢续用。亦曾取用中药，未能控制发作。曾予小青龙汤、射干麻黄汤、麻杏甘膏汤、定喘汤、麻附细辛汤及其他验方，几乎是每周换一方，皆不应。于1991年1月8日请教王老：咳少而不扬，咯痰难出，胸闷气急，喉间痰鸣，头晕乏力，夜不安枕，纳谷不馨，苔薄滑腻，脉细弦略数。寒邪留恋肺卫，伏痰胶着胸膈，肺失宣肃之职。治以宣肺散寒，平喘化痰。

处方：麻黄9g，杏仁9g，甘草5g，细辛3g，干姜5g，五味子4.5g，僵蚕9g，蝉衣4g，炙苏子9g，莱菔子9g，白芥子4g，荆芥9g，桔梗4.5g，白前9g，紫菀9g，7剂。

另：生莱菔子30g捣烂，开水冲泡，温服。服后10～15分钟，以手指挖舌根助吐，过1小时再服上药。吐后痰涎较多而能出，药后当夜即能安卧，咳痰爽利，气急明显好转，第2天感神清气爽，哮喘随之缓解。

编者按：本案患者哮喘久治不愈，王氏采用生莱菔子催吐之法，效如桴鼓。然此属变法，仅为应急之用，哮止喘平后当取扶正固本之法，以谋根治。

●**案5** 邓某，男，6岁。1991年4月7日初诊。

病史：哮喘史1年，前日食海鲜及冰西瓜，咳喘突作，来势急骤，急诊处理后稍见缓解，今日仍喘咳不止，大便如常，咯痰不畅，两肺听诊闻散在哮鸣音。舌红，苔根白腻，脉细。

处方：炙麻黄5g，杏仁9g，生甘草4g，荆芥5g，僵蚕9g，蝉衣4g，大力子6g，前胡9g，桔梗3g，莱菔子9g，紫菀9g，百部9g，枳实9g，生军（后下）6g。7剂。

药后大便稍糊，哮喘控制。

编者按：此案属大便正常而用大黄者，盖大黄不仅通便，上病下取也。

点睛：顺其生机，因势利导·汗吐下·升降散·二虫止嗽散·生莱菔子·大黄

参考文献

朱世增.王正公论肺病.上海：上海中医药大学出版社，2008.

吴寿生

编者按：吴寿生先生系江西上饶老中医。他运用《幼幼集成》之清金丹治疗哮喘，取得良好效果，所举两案均获根治。清金丹，药仅两味，但效力宏大，值得推广。

清金丹出自《幼幼集成》第三卷"哮喘门"，专治一切哮喘，或因痰食，或过食厚味而发者。此方组成：猪牙皂角一两，莱菔子一两。将猪牙皂角炒存性，莱菔子蒸熟晒干，共研细末，姜汁打面糊筛成丸如绿豆大。大人每次服四五十丸，小儿每次服一二十丸，姜汤送下。忌荤腥油腻。

吴氏认为，哮喘多痰结气道，皂荚能消胸中痰结，莱菔子能下气降痰，《金匮》用皂荚丸治咳喘吐浊，今更佐以莱菔子，所谓治痰先治气，气顺则痰消，用治哮喘多痰者，疗效显著。

医案举例

●**案1**　吴少卿，男，17岁。

自幼患哮喘已有10年，每发似猫喘，有声，张口抬肩，双目瞪视，呼吸急迫难受，服清金丹一料，以后未再复发。

●**案2**　江穆堂之妻，年40余岁。

每多食厚味即发哮喘，甚者张口抬肩，倚息不得平卧，已十余年，后服清金丹一料，即得根治。

点睛：清金丹·猪牙皂角

参考文献

江西省中医药研究所.锦方实验录.南昌：江西人民出版社，1960.

吴 涛

编者按： 吴涛医师善用小青龙汤加椒目治疗寒哮。特别是椒目一药，他颇有心得，无论寒哮、热哮，均用之而获良效。

吴氏经验，痰浊留伏于肺，为外感寒邪所触发之寒哮，当用小青龙汤加椒目治之。曾以此法治寒哮 7 例，均获满意疗效。

至于他用椒目治哮喘，系师法丹溪用此药治"诸喘不止"的经验。无论治寒、热哮喘均加用椒目 10 ～ 15g，效果很好。

医案举例

邓某。

病史： 哮喘反复发作已将 4 年，每于受寒后诱发。近半月来宿疾复发，呼吸急促，喉中有哮鸣声，咳痰色白清稀而少，胸膈满闷，面色晦滞带青，畏寒，出汗，面目虚浮。舌苔白滑，脉象浮滑。经用麻黄素等治疗，效果不显。中医辨证为外感寒邪，内有痰浊。治拟温肺散寒，化痰利窍。

处方： 炙麻黄 5g，桂枝 4g，白芍 20g，干姜 8g，细辛 3g，法半夏 9g，五味子 9g，椒目 15g，3 剂。

二诊： 哮喘、咳嗽明显好转，惟气短乏力，体虚汗多。舌苔白滑，脉象细滑。效不更方，守原方加生晒参 10g，5 剂。

三诊： 患者哮喘已平，汗多亦好转，饮食增加，精神愉快，已上班工作。

点睛：重用椒目

参考文献

詹文涛.长江医话.北京：北京科学技术出版社，1996.

吴银根

编者按： 吴银根（1940—），上海中医药大学附属龙华医院终身教授，上海市名中医，曾任世界中医药学会联合会呼吸病专业委员会副会长、中国中西医结合学会呼吸病专业委员会主任委员。吴氏治疗哮喘重视寒邪与寒体，自创经验方咳喘落以辛温大热的麻黄附子细辛汤为主，止喘胶囊由仙灵脾、巴戟天、蛇床子温肾固本组成，是其特色。

1.病因病机

吴氏认为，哮喘致病的实质是寒邪与寒体。寒体即阳虚内寒之禀赋；寒邪是外感风寒、饮食生冷、劳倦伤阳、寒痰阻肺、过用寒凉等。而阳虚内寒之体的关键在于脾肾之阳虚。此外，瘀血亦是重要的致病因素，痰与瘀互结，阻滞气机，则发为哮喘。

2.治疗大法

吴氏认为"发时治标，平时治本"固是哮喘当守之法则，但本病多迁延日久，反复发作，本虚而致邪实，故无论病处何时，都应施以补脾肾之法，不必泥于补剂恋邪之说。具体治法则宗东垣、景岳。

哮喘病人中有相当一部分是在使用激素或解痉剂后效果不佳，仍时常发作而影响工作休息，甚至需赴急诊治疗的患者，这类病人当视具体情况辨证论治。如宣肃并用：方用三拗汤、射干麻黄汤、厚朴麻黄汤、泻白散，以麻黄宣肺，杏仁、桑白皮、射干肃肺，也可加用枳实下气平喘，白果敛肺定喘。化痰降气：方用三子养亲汤、二陈汤，加南星、紫菀、款冬花，可化痰下气快膈。由脾肾阳虚所生之痰以寒痰为主，但也可因肺气忿郁，脉络瘀滞而化热，出现黄痰、脓痰，或黏腻不易咯出，此时虽虚寒之体亦当投寒凉，如知母、黄芩、蒲公英、紫花地丁、黄荆子、胡颓叶、野荞麦根等，或用小陷胸汤、贝母瓜蒌散等方。若遇痰黏稠难咯者，则用生半夏、生南星，或加皂荚、蜈蚣、全蝎等搜剔之品。此外，还有以小柴胡汤转枢机，复升降，平复哮喘。还常用代赭石、紫石英、龟板、鳖甲等潜镇之品摄纳浮越上逆之气，亦可收降逆平喘之效。

3. 经验方

咳喘落和止喘胶囊是吴氏创制的自制制剂。

咳喘落是在麻黄附子细辛汤基础上化裁而成，用于发作期的治疗。方中以辛温大热的附子、麻黄为君；细辛、桃仁共为臣；又佐以苦寒之黄芩、虎耳草，既可清肺化痰，又可监制附子、麻黄、细辛等温药之辛燥。

止喘胶囊用于缓解期的巩固治疗，是由仙灵脾、巴戟天、蛇床子三味药物组成，三者共奏补肾固本、健脾化痰、止咳平喘之功。

4. 干咳性哮喘以及妇人与经产有关的哮喘

临床除典型的哮喘外，干咳性哮喘以及妇人与经产有关的哮喘亦不少见。前者虽亦冠以"哮喘"之名，然其辨证与上述脾肾阳虚之哮喘大相径庭，不可望"西医之名"而生"中医之证"。治以滋阴降火通络为主，常用南沙参、北沙参、麦冬、玉竹、生地、玄参、百合、知母、黄芩、法半夏、黄荆子、胡颓叶、野荞麦根、墨旱莲、女贞子、蝉蜕、僵蚕为基础方加减出入。后者因妇人经产之际，精血下注胞宫，骤实骤虚；或因子脏开，热入血室；或因脉络空虚，贼邪不泻，血脉瘀滞，气机不畅，上逆作喘。故于温补脾肾、降气化痰之法外，更当施以通经络、和血脉之法，如王不留行、茺蔚子、蒲黄、当归、丹参、茜草、桃仁、红花、郁金、香附等，并且强调此法应贯穿治疗之始终。

医案举例

●**案 1** 李某，男，27 岁。2003 年 11 月 6 日初诊。

主诉：反复发作性呼吸困难 5 年。

病史：反复发作喘息，近年来发作频繁，几乎每日均作，影响夜间休息。需用喘乐宁喷雾剂缓解，每日 3～4 次。发前咳嗽频作，自觉胸闷，呼吸不畅，气促，每因疲乏引起。苔薄，脉沉细。检查：IgE 增高，X 线示两肺纹理增多。证属痰热壅肺，肾气不足。治宜化痰下气，搜络平喘，补肾纳气。

处方：胡颓叶 15g，野荞麦根 30g，黄荆子 30g，紫菀 15g，款冬花 15g，党参 30g，黄芪 20g，怀山药 15g，菟丝子 30g，补骨脂 30g，蜈蚣 3g，全蝎 3g，甘草 10g，14 剂。

2003 年 11 月 20 日二诊：服药后发作次数明显减少，发作时胸闷气急之程度亦较前减轻，仍需用喷雾剂缓解。近日出现鼻塞喷嚏、流涕，苔薄，脉细缓。

处方：苍耳子 15g，辛夷 15g，桑叶 15g，菊花 15g，金银花 15g，连翘 15g，桂枝 15g，炒白芍 30g，附片 10g，党参 30g，黄芪 20g，仙灵脾 30g，巴戟天 15g，菟丝子 30g，补骨脂 30g，14 剂。

后续治疗：药后鼻塞、流涕症状缓解，哮喘仍有发作，继宗温阳补肾之大法，更添熟地、山茱萸、黄精、苁蓉等益肾填精之品，间或以紫菀、款冬花、射干、麻黄、僵蚕、蝉蜕、胡颓叶、野荞麦根、黄荆子等治标之药缓解症状。至 2004 年 3 月已基本无发作，但有时仍需用喷雾剂一二次。当年冬季服膏方调理。

随访：越冬后至今未有发作，喷雾剂也已停止使用。2007 年 5 月随访，其间哮喘症状已完全控制。

原按： 这是一例运用中药成功控制哮喘的病例。其成功的标志在于以下两方面：①症状消失。②停止使用解痉剂、激素。本例初诊时，即使在解痉剂维持的情况下，症状控制仍然不理想，故最初的几次门诊处方中化痰降气平喘的药味占了多数，而且都使用了全蝎、蜈蚣等虫类搜剔药，是以治标为主，少入仙灵脾、巴戟天等补肾之品。如此治疗一阶段后，肺中伏痰得以清除，当加强补肾纳气之力，但不能纯用补法，故而逐渐增加了熟地、山茱萸、黄精、肉苁蓉等填肾精之品，而减少化痰降气平喘的药味。如是调治一年有余，取得明显效果。

中度持续性哮喘用中医调治必须持之以恒，发作阶段使用喷雾剂控制症状，缓解病人痛苦，同时标本兼治，达到停用解痉药、控制病情目的。

●**案 2** 顾某，男，60 岁。2005 年 10 月 18 日初诊。

主诉：胸闷气促反复发作 30 年。

病史：自 30 岁开始哮喘，经中医治疗后曾好转，现入睡后哮喘发作，贝克乐吸 1 次可以控制。咳嗽明显，痰较黏稠，色黄。胸闷，时胸痛，无咯血。苔薄黄，脉细缓。证属痰饮内伏，肺胃同病。治拟肃肺下气，兼顾中焦。

处方：胡颓叶 15g，野荞麦根 30g，黄荆子 30g，制大黄 10g，川朴 10g，桑白皮 30g，白果仁 30g，鬼箭羽 15g，藿香 15g，鸡内金 10g，草豆蔻 10g，黄连 3g，党参 30g，黄芪 20g，甘草 10g，14 剂。

2005 年 11 月 4 日二诊：经中药治疗，可停用激素，气促缓解。若停用中药即发作，痰多。苔薄，脉细缓。拟宣肺降气平喘，补肾气。

处方：仙灵脾 30g，巴戟天 15g，菟丝子 30g，麻黄 10g，杏仁 10g，胡颓叶 30g，黄荆子 30g，野荞麦根 30g，制大黄 10g，法半夏 15g，制南星 15g，鬼箭羽 15g，泽漆 15g，款冬花 15g，甘草 10g，14 剂。

2006 年 1 月 3 日三诊：活动后气促，喷雾可缓解。苔薄，脉细缓。拟温阳化饮下气。

处方：仙灵脾 15g，黄芪 20g，巴戟天 10g，鬼箭羽 30g，泽漆 15g，柴胡 15g，黄芩 10g，法半夏 15g，制南星 15g，胡颓叶 15g，野荞麦根 30g，桂枝 15g，炒白芍 30g，杏仁 10g，川朴 10g，14 剂。

2 月 22 日四诊：哮喘较前控制。原本多夜间发作，觉胸闷气促，服药可使症状推迟至清晨 6 点钟发作。若晚上 10 点服药，则可安睡至天明。

●案 3　孙某，女，25 岁。2004 年 12 月 21 日初诊。

主诉：反复气促、胸闷 5 年。

病史：气促、胸闷明显，后出现傍晚干咳，夜间症状明显，严重影响生活、工作。精神紧张，情绪波动起伏，来诊时掩面而泣，诉担心死于哮喘发作。普米克都保至少每日 1 次（100 μg），已用多年，呈依赖状态。苔薄，脉细弦。检查：胸片未见明显改变。证属肾气不足，痰热壅肺。治拟补肾纳气，疏肝清肺。

处方：仙灵脾 15g，巴戟天 15g，菟丝子 30g，补骨脂 30g，肉苁蓉 30g，柴胡 15g，炒白芍 30g，黄芩 10g，党参 30g，黄芪 20g，法半夏 15g，制南星 15g，胡颓叶 15g，野荞麦根 30g，甘草 10g，14 剂。

2005 年 2 月 8 日二诊：普米克都保吸入每日 1 ～ 2 次，偶用万托林，近日气促已平。

处方：仙灵脾 15g，巴戟天 15g，肉苁蓉 30g，补骨脂 30g，法半夏 15g，制南星 15g，紫菀 15g，款冬花 15g，野荞麦根 30g，麻黄 6g，麻黄根 30g，桑白皮 30g，地骨皮 30g，白果仁 15g，14 剂。

2005 年 3 月 17 日三诊：病情明显好转，喘已控制，呼吸较前顺畅。普米克都保每日 1 次。咽痛，咽痒。

处方：南沙参 30g，北沙参 30g，麦冬 30g，玉竹 30g，防风 10g，桑叶 15g，片姜黄 10g，柴胡 15g，黄芩 15g，法半夏 15g，制南星 15g，桑白皮 30g，川贝 6g，黄连 3g，甘草 10g，14 剂。

2005 年 4 月 13 日四诊：近日间断使用普米克都保，喘息反复。苔薄，舌质红，脉细缓。

处方：仙灵脾 15g，巴戟天 15g，菟丝子 30g，补骨脂 30g，防风 10g，柴胡 10g，川朴 10g，杏仁 10g，黄芩 10g，法半夏 15g，陈皮 6g，茯苓 30g，甘草 10g，党参 30g，14 剂。

2005 年 5 月 31 日五诊：吸入普米克都保，喘促不适感仍有。苔薄白，脉弦细。

处方：仙灵脾 15g，巴戟天 15g，肉苁蓉 30g，法半夏 15g，制南星 15g，杜仲 15g，枸杞 15g，南沙参 30g，北沙参 30g，麦冬 30g，紫菀 15g，款冬花 15g，胡颓叶 15g，野荞麦根 30g，甘草 10g，14 剂。

后续治疗：患者间断治疗，至 2006 年 1 月 10 日来诊，诉普米克都保每 3 日 1 次，每次 100 μg。症状控制较理想。隔天或隔 2 天咽部有少许痰，咯出则畅。至 2006 年 2 月 21 日来诊时，普米克都保已改为每 6 日 1 次，哮喘依然控制，无发作。

原按：本例患者年仅 25 岁，患病 5 年，长期使用普米克都保。由于惧怕激素吸入，使用不规范，故每天吸入的情况下，哮喘仍反复发作，导致精神紧张，情绪激动，更加重病情，使哮喘不易控制。首诊时选用小柴胡汤加减方，疏肝柔肝理气，同时嘱普米克都保喷雾每日 2 次，必要时加用万托林解痉平喘，症状逐步控制，情绪逐步好转，中药继以补肺清肺，疏肝解郁。但患者又急于停用吸入激素，致病情反复。再次中西药物同时使用，控制其哮喘发作，并告之逐步撤用激素的方法。终于使普米克都保吸入量逐步减少，前后约 1 年，减至每 6 日吸入 1 次普米克都保 100 μg，此时激素的作用已不是疾病治疗上的需要，而是患者心理对激素的依赖，害怕停用后反复。中医有谓"哮喘从肝论治"，此例可证。

　　点睛：寒邪与寒体・咳喘落・止喘胶囊・干咳性哮喘・妇人与经产有关的哮喘

参考文献

吴银根工作室.吴银根学术经验撷英.上海：上海中医药大学出版社，2009.

夏度衡

编者按：夏度衡（1912—1992），湖南中医学院（现为湖南中医药大学）教授，全国著名中医学家。《夏度衡 彭述宪医案精华》一书收录了夏氏以五积散治疗哮喘的一则医案。

刘某，女，33岁。

1985年初，患者产后不慎当风而致咳喘，当时诊断为支气管炎，屡服清热化痰药不效，渐成哮证。自此连续3年，每逢9～12月必发哮喘，每日2次，恒于夜间三四点及凌晨六点时发作。胸闷气喘，喉中哮鸣有声，口苦，舌体肿胀，色淡，边有齿痕，苔薄白而润，脉沉细。辨证为寒邪客肺。治以温中发表，化痰利气。五积散加减。

处方：炙麻黄3g，桂枝5g，当归10g，白芍10g，川芎5g，茯苓10g，陈皮6g，法半夏10g，干姜5g，白芷10g，苍术10g，桔梗10g，枳壳10g，甘草6g。水煎服，忌生冷，并忌食竹笋。

服此方5剂，哮喘明显减轻；续服5剂，哮喘基本控制。患者家在新宁，遂带原方5剂返家，以图巩固。

原按：脉证合参，本案诊为陈寒客肺之哮证。盖起病于产后受寒，其哮喘每于天寒之际发作，是内有陈寒复感时邪之风寒。本案起病之初为风寒表证，因未予及时宣散，致病邪郁遏于内，阻碍气机流行，导致气血紊乱，变生顽症怪疾。其诊断依据是：第一，疾病初起有汗出受风之诱因或有恶寒、鼻塞的症状；第二，患者现症仍有鼻塞（说话带鼻音）；第三，能够排除化热入里或阴伤的证候；第四，病程不论长短，自起病后一直未经辛温透表、宣肺散寒治疗。

点睛：**五积散**

参考文献

阳春林，刘文娥，彭巍．夏度衡 彭述宪医案精华．北京：人民卫生出版社，2016.

肖正安

编者按：肖正安（1928—2011），成都中医药大学教授。肖氏在20世纪五六十年代即享誉巴蜀，为四川"四大儿科名医"之一。他治疗哮喘颇有经验，特别是对根治哮喘提出"两个坚持，一个加强"，值得重视。

肖氏认为，哮喘之治分发作时控制和根治两端。

1. 发作时诊治

（1）风热证：患者表现为流涕，唇色红，苔薄白，治疗以麻杏石甘汤加减。麻黄、石膏之轻重配伍尤为关键，一般石膏四倍于麻黄，表热重则重用麻黄，表轻热重则重用石膏。

（2）湿热证：患者表现为唇红，舌红，舌苔黄厚腻，治以千金苇茎汤加黄芩、滑石、杏仁、陈皮、半夏。

（3）痰湿证：患者表现为唇舌正红，舌苔厚而略腻，治以六安煎合三子养亲汤。

（4）肺燥阴虚证：患者表现为干哕，唇燥，少苔或无苔，治以清燥救肺汤。

（5）肺热夹痰证：患者表现为唇红，舌苔白，无流涕喷嚏，治以定喘汤为主。

（6）如因误食禽类等物诱发者，治以麻黄、细辛、石膏、杏仁、苏子等。

2. 根治哮喘，重在三脏共调

如果患者某脏偏虚之证不明显，只用一方统治即可，即景岳金水六君煎，不必加减。肖氏应用时，以法夏、陈皮、茯苓、当归、熟地、甘草为主，再加沙参、白术、女贞、菟丝、故纸、胡桃肉、土茯苓、龙骨，共服3个月。肖氏强调，根治本病的关键在于"两个坚持，一个加强"。第一个"坚持"是坚持服药 3 个月；第二个"坚持"是坚持忌口，其中牛、羊乳与本病的诱发无关，而禽类、水族动物的肉食及禽蛋均为禁忌；而"加强"即加强护理，预防感冒。

点睛：金水六君煎加味根治哮喘·两个坚持、一个加强

参考文献

史宇广，单书健 . 当代名医临证精华丛书·小儿咳喘专辑 . 北京：中医古籍出版社，1988.

徐辉光

编者按： 徐辉光（1921—1997），上海中医药大学中药学院教授。徐氏从事中医药教学与临床工作数十年，擅治哮喘等内科杂证。他对哮喘持续发作的治疗，主要有三点经验：一是重视扶正补虚药的应用；二是在辨证论治前提下，注重辨病用药；三是辨证用药与对症用药相结合。

1. 治标与治本相结合

徐氏认为，哮喘持续发作的患者都不同程度地显现出虚实夹杂的证候。对其治疗，应在祛邪宣肺、化痰平喘药中酌加补虚扶正药，补泻并用，标本兼顾，则哮喘易于平定，体力也易于恢复。常用：补气药黄芪、党参；补阳药补骨脂、仙灵脾；补血药当归、地黄；补阴药黄精、枸杞子。

2. 辨证用药与辨病用药相结合

除辨证论治、标本兼顾治疗外，徐氏常用一些已经现代药理研究证实的具有抗过敏作用的药物，如辛夷花、苍耳子、黄芩、僵蚕、防风、麻黄等，以改善患者机体的超敏状态。感染因素是导致哮喘持续发作的重要原因，故抗感染是治疗哮喘主要方法之一，应贯穿于哮喘治疗的整个过程。因此，他常用清热解毒药物，但在具体选择药物时，还应视病症不同进行挑选。如咽痛、大便干结，常用大力子、蒲公英、山海螺等；大便溏软或稀薄，常用银花藤、条黄芩等。

3. 辨证用药与对症用药相结合

无论引起哮喘的原因是什么，化痰利气、宣肺平喘始终是治疗哮喘必不可少的手段。因此，在辨证用药的同时，徐氏注重选用平喘专药。其中，主药为麻黄、黄荆子，其他还有桑白皮、葶苈子、旋覆梗、紫苏叶等。徐氏认为，麻黄是一味久经考验的平喘专药，平喘作用较强，对一般的哮喘都可应用，用量不必太大，成人不宜超过9g，而对心律不齐、高血压、冠心病等患者不宜用。黄荆子的平喘作用虽不如麻黄，但也有良好的平喘作用，且无明显的副作用，可以代替麻黄，用量宜大，一般在15～18g。黄荆子与麻黄配合应用，平喘作用明显增强，适用于哮喘发作较剧而持续时间长者。对一些不宜用麻黄的患者，可以用紫苏叶代替。葶苈子泻肺平喘、利水消肿，对哮喘持续发作、喘促气急、痰涎壅盛、喉间痰鸣、大便干结的患者适用，但不宜过量久用，以免引起大便溏泻。桑白皮功同葶苈子，但作用缓和。对于热喘患者，徐氏有时也选用地龙，由于该药含异性蛋白，对有些过敏性哮喘患者会加重过敏反应，所以并不常用，即使用也不作为主药。现代药理研究证实，上述平喘专药都有不同程度的抗过敏和松弛气管平滑肌的作用。

医案举例

●**案1**　施某，男，29岁。1988年3月4日初诊。

病史：咳喘20余年，咳喘频繁，呈持续性发作，时轻时重，常送急诊。每天服用茶碱类、激素类药物。一周前咳喘剧烈发作，胸闷，气急，喘息，痰液黏稠，咯吐不畅。服用氨茶碱、激素、先锋6号后，哮喘仍作，口干，乏力，纳减，二便尚调。苔薄，质红，脉细。证属痰热壅肺，气阴两虚。治以宣肺泄热、化痰止咳，佐以扶正固本、纳气平喘。

处方：黄荆子18g，炙麻黄6g，广地龙9g，云茯苓12g，鱼腥草30g，山海螺30g，条黄芩12g，南沙参15g，肥玉竹15g，全当归12g，大生地15g，生黄芪15g，熟女贞15g，生谷芽15g，生甘草6g。7剂。

二诊：药后喘即平，晨起胸闷不适，不服西药即可自愈，不咳，无痰，纳渐佳，二便正常。苔薄，质红，脉细。继服前方。

患者以上方为基本方连续服用半年，哮喘基本控制，且停服所有西药。偶感冒，发热，喘也未发。随访3年，患者已能每天上班。

● **案 2** 姚某，女，40岁。1987年11月19日初诊。

病史：自幼即有哮喘，每值秋季则发病，近几年来病情加剧，喘无定时，每次发喘须用气喘片控制。平素常鼻痒，鼻塞，流涕，打喷嚏。本次作喘已10余天，入夜喘甚，早晚服用气喘片2片；伴咳嗽，咯痰，痰色白、质黏稠，胃纳欠佳，二便正常。苔薄白，质淡，脉沉细。证属虚实寒热夹杂，治以标本兼顾。

处方：黄荆子18g，炙麻黄6g，平地木9g，辛夷花5g，苍耳子6g，鱼腥草30g，银花藤30g，山海螺30g，条黄芩12g，制半夏15g，广陈皮9g，生黄芪15g，全当归9g，大生地12g，补骨脂9g，谷芽15g，麦芽15g，生甘草6g。14剂。

连续服药2周，咳喘平复，鼻塞等症已除，停服所有西药。患者坚持门诊1年多，以上方为基本方，随访4年，哮喘未发，能正常工作。

编者按： 以上两例均于发作期以麻黄、黄荆子为平喘主药，配伍黄芪、当归、生地等扶正补虚，短期疗效与长期疗效均佳，值得学习。

点睛：重视扶正补虚·辨证与辨病相结合·辨证与对症相结合·炙麻黄、黄荆子共用增强平喘之效

参考文献

杨柏灿.徐辉光治疗哮喘持续发作的用药特色.上海中医药杂志，1992，26（12）：22-23.

徐嵩年

编者按： 徐嵩年（1909—2000），上海中医药大学附属龙华医院主任医师。《上海老中医经验选编》收录了徐氏治疗哮喘医案 1 则。本案患者哮喘病史长达 30 余年，病情严重，长期依赖激素等西药亦未能控制，徐氏采用补肾清肺、祛痰涤饮等方法，取得显著效果。此案除治法得当外，用药也有独到之处，包括某些药物（如胡颓叶、干蟾皮、仙茅、仙灵脾）的超大剂量运用、控涎丹的应用，都值得仔细研读。

朱某，男，41 岁。1974 年 7 月 4 日初诊。

病史：患者自幼即患哮喘，病史长达 30 余年，反复发作，以春秋两季为甚，症状逐渐加重，长期依赖激素亦未能控制。此次发作已有 3 月余，咳嗽气急，咯痰不畅，胸闷不舒。喘不得卧，现用强的松每日 15mg，异丙基肾上腺素喷雾，以及氨茶碱等药，未能奏效。有肺气肿体征，两肺满布哮鸣音，舌苔白腻，痰涎黏稠，脉象滑数。为痰气交阻，闭拒气道，肺气升降不利，呼吸出入困难，故气上喘逆、鸣息不通。拟宗叶氏在肺治实，在肾治虚，予肺肾同治。

处方：麻黄 9g，桂枝 9g，细辛 3g，茯苓 30g，炙甘草 6g，五味子 9g，当归 12g，熟地 12g，地龙 12g。

7 月 17 日二诊：连服 7 剂，哮喘并不减轻，因思痰饮久服，郁而化热，用药偏于辛热，黏稠之痰不易咯出。再予补肾之虚，治肺之实，涤痰清热，纳气归肾。

处方：当归 12g，熟地 12g，炙草 6g，干蟾皮 9g，肉桂片（吞）4 片，白芥子 9g，风化硝（分冲）9g，地龙 12g，寒水石 30g，沉香粉（分吞）1.8g。

8月26日三诊：自服上方以来，症情时轻时剧，强的松现已减量，每日服10mg。今日试用色甘酸钠吸入，停用其他西药，同时进服下方调理肺肾。

处方：炙麻黄9g，胡颓叶30g，炙甘草6g，寒水石30g，地龙12g，当归12g，熟地12g，苁蓉12g，干蟾皮9g，仙茅30g，补骨脂15g，白果（打）10枚。

患者停服激素，但顾虑哮喘复发，因于8月29日起，上方每日进服2剂，煎4汁和匀，在1昼夜内分4次服完，防止半夜发作，取得良好效果，但哮鸣音未能消除，深思张景岳谓"此等证候，当倦倦以元气为念，必致元气渐充，庶可望其痊愈"。治以补肾培元为主，少佐祛痰涤饮。

处方：当归12g，熟地12g，炙草9g，苁蓉12g，地龙12g，寒水石30g，干蟾皮30g，仙茅15g，仙灵脾30g，补骨脂15g，核桃肉15g，控涎丹（分吞）2.4g。

服至4剂以后，症情稳定，哮喘未发，于是原方改服每日1剂，煎2汁，分4次服。至9月21日病体日惭恢复，精神亦佳，原方去控涎丹继续调理，至10月10日出院，色甘酸钠共吸入2瓶，出院时停吸。改用丸方：肉桂粉0.6g，沉香粉0.9g，红参粉0.9g，胎盘粉0.9g，和匀，分装胶囊分吞。出院以后，每在春秋季节，均服此药培本防治，随访4年，长期工作，从不病假。

原按：本例系顽固性支气管哮喘，用激素仍不能控制，希望戒除激素而住院治疗，经用中西医结合取得了满意的疗效。值得指出，色甘酸钠一般只有在使用期间能控制症状，但并不能根治哮喘，停药仍可复发，故此例患者得以戒除激素及停止发作，4年来重返工作岗位，实乃中药调治获效。

从处方用药来分析：①突出"在肺治实，在肾治虚"的观点，以治肾为本，治肺为标，但立足于治肾。治肺的重点，在于解决痰气交阻，气道闭塞的机理。治肾则在培本的基础上逐渐恢复它的功能。②处方配伍，以辛温寒合法取胜。伏痰留饮，久必郁热，初诊偏于温化，未能获效，以后采用辛温寒合法着重清热、软坚、祛痰、涤饮，渐能改变现象，取得疗效。③权衡虚实，补泻灵活。遵循景岳的教导，治疗哮喘立足于培本补肾，但也并不放弃治肺泻实的一面。用药方法，初则软坚消伐，至哮喘缓解，病去十之七八，及时加强培本。又因哮鸣音未尽消除，故佐以小量逐痰涤饮之控涎丹清除巢囊之胶痰固液，使元气渐充，庶可望其恢复功能。

用药与配伍的分析：当归、熟地、苁蓉、炙草、核桃肉滋补肾元；干蟾皮、肉桂、仙茅、补骨脂、仙灵脾、沉香、白果、五味子温肾纳气；麻黄、桂枝、细辛、茯苓、胡颓叶化饮定喘；风化硝、地龙、白芥子、寒水石、控涎丹逐痰清热；最后用红参、紫河车、肉桂、沉香等培元固本，巩固疗效。

编者按： 本案初诊之所以未能获效，我以为一是治疗方法上有偏颇，二是病重药轻。二诊增入清热与纳气之品开始奏效。三诊时更重视补肾，且胡颓叶与仙茅剂量较大，而患者一日服两剂，也就是说一日用炙麻黄18g，胡颓叶60g，寒水石60g，地龙24g，干蟾皮18g，仙茅60g，如此大剂方能适应患者之重病，故而奏效较佳。又因为患者哮鸣音未能消除，徐氏又换方增入控涎丹，并用干蟾皮30g，仙灵脾30g，一日2剂，服4剂后，改为一日1剂。也就是说，一度重用干蟾皮、仙灵脾至60g。这里插一句，据笔者体会，有不少患者服干蟾（因干蟾皮价格昂贵，我常用干蟾）至6g，就会恶心呕吐，不知本例患者服干蟾皮有没有不适反应。这次换方后，病入坦途，患者出院改用红参、紫河车、肉桂、沉香四味散剂扶正固本以善其后。

我读此案的感悟：一是治肾治肺有机结合，治肾是根本，治肺是解决局部气道的问题。二是敢用峻药，敢用重剂。如控涎丹的使用，大剂量胡颓叶、干蟾皮、仙茅、仙灵脾的应用。这些都是本案取效的关键因素。

点睛：治肾与治肺的有机结合·控涎丹·大剂量胡颓叶、干蟾皮、仙茅、仙灵脾的应用

参考文献

上海市卫生局.上海老中医经验选编.上海：上海科学技术出版社，1980.

徐小圃

编者按：徐小圃（1887—1959），上海近代声誉卓著的儿科名老中医，世代为儒医，广读经典，注重扶阳，擅用麻黄、附子，有"徐麻黄"之美誉。徐氏所治哮喘患儿，多属寒喘兼阳虚，他每多应用附子等温阳药物取效，且常采用温潜之法，读者宜留意焉。

徐氏认为，哮喘发作期一般有寒喘、热喘之分。哮喘反复迁延，每由肺及肾，出现肾阳虚或肾阴虚证候。

徐氏所治的小儿哮喘病例，以寒喘或寒喘兼阳虚者为多。寒喘，每以小青龙汤化裁，温肺化饮，止咳平喘。无发热者，一般不用桂枝、白芍；痰多者，合三子养亲汤等方以降气化痰，药如苏子、白芥子、莱菔子、杏仁、半夏、橘红、南星之类。对于寒喘兼阳虚患者，则于治喘方中加入附子、黑锡丹等温肾扶阳，纳气平喘。

医案举例

●**案 1** 朱幼。素有哮喘，风邪客肺，咳呛阵作，痰多气急，动则自汗，舌白，脉濡浮数，治以辛开。

炙细辛 3g，五味子 3g，淡干姜（与五味子同打）4.5g，川桂枝 4.5g，白芍 9g，白杏仁 12g，白芥子 4.5g，炙苏子 9g，葶苈子（包煎）3g，皂荚子 9g，鹅管石 3g，炙百部 9g。

原按：素有哮喘，感邪诱发，痰壅气盛，肺失宣降。方用小青龙汤合三子养亲汤化裁。方中细辛、五味子、干姜、杏仁、苏子、白芥子、葶苈子、百部、鹅管石辛温宣肺，降气豁痰，止咳平喘；桂枝、白芍调和营卫；又用皂荚子通腑泄浊，寓"上病下取"之意。

●**案 2** 张幼。咳呛阵作，动辄气急，舌少苔，脉弦滑。肺气不宣，肾气失纳。治以温肺摄肾。

蜜炙麻黄 3g，炙细辛 3g，五味子 3g，淡干姜（与五味子同打）4.5g，黄厚附片（先煎）9g，活磁石（先煎）30g，生龙齿（先煎）30g，二味黑锡丹（包煎）9g，炙苏子 9g，炙百部 9g，煨益智仁 12g，破故纸 12g。

原按： 叶天士指出："喘病之因，在肺为实，在肾为虚。"本例因外寒留恋肺经，遂致肺气失宣，咳呛频作，肾气不足，摄纳无权，引起气逆而喘。证属肺肾同病，上实下虚。主方由小青龙汤损益，麻黄、细辛温肺散寒，干姜与五味子同打，散中寓敛，具相济缓咳之效；同时加入摄纳肾气之二味黑锡丹和壮火益元之附片、益智仁、破故纸，意在虚实兼顾。

先生运用附子时，若属下元虚寒者，则必伍用磁石、龙齿，可制潜附子走而不守之性，使其偏于温下益阳；又黄附药性较乌附平和，乃盐卤所制，其性纯正，最适用于小儿。

编者按： 原按语中指出的附子伍用磁石、龙齿之法，即祝味菊先生创用的温潜法。徐氏是祝先生好友，因其子伯远病危为祝氏挽回而从学于后者，其临床风格由早期的清热为主转变为推崇阳气，成为善于温阳的一代大家。徐氏习用黄厚附片亦为祝氏影响。

●**案 3** 程幼。肌热不为汗解，哮喘仍甚，腑气艰行，舌薄白，脉浮滑数。卫虚易感风邪，治以两顾。

炙细辛 4.5g，五味子 3g，淡干姜（与五味子同打）4.5g，川桂枝 6g，生白芍 9g，白杏仁 12g，仙半夏 9g，橘皮 4.5g，黄附片（先煎）9g，活磁石（先煎）30g，黑锡丹（包煎）9g，炙百部 9g，鹅管石 3g，油当归 12g。

原按： 本例证属寒喘兼阳虚卫弱。方以细辛、五味子、干姜、杏仁、半夏、鹅管石等温肺化饮平喘；桂枝、白芍调和营卫；附子、磁石、黑锡丹温肾潜阳纳气；油当归润肠通腑。

●**案 4　孔幼。**

一诊：哮喘复发，形削色㿠，胃呆纳减，舌白，脉濡滑。治以辛开温潜。

蜜炙麻黄 3g，炙细辛 3g，五味子 3g，淡干姜（与五味子同打）4.5g，白杏仁 12g，白芥子 4.5g，川朴 3g，广郁金 9g，制南星 6g，姜半夏 9g，橘皮 4.5g，炙百部 9g，黄附片（先煎）9g，黑锡丹（包煎）9g，活磁石（先煎）30g。

二诊：哮喘已平，咳呛未除，舌白，脉弦滑，再宗前法。

蜜炙麻黄 2.4g，炙细辛 3g，五味子 3g，淡干姜（与五味子同打）4.5g，白杏仁 12g，姜半夏 9g，橘皮 4.5g，鹅管石 3g，炙百部 9g，黄附片（先煎）9g，活磁石（先煎）30g，生牡蛎（先煎）30g，黑锡丹（包煎）9g。

原按：本例哮喘复发，乃寒喘兼阳虚。治以辛温开肺，温肾潜阳。方中麻黄、细辛、五味子、干姜、半夏、杏仁、白芥子、郁金、南星等温肺散寒，化痰平喘；附子、磁石、黑锡丹温肾潜阳纳气。二诊哮喘已平，咳呛未除，方中去白芥子、川朴、郁金、南星，加牡蛎重镇潜阳，鹅管石温肺助阳。

编者按：以上诸案均属寒喘，或兼阳虚，故都用附片与磁石同用，温阳、镇潜并施；干姜与五味子同打，温散、收敛相济，深得配伍之妙。

点睛：寒喘或兼阳虚证治·附子及温潜法·干姜、五味子药对

参考文献

陆鸿元，徐蓉娟.徐小圃医案医论集.北京：中国中医药出版社，2010.

徐伯远

编者按： 徐伯远（1909—1993），主任医师，是上海近代儿科名医徐小圃先生长子，又为祝味菊先生入室弟子，曾任上海中医学院（现为上海中医药大学）附属龙华医院儿科主任。徐氏善用麻黄、寒喘丸、黑锡丹等治疗哮喘；对寒热辨证的论述实事求是，可供临床参考。

徐氏治疗哮喘喜用温药，因寒性哮喘在临床上较多见，尤其是年龄大一些的儿童。对这种类型哮喘，常以小青龙汤作为基本方。方中君药麻黄，宣肺平喘作用较明显，对于小儿，中医有"麻不过钱"的说法，多用后有汗出亡阳之虞，但对哮喘病儿，其用量完全可以大一些。徐氏于一般方中用9g，较重的病例用12～15g，一般没有什么副作用。但如果服药后有心跳不适等症，或平素体虚多汗的患儿，可以减少用量。

此外，徐氏还用一些成药治喘，如寒喘丸（又名紫金丹），此方在许叔微《本事方》中已有记载，目前所用的由红砒、淡豆豉等组成。临床实践证明：此丸治喘有效，有的病儿单用此药也能收效，副作用较小，偶有患儿服后诉胃部不适等。若有皮疹发出，应注意肝肾功能。寒喘者，与小青龙汤合用（或单服此丸也可），对热喘有时也有效果。用量视病情而定，一般每次1～2粒，1日2～3次，徐氏常采用每日1、1、2粒或1、2、2粒的服法。若喘减，应逐步减量，每日减1～2粒。用药1周无效，改用他药。在好发季节，哮喘控制后，为预防再发，可每夜服1～2粒，连服1～2周。再有一个成药是黑锡丹，它有二味黑锡丹及局方黑锡丹两种，二者效果差不多，目前临床用局方黑锡丹，医书上原用于治疗肾不纳气之虚喘，徐氏在临床上用得较宽一些，只要喘得厉害一些，即可加在汤药中煎服，每次用量 9 ～ 15g，此药不宜吞服，可导致铅中毒。

徐氏有时还用苏子降气汤治喘，方中肉桂与当归也有一些止喘作用。痰多者，常以桃仁与杏仁同用，桃仁除有止咳化痰作用外，还有活血化瘀功效，对改善肺部血循环有益。

哮喘的辨证，以辨虚实较易，辨寒热则较困难，有时常不易辨清，如鼻衄是热的表现，但要注意因过敏鼻痒抓破后也会出血。再如舌苔的黄与白、舌质的红与淡，对辨寒热好像客观一些，但是在临床上常遇到舌红苔黄者，用凉药无效，而改用寒喘丸、黑锡丹，喘却平息了，这说明中医的辨证论治，有时从症来论治，有时却舍症而从脉来论治。总的来讲，应该根据八纲来相互联系，抓住其主要的一环，不能把主次颠倒，这是决定论治的关键。临床上对实喘舌苔白腻或厚腻者易治，而舌少苔兼有伤阴证者，常不易收效。

治喘的关键在于断根，但目前尚没有什么好办法，徐氏觉得预防为主，走在哮喘发作的前面，即在患儿好发季节前 1、2 个月，采用各种措施防止发作是可取的。常从调理脾肾着手，给服黄芪片、党参片、新六味片（生地、山药、茯苓、女贞子、赤芍、泽泻）而收效。

点睛：麻黄·寒喘丸·局方黑锡丹·桃仁·看似热喘却用寒喘丸、黑锡丹取效

参考文献

上海市卫生局.上海老中医经验选编.上海：上海科学技术出版社，1980.

徐仲才

编者按： 徐仲才（1911—1991），是近代上海名老中医徐小圃先生哲嗣，并为祝味菊先生入室弟子，曾任上海中医学院（现为上海中医药大学）内、儿科教授、龙华医院副院长、中华全国中医学会儿科分会主任委员。徐氏认为，哮喘多见寒证兼阳虚，但亦有上见痰热蕴肺，下见肾阳亏损、肾气不纳证者。当此变局，徐氏以麻杏石甘汤配附子、局方黑锡丹温凉并用，别具匠心。在用药上，则善用麻黄、附子、局方黑锡丹、哮喘丸（含砷）等峻烈药，值得学习。

1. 徐氏治哮喘，分期辨治

哮喘发作期，以寒哮最为多见，方用小青龙汤合三子养亲汤加减。热喘常用麻杏石甘汤，可再加清化痰热药物，如胆星、瓜蒌、黄芩、鱼腥草等。

哮喘缓解期，邪退正虚，通过扶正固本治疗，调补肺脾肾三脏的虚损，使"元气渐充"，达到根治或减少发作次数的目的。根据临证表现，分肺虚、脾虚、肾虚来辨治。

肺虚患者，常用桂枝汤加黄芪或合玉屏风散。脾虚患者，常用六君子汤。肾虚患者，又当辨明阳虚或阴虚。徐氏尤为重视肾阳的盛衰，这是由于阳气在生理情况下是生命的动力，在病理情况下又是机体抗病的主力，而肾主一身之阳，是生命的根本。哮喘患者常常表现出肾命火衰证，肾气失于摄纳，因而病情日趋严重。肺、脾、肾三脏的虚损往往并见，并相互影响，故在临证时要全面考虑。

临床常见寒喘兼阳虚，但亦有上见痰热蕴肺，下见肾阳亏损、肾气不纳证者。当此变局，徐氏认为不必拘泥于成法套方，以采用清上（肺）温下（肾）法为宜，用麻杏石甘汤以宣肺清热，再加附子、局方黑锡丹以温肾纳气，从上下分治、温凉并用而取效。

2. 运用方药经验

麻黄是宣肺平喘主药，不要拘于"麻不过钱"（约等于 3g）的说法，适当增加剂量，力克病邪。成人哮喘，生麻黄一般用 6～9g，炙麻黄一般用 9g 左右，个别酌情增加剂量。按一般常规，小儿剂量应根据成人剂量酌减，但徐氏的体会是：小儿哮喘病变较为迅速，兼之体质多见虚弱，"无粮之师，利在速战"。根据病情需要，不失时机地重用、多用麻黄以宣肺平喘，但还要参照成人常用剂量，即使对个别顽固病例加大剂量，也只能在取得疗效的基础上逐步增加。有人认为，哮喘急性发作，往往大汗淋漓，在多汗情况下重用麻黄，担心会"汗出亡阳"。据徐氏多年临床经验，尚未遇到类似情况，多数病人随着哮喘的缓解而汗亦渐减。可见汗出不已由于哮喘发作之故，喘平而汗自止。这里应用麻黄并非用于发表，乃是作为治喘的手段，正是符合治病求本的法则。

附子是治疗哮喘的温阳要药，和温肺化饮法配伍应用，发中有补，往往取效。常用熟附子，先煎 15～20 分钟，一般剂量在 12g 左右，个别病例用到 24～30g。小儿剂量酌减。

局方黑锡丹，徐氏常与附子同用，为的是加强温肾纳气的作用，常用 6～9g 分吞，小儿或成人吞服不便者可按上述剂量改为包煎。局方黑锡丹的成分，除黑铅、硫黄外尚有附子、肉桂、胡芦巴等温肾药物共 12 味，方书称可医治"真阳暴脱，阴火冲逆，痰喘昏迷，四肢厥冷"等危症。据分析，其中附子含量极低，如每日吞服 9 颗，附子仅占 0.6g 强。徐氏通过多年的病例总结体会到，对于寒喘兼阳虚者，附子与局方黑锡丹同用，温阳纳气力强，常收明显的平喘效果。

哮喘丸，又名寒喘丸，徐氏常用于寒性哮喘。此方由白信石、豆豉、枯矾、面粉组成，每粒含砷量 0.0016～0.002g，服用时一般每日 1～2 次，每次 2～3 粒，根据病情和年龄酌情增减。急性发作时，哮喘丸与小青龙汤加减方同用，效果较好。有些患孩白天不发，至半夜则出现哮鸣音，往往在临睡时服一次即可。亦有在气候变化或患孩有胸闷呼吸不畅等发病先兆时，立即吞服哮喘丸，有时亦能阻止或减轻哮喘发作。

医案举例

●**案 1** 某幼，女，6 岁。1975 年 7 月 3 日初诊。

病史：患儿出生 7～8 个月即发哮喘。每年除夏季不发外，平均每月有 2 周发病。今年则发作频繁，进入夏季也未见缓解。近 2 个月来咳嗽不止，痰多艰咯，夜间喉中痰鸣，初入睡时汗多。曾用过多种西药解痉止咳剂及抗生素等也未见明显效果，家长颇为焦虑。就诊时观其面色苍白，胃纳不佳，脉濡细，舌质灰暗。证属肺失宣降，痰饮内蕴，兼见气阳不足。治以温肺化痰，扶阳纳肾为法。

处方：带节麻黄 4.5g，干姜 2.1g，紫菀 9g，炙细辛 2.4g，白芥子 9g，五味子 3g，姜半夏 9g，陈皮 4.6g，炙甘草 6g，熟附片（先煎）9g，局方黑锡丹（包煎）9g。

8 月 9 日二诊：连服上方 3 剂后，咳喘明显减轻，以至基本控制，乃停药 20 天。近因感冒，咳痰又起，临睡喉间痰鸣，有时低热，舌苔花剥质红，脉细。治以清肺热，和营卫。

处方：带节麻黄 4.5g，白杏仁 9g，生甘草 4.5g，生石膏（另包先煎）30g，黄芩 9g，苏子 9g，白芥子 9g，川桂枝 3g，炒白芍 6g。3 剂。

8 月 12 日三诊：夜间痰鸣消失，咳嗽痰多，舌红稍减，剥苔略化。

处方：原方加炙细辛 2.4g。7 剂。

1976 年 6 月 17 日随访：上方服后咳除，夜间无哮喘，低热亦退，胃纳转佳，剥苔得变。以后随访两年余，亦未见复发。

●**案 2** 马某，女，18 岁。1976 年 3 月 21 日初诊。

病史：4 岁开始有哮喘，每遇气候变化时即发病，用药后能控制（目前每晚服 1/4 片长效氨茶碱）。平时未有咳痰，但经常感到眼睛、鼻腔、咽喉、耳部奇痒。苔薄舌尖红，口不渴，脉濡细。发病时，大小便次数俱增加，而且急迫。治当益气健脾，缓图其本；清热息风，亟治其标。

处方：党参 9g，炒白术 9g，茯苓 9g，甘草 9g，黄芩 9g，银杏肉 7 枚，苍耳子 9g，淮麦 30g，红枣 5 枚，钩藤 15g。7 剂。

另：地龙片 100 片，每次 5 片，每日 2 次。

1976 年 4 月 10 日二诊：哮喘控制，耳鼻痒已除。苔薄白，舌质淡，舌尖已不红，脉仍濡细，睡安。服药以来，已停服氨茶碱；气候虽然变化，但未感冒过。药后奏效尚著。再方伍用温阳镇潜法，更进一筹治之。

处方：原方中加熟附片（先煎）9g，磁石 30g，去银杏肉。14 剂。

1976 年 4 月 24 日三诊：昨日天阴转晴时感到胸次发闷，流清涕。服药以来哮喘未发，停用西药，鼻痒减少，偶而上腭、两耳作痛。守方续进，毋事更张。

处方：党参 9g，炒白术 9g，茯苓 9g，甘草 6g，黄芩 9g，淮麦 30g，红枣 5 枚，磁石 30g，钩藤 15g，熟附片（先煎）12g，木香 9g。14 剂。

原按：本例哮喘五官奇痒初诊获效，继投温阳镇潜药以图其本。在诸诊中均用甘麦大枣汤组方，其理安在？试探析之，《内经》有云："诸痛痒疮，皆属于心。"甘麦大枣汤功能养心宁神，甘润缓急，实为治心之剂，故可用于本例瘙痒症。然衡之临床体验，对于此等病证，还须与清热息风等药伍用，始克有济。

编者按：徐氏治眼、鼻、咽、耳奇痒，用甘麦大枣汤配苍耳子祛风、钩藤息风，值得吾辈临床验证。

●**案3** 肖某，女，27岁。1976年11月10日初诊。

病史：自幼多咳呛，近几年来哮喘频发，去年生育以来，几乎每天发作，多发于半夜后，哮鸣咳呛，甚则不能平卧，要俯伏。痰多呈泡沫，苔薄不渴，脉细，平时不怕冷。发作时，二便俱频数。治以宣肺化饮，温肾健脾，降气定喘。

处方：生麻黄9g，生甘草6g，苏子9g，炙细辛4.5g，干姜3g，半夏9g，陈皮6g，熟附片（先煎）12g，川椒目9g，党参9g，炒白术12g，补骨脂12g。7剂。

另：复方氯喘40片，每次1片，每日3次。

1976年11月15日二诊：上方服后第2～3天，哮喘缓解。原来休息，现去工作，昨夜觉背脊冷感，哮喘又发，大便正常，夜尿频。脾胃运化转好，但阳气尚衰，阴寒用事。再方温逐沉寒，纳气平喘。

处方：原方去党参、白术，改干姜4.5g，加桂枝6g，黑锡丹（晚间吞服）4.5g。7剂。

1976年12月20日三诊：服药月余来，哮喘基本控制，早晨稍有轻微哮鸣音（目前已完全停用西药）。去年同期发病甚剧，曾用激素及红霉素等不能很快有效控制。近来感冒，也未见诱发哮喘。苔薄，舌质偏红，口不渴，夜寐多梦，但夜尿显减（自3～4次减为1～2次）。守方稍事斟酌，兼以散风抗敏、养心宁神。

处方：熟附片（先煎）12g，桂枝9g，白芍12g，苏子12g，苍耳子9g，磁石30g，炙甘草9g，淮小麦30g，大枣5枚，补骨脂12g，黑锡丹（吞服）3g。7剂。

原按：本例中川椒目，徐老有时用于哮喘，也很有效。根据多年临床经验，本品与温肾扶阳药同用，可治肾虚水泛，上渍于肺之哮喘。许叔微云："大凡肾气上逆，须从川椒引之归经则安。"宋元以来多有推崇本品能"治咳嗽，止气喘"，大抵适用咳喘病水饮渍肺者。张仲景《金匮》有己椒苈黄丸一方，其中也有椒目一味，原用于治疗水饮停聚、腹满便秘的燥热证候，我们常与麻黄附子细辛组方化裁治疗慢支、肺心病属于虚寒痰饮合并水泛肌肤为患者，往往获效。

●**案4** 周某，男，64岁。1975年2月19日初诊。

病史：行动气急10余年。向有哮喘史，无慢支咳嗽史。平素经常头晕，纳谷一般，寐不酣，多恶梦。哮喘发作多在劳累及闻到油烟等气味之后，夏天发作较轻。怕冷口渴，夜尿频。脉弦细稍数（102次/分），舌淡紫，夜间经常吸氧。胸透：两肺肺气肿。据脉症，乃上盛下虚之证。法当泻肺之实，宣肺降气；益肾之虚，温肾纳气。

处方：生麻黄6g，生甘草9g，苏子12g，熟附片（先煎）12g，磁石30g，补骨脂12g，黑锡丹（分2次吞）9g，朱远志6g。3剂。

1975年2月22日二诊：服药后气急未作，故夜间不吸氧，睡眠较安，头晕怕冷减，夜尿已不像以前之频（每夜一次，原来三四次），服温热药方口反不渴。肺之不降，其本在肾；肾气不纳，源自火衰。再方重用附子，以助肾命蒸化之力。

处方：原方中黑锡丹改用6g分吞，加重熟附片（先煎）15g。7剂。

1975年3月7日三诊：诸症俱除，大便较干（自服药以来夜间已不吸氧）。再方加用温滋通便之品。

处方：熟附片（先煎）15g，生甘草9g，苏子12g，磁石30g，补骨脂12g，苁蓉9g，朱远志6g，生白芍9g，14剂。

1975年3月15日四诊：除活动后稍喘及头晕外，无其他不舒，大便顺，口不渴，胃口甚好，夜尿 1 ～ 2 次，仍以潜阳益肾为主。

处方：原方再加磁石 30g，胡桃肉 9g。14 剂。

1975 年 3 月 29 日五诊：近来气喘发作较甚，影响睡眠，稍咳痰少，口不渴，饮水不多，怕冷，苔薄，脉细。按前法肺肾同治。

处方：生麻黄 6g，生甘草 9g，苏子 12g，熟附片（先煎）12g，磁石 30g，补骨脂 12g，朱远志 6g，苁蓉 9g，黑锡丹（分吞）9g。7 剂。

原按：本例病程较长，羔根深痼，且易反复发作，在接受治疗第一年中曾有两次哮喘明显发作，均与气候转变有关，但服上述方药加味后，均能很快控制。自 1976 年初以后随访的 15 个月中，除常有咳痰症状外，哮喘未再发作，气急情况也有所缓解。以上情况表明，应用以附子为主的一类温阳益肾药物，对于控制哮喘病发作具有较好的远期疗效。

点睛：清上温下法·麻黄·附子·局方黑锡丹·哮喘丸（又名寒喘丸，含砷）·椒目·眼鼻咽耳奇痒用甘麦大枣汤配苍耳子、钩藤

参考文献

［1］陆鸿元，徐蓉娟，郭天玲.徐小圃徐仲才临证用药心得十讲.北京：中国医药科技出版社，2013.

［2］陆鸿元，徐蓉娟，郭天玲.徐仲才医案医论集.北京：中国中医药出版社，2010.

许济群

编者按： 许济群（1921—2012），教授，曾任南京中医药大学方剂学教研室主任。许氏治哮喘，认为急性发作期也可扶正，善用控涎丹逐痰以及定喘膏外敷平喘，值得效法。

许氏治疗哮喘有以下特色：

1. 发时不囿于祛邪，根据辨证也可兼扶其正

对哮喘反复发作的病人来说，发时既有外邪客肺、痰阻气机之实证，同时又有肺脾不足之本虚表现。许氏立足于祛痰利气攻邪，或散其风，或温其寒，或清其痰热；对肺脾肾三脏兼有虚象者，兼扶其正，方中加入补气药或补气阴药，可以达到扶正祛邪、虚实兼顾的目的，而无壅邪之弊。哮喘反复发作，或发作日久而一般药效果不明显者，用此法甚为满意。

2. 攻逐痰饮，喜用控涎丹

许氏认为，由于痰饮之邪其性黏滞，易于胶固凝着，而一般化痰药短期难以奏效，攻逐痰饮是急则治标之法，对痰饮实证效果尤好，使有形之痰饮得以祛除。许氏喜用控涎丹，改为胶囊剂型，早晨空腹枣汤送服 0.6 ～ 1g，连服 2 ～ 3 天，其后辅用健脾化痰方药，以绝生痰之源。

3. 穴位敷贴，能迅速平喘

许氏根据临床近 1 万人次的体验，认为组方适宜的外用定喘膏能攻逐内伏之痰饮，可于哮喘正发时迅速平喘。外治选用穴位以背俞穴为主，常用肺俞、膈俞、定喘，以及天突等穴。5 ～ 7 天贴敷 1 次，每次 12 ～ 24 小时。

医案举例

●**案 1** 周某，女，42 岁。1994 年 4 月 28 日初诊。

病史：曾因油漆喷雾引起咳嗽、气喘，以后经常发作。发作时咯吐白黏痰，伴咽痒、胸闷，两肺满布哮鸣音。每次均以激素、抗生素、扩张气管药及中药宣肺平喘等治疗，部分症状缓解。4 月 27 日哮喘大发作，哮吼痰鸣，西医治疗效不佳。第 2 天症状明显加重，诊见患者面色苍白、紫绀、气短、喘息不已、咳嗽、咯吐白黏痰，伴见头面汗出。舌质淡胖，苔薄白微腻，脉细数。证属痰浊阻肺，肺失肃降，正虚不能纳气。治以扶助正气，利气化痰。

处方：黄芪 20g，太子参 12g，葶苈子 10g，苏子 10g，炙麻黄 4g，细辛 3g，五味子 8g，制半夏 10g，陈皮 6g，鱼腥草 15g，佛耳草 10g，地龙 10g，乌梅 8g，丹参 15g。

服上方 2 剂后，喘即渐减，胸憋气喘大为改善。听诊肺部哮鸣音（＋），仍感纳气无力。上方继用，加砂仁 4g。7 剂后，喘平，偶尔咽痒，咯少量痰。曾接触油漆，未再发作，予健脾化痰以善其后。随访 5 个月喘未再发。

●**案 2** 祁某，男，56 岁。1983 年 3 月 27 日初诊。

病史：哮喘 6 年余，近 1 年加重呈季节性发作，3 ～ 9 月份哮喘连续不断。有明确过敏史，哮喘前有打喷嚏、咽痒、咳嗽等预兆。本次就诊时哮喘已作月余，虽用舒喘灵等未能控制。诊见：喉中痰鸣如拽锯，咳嗽，胸闷如室，痰灰暗成块状，量多难咯。听诊：两肺哮鸣音（＋＋＋），舌胖略红，苔白厚腻，脉滑。证属痰饮壅肺，肺失肃降。治以攻痰逐饮平喘。

处方一：控涎丹 0.9g，每日 1 次，清晨枣汤送服，服用 3 天。

处方二：苏子 10g，白芥子 8g，制半夏 10g，陈皮 6g，桔梗 10g，甘草 4g，鱼腥草 15g，4 剂。予控涎丹服完后服。

服药后略感腹痛，泻稀大便，日二三次，后泻之物似痰状。咽中痰也松动，易于咯出。每日咯出 300mL 左右，痰出后胸闷顿舒，舒喘灵停用，喘势大减。予上方继用。9 剂后，喘已渐平。处方转以健脾化痰巩固之。随访 1 年，哮喘未有明显发作。

●**案 3**　胡某，男，60 岁。1992 年 1 月 3 日初诊。

病史：哮喘史 10 余年。目前咳喘持续 10 余日，入夜不能平卧，端坐呼吸，喉中哮鸣有声，痰多不易咳出，呈白沫状，口干，乏力，动则喘甚。舌质黯红，中有裂纹，苔少，脉细。证属痰气交阻，肺阴不足。治予外用定喘膏，内服润肺清化方药。

处方：北沙参 12g，苏子 10g，葶苈子 10g，黄芩 5g，瓜蒌皮 12g，黛蛤散（包煎）10g，桔梗 10g，甘草 4g，鱼腥草 15g，白毛夏枯草 15g，桃仁 10g，冬瓜子 10g，制半夏 10g。5 剂。于贴药第 2 天服用。

外用：定喘膏，取穴肺俞、定喘、膈俞、天突。

二诊：用上方后症状缓解，但夜间仍有短时间喉中哮鸣，气短，口干。继用定喘膏，取穴同前。内服方去冬瓜子，加南沙参 10g，麦冬 10g，炙桑白皮 10g。

三诊：服药 5 剂后，诸症明显缓解，痰量亦明显减少，胸部舒畅，寐安，纳佳，唯口仍干，舌质有裂纹，脉滑。定喘膏取穴同前，以养阴润肺兼以化痰辅之。

处方：南沙参 10g，北沙参 10g，瓜蒌 12g，玉竹 10g，川贝 5g，葶苈子 10g，麦冬 10g，制半夏 10g，鱼腥草 15g，桔梗 10g。5 剂，于贴药后 24 小时服用。

其后症情稳定，哮喘未发。

原按：本例内治与外治共用，平喘之功显著。定喘膏由麝香、甘遂等组成。麝香走窜经络，辛散宣通，利气豁痰；甘遂攻逐痰浊水饮，共奏利气逐痰平喘之功。对痰闭致喘尤为适宜。选穴以背俞穴为主，一身阳经均集中于背部，对祛逐痰浊阴邪功效甚佳。痰多难咯者，加用天突穴。外治之理，亦内治之理，但药力循经入络显然比内服更为快捷。内外治疗合用，作用相得益彰。

点睛：发时也可扶正·控涎丹·敷贴平喘

参考文献

范欣生.许济群教授治疗哮喘经验.山东中医杂志，1995，14（6）：273-275.

颜亦鲁

编者按： 颜亦鲁（1897—1989），主任医师，曾任江苏省中医院内科主任、江苏省肿瘤防治研究所中医科主任。《餐芝轩医案——颜氏三代医人耕耘录》中录有颜亦鲁先生哮喘医案三则。第一案本属外寒内饮，后痰饮化热，继而肺肾气阴暗亏渐露，颜氏药随证变，不断调整，取得良好疗效。第二案为寒饮兼肺肾不足，取降气化痰与补肺温肾合法。第三案气阴两虚而痰阻气机，攻补兼施而获效。因第一案整个治疗过程较长而完整，先后用过多张不同处方，也用了汤剂、散剂、丸剂等不同剂型，故能较全面反映颜氏经验，现摘录于下。

石某，男，53岁。

初诊：哮喘30余年，近来萌发，喉鸣声如拽锯，不得平卧，痰出白沫，恶寒，口淡，饮食尚可。脉濡滑，舌苔薄白。外寒与内饮搏结，肺失宣降，拟小青龙汤加味先治其标。

处方：蜜炙麻黄1.5g，桂枝2.1g，淡干姜2.4g，北细辛1.5g，姜半夏9g，五味子2.4g，陈皮4.5g，炙甘草2.4g，白芍6g，川贝母6g，炙冬花6g，炙苏子9g，杏仁9g。6剂。

二诊：咳喘大减，已能平卧，恶寒亦罢，二便自调。惟痰出不爽，下半夜睡眠不实，胃纳欠香，渴不欲饮。脉细滑带数，舌苔薄，质红。肺阴不足，痰饮有化热之势。

处方：原方去桂枝、白芍、细辛、陈皮、炙草，加南沙参9g，北沙参9g，旋覆花（包煎）4.5g，射干4.5g，枇杷叶9g。3剂。

三诊：晚间咳喘影响睡眠，痰色转为黄稠，稍带腥味，头昏，微有汗，背俞恶寒，溲黄，大便干，胃纳尚佳。脉滑带数，舌红，苔白中黄。寒痰渐已化热，肺气不降。当宣肺降气，清热化痰。

处方：炙麻黄 3g，生石膏 18g，桂枝 1.2g，金苏子 9g，射干 4.5g，法半夏 9g，干姜 1.2g，五味子 1.2g，炙冬花 9g，薄橘红 4.5g，杏仁 9g，白前 4.5g，甘草 2.1g。10 剂。

四诊：迭进小青龙加石膏汤，喘咳已平，口渴亦折，痰见少，背俞恶寒亦减，纳食、睡眠俱佳。下半夜仍有小发作。脉小滑微数，舌红无苔。痰热渐化，肺肾气阴暗亏，当水金同调，固本清源。

处方：人参须 4.5g，南沙参 9g，北沙参 9g，川贝 6g，五味子 1.2g，麦冬 6g，法半夏 6g，薄橘红 4.5g，冬花 9g，干姜 1.2g，胡桃肉 9g。5 剂。

另：紫河车粉 12g，白炒参粉 12g，川贝粉 6g，和匀，每次 3g，日 2 次。

五诊：经治以来，背俞恶寒已弭，喘咳已平，痰亦少，饮食、二便亦趋正常，腰痛、溲勤。脉细数，舌红。守原意增益补肾。

处方：原方加大熟地（沉香 1g 煎汁拌炒）12g，坎炁 2 条，川贝改为 4.5g，麦冬改为天冬 9g。10 剂。

六诊：哮喘未发，胃纳已振，精神亦复。拟丸代煎，寓防于治。

丸方：潞党参 45g，南沙参 60g，炙麻黄 15g，云茯苓 45g，炙冬花 30g，炙紫菀 30g，川贝母 30g，苡仁 90g，炙甘草 15g，苏子 60g，白术 30g，上川朴 18g，陈皮 18g，法半夏 45g，杏仁 30g，炒谷芽 90g。

上味共为细末，用枇杷叶 90g，旋覆花（包煎）45g 煎汤泛丸，如绿豆大，每晨晚各服 1 次，每次 6g。

原按：哮喘为本虚标实之证，治标当分寒热，治本不外补肺、补脾与补肾。本例系外感风寒触动内伏之痰饮而发病。故初诊选用小青龙汤为主方。小青龙汤以解表化饮著称，而其中实以细辛、半夏、干姜、五味子为核心，治寒饮喘咳所不可少。然临床当随证变化，如本例初诊表证明显，故麻黄、桂枝同用。二诊外寒已解，虚象渐露，乃去桂枝，加南北沙参。三诊出现外寒内饮、郁而化热的复杂病情，因而选小青龙加石膏汤解表化痰，兼清郁热。四诊寒饮渐去，肺肾虚象明显，于是改以固本清源为主。其中紫河车、人参、川贝为粉剂另服，熟地用沉香煎汁拌炒，均有卓识。

点睛：一则疗程较长、顺风转舵、采用多种剂型的有效医案

参考文献

韩天雄、邢斌.餐芝轩医集——颜氏三代医人耕耘录.北京：中国中医药出版社，2009.

颜德馨

编者按： *颜德馨（1920—2017），教授、主任医师，历任上海铁路局中心医院（现同济大学附属第十人民医院）中医科主任、同济大学中医研究所所长，是首批全国老中医药专家学术经验继承工作指导老师，2009年获得"国医大师"称号。颜氏在哮喘防治中，重视阳虚寒痰与气凝血泣。*

1. 颜氏认为，哮喘多缘寒痰胶滞，气失升降，投麻黄附子细辛汤辄有立竿见影之效。附子温肾散寒，麻黄宣肺平喘，相得益彰，麻黄得附子平喘而不伤正，附子又能制麻黄之辛散。他治哮喘之偏于寒胜者，最喜冠此两味，颇为应手。细辛通阳平喘，喘息甚时非此不克，量必重用，一般用4.5g，喘剧者可用至9g以上。临床尝见顽固性哮喘，用大量激素亦不为功，端坐喘息，日以继夜，投麻黄附子细辛汤（每味用量皆为9g）一剂而安。

2. 哮喘为沉痼之病，缠绵反复，正气溃散，精气内伤，症状错综出现，但毕竟寒痰阴凝于内者居多，用附子、麻黄偕细辛，离照当空，阴霾自化，能使喘平痰减。即使舌质稍红，津液不足，但实质寒凝为本，经用麻附后阳气来复，津液上承，舌色反转润泽，故治哮喘时用药不可拘泥。

3. 生半夏化痰之力甚著，颜氏治哮喘亦习用之，一般用9g，加生姜2片，无副作用。

4. 哮喘预防，"冬病夏治"观点颇有临床意义，颜氏夏季嘱久喘病人服苓桂术甘汤，日服1剂，连续服用1个月，即可减少发作或不发作。

5. 颜氏尊翁亦鲁主任医师有一预防哮喘之验方：以大附子一个，去盖，纳入公丁香49粒，再加盖扎好，外用麦麸面包裹，

置文火中煨炙，研为细末。每次服 1.5g，日服 3 次，逐步加至
2.4g。

6.哮喘久发不已，气机不畅，必致心肺同病，五脏俱伤。盖
心肺同居上焦，肺主气，心主血，肺气不畅则心血瘀阻，气血同
病，口唇紫绀，青筋暴露。故应参以化瘀，轻则加入苏木、丹
参，重则加入水蛭、蒲黄。水蛭粉能改善缺氧现象，每服 1.5g，
一日 2 次，其效显著。

医案举例

● **案 1**　张某，男，60 岁。

病史：患哮喘 10 余年，每遇季节更迭，感寒而发。时因外
感，哮喘骤作，咯痰如泡沫状，量多盈盆，不能平卧，形瘦神
疲，口唇紫绀，胸部膨胀而窒闷。脉滑。舌暗，苔薄腻。气凝血
泣，寒饮束肺，当拟温化。

处方：麻黄 4.5g，桂枝 3g，附子（先煎）4.5g，细辛 3g，生
半夏 9g，干姜 3g，苏子 6g，杏仁 9g，水蛭粉（分吞）3g。

二诊：投前方 3 剂，哮喘渐平，已能平卧，咯痰减少，口唇
及舌质尚紫，原方加丹参 30g，以加强化瘀之力。

三诊：口唇红润，精神亦振，能室外活动，参以培土生金以
固根本而愈。

● **案 2**　万某，男，56 岁。

病史：自幼素有哮喘病史，每逢气候变化即发。近 10 年又
罹患高血压、冠心病，以致哮喘发作日渐加剧。发则喘促不能平
卧，胸闷，痰黄黏稠，难以咯出，屡进氨茶碱、强的松等西药，
症难控制。外感诱发，哮喘又作，端坐呼吸，喉间痰声辘辘，唇
舌紫绀，苔黄腻，脉弦。肺主一身之气，心主一身血脉，肺病则
气机失畅，心病则血流艰涩，气血失和则诸病丛生。治当疏其血
气，令其条达。

处方：柴胡 6g，枳壳 6g，桔梗 6g，牛膝 6g，生地 15g，当归 9g，赤芍 9g，川芎 9g，红花 9g，桃仁 9g，葶苈子 15g，地龙 20g，清炙草 3g。5 剂。

二诊：哮喘已平，微有咳嗽，咳时胸痛，咯痰较爽。舌紫，苔薄黄，脉弦。痰瘀交结，化而未尽也。

处方：上方加全瓜蒌 15g。10 剂。

药后诸恙悉除。

原按：《素问·大奇论》云："肺之壅，喘而两胁满。"表明肺气壅塞为哮喘的主要病机，故治疗当开通肺气，兼以化痰降逆。然本案哮喘又兼高血压、冠心病，唇舌紫绀为血瘀明证。《血证论》谓："此证多系痰夹瘀血，碍气为病，若无瘀血，何致气道如此阻塞，以致咳逆息高不得卧哉。"用血府逐瘀汤加味而奏效，其奥秘不言自明。其中葶苈子集止咳、定喘、化痰等功效于一身，地龙清热化痰平喘，有痰瘀同治之妙用。

●**案 3** 朱某，女，58 岁。

初诊：过敏史多年，哮喘不时举发，痰白黏沫状。胸膈满闷如窒，动则尤甚。脉细缓，舌质紫，苔薄。肺肾两亏，痰浊踞之。拟剿抚兼施，固本清源。

处方：白术 9g，防风 4.5g，黄芪 12g，半夏 9g，五味子 3g，橘红 4.5g，炙草 4.5g，丹参 12g，土茯苓 30g，白蒺藜 12g，菟丝饼 9g。5 剂。

二诊：经玉屏风散扶正达邪后，哮喘之势已趋好转，续上方以固腠理。上方 5 剂。

三诊：扶正达邪，哮喘与其他过敏症状皆敛。效不更方，当持之以恒。

原按：本例患者过敏史已 20 余年，时时萌发，发作时昏不知人。迭经抗过敏药物与激素治疗，皆不效应。因其一触即发，腠理不密可知，故立法以玉屏风散扶正祛邪。因久病入络为瘀，故加丹参，并加抗过敏之土茯苓与白蒺藜两味，正确处理正邪关系，原方常服，症趋稳定。

　　编者按： 颜氏临证推崇气血学说，注重阳气，在哮喘防治中也有体现。以上三案反映了他的学术思想，特别是第二案，治喘药物只用了葶苈子、地龙，而采用血府逐瘀汤为主方，取得了很好效果，引人思考。

　　点睛：阳虚寒痰·气凝血泣·麻黄附子细辛汤·生半夏·颜亦鲁预防哮喘方·水蛭·血府逐瘀汤

参考文献
［1］颜乾麟.颜德馨医艺荟萃.台北：启业书局，1996.
［2］颜乾麟.颜德馨医艺荟萃（第二集）.台北：启业书局，1996.

杨惠猷

编者按：杨惠猷（1895—1984），江西省名老中医，曾任安吉地区中医学会理事。《豫章医萃——名老中医临床经验精选》收录杨氏治疗哮喘医案 1 则。此案用药较轻，而疗效较好，窃以为或许与运用虫草、沉香有关。当今虫草、沉香价格昂贵，医者、病家多不再问津，故缺乏用此品的经验，今后临床当试验之。

林某，男，14 岁。1964 年 10 月诊治。

病史：从小患支气管哮喘，四季发作，遇感冒发作较甚，症见：咳嗽气喘，不能平卧，胸闷不舒，喉中痰声辘辘，食欲不振。脉细缓而滑，尺脉微弱，舌淡红，苔白微腻。诊为肺气不足，痰湿壅阻，肾不纳气。拟补肺纳肾，止咳平喘，燥湿化痰。

处方：炒葶苈子 2.4g，地龙 4.5g，沉香 2.4g，冬虫草 6g，杏仁 4.5g，补骨脂 3g，党参 9g，白术 6g，法半夏 6g，广皮 3g，甘草 3g。

此方加减，服 10 余剂而症状消失。

点睛：冬虫夏草·沉香

参考文献

洪广祥，匡奕璜.豫章医萃——名老中医临床经验精选.上海：上海中医药大学出版社，1997.

姚子扬

编者按： 姚子扬（1914—1998），山东省临沂市人民医院主任医师。姚氏诊治小儿哮喘，从痰入手，自拟小儿浣痰散，以除陈积之老痰、顽痰，其效颇佳。

姚氏认为，小儿哮喘是因夙痰内伏，感邪而发。故自拟小儿浣痰散，专治小儿痰喘症。表现为喉中痰涎壅盛，吐不出，咽不下，咳喘不已，体温不高者。组成为：煅礞石5g，明矾3g，牙皂炭3g，硼砂5g，南星2g，海浮石3g，大黄3g，槟榔3g，天竺黄5g，冰片2g。服用法：上药共为细末，1～2岁者每服3g，3～4岁者服3～4g，日2次。服后或呕吐黏痰，或大便稀黏，有速效。

姚氏谓此方用于小儿哮喘痰盛，屡发屡中。方中礞石下气坠痰，善除陈积伏匿之老痰；牙皂辛散性燥，豁痰导滞，通肺与大肠气，顽痰胶固甚宜。硼砂清热消痰，浮石、明矾、天竺黄清肺燥湿豁痰，为治痰热壅盛之要药。南星辛温性燥，除痰散风，解痉以平喘；冰片香窜散结搜邪，散痰火之壅滞。大黄、礞石、牙皂三药相配重坠攻下，导痰火下行，使伏痰自肠道而去。槟榔下气导滞，用之有行气消痰之功。若痰除息平之后，再以小剂量续服，以大便正常为度，连服数月，虽有感冒，喘憋不再发作即为痊愈，可停药。

点睛：夙痰内伏·小儿浣痰散

参考文献

单书健，陈子华，徐杰.古今名医临证金鉴·儿科卷（上）.北京：中国中医药出版社，1999.

易聘海

编者按： 易聘海（1892—1972），湖南省名老中医。易氏善用毒性药物治疗哮喘，其经验可供参考。

易氏认为，冷哮"非辛热不可扫除阴霾，非温肾不可治其根本"。因本草载砒石"性大热，功能益肾气，疗风痰在胸膈"，故创制砒苓冷哮丸。组成为：白砒石 6g，云苓 30g，共研细末，米汤为丸，分作 100 丸，每丸含砒量二厘，睡前冷开水送下。

其次，创制外治方：蹢躅花、生南星、生半夏、生芥子、生甘遂、生姜汁各等分，麝香、蟾酥少许，共研细末，开水调涂膏肓、天突两穴。外贴胶布，慎防风寒，每日 1 换。如局部有麻痛感，则隔日 1 换，取三伏天涂敷为佳。

再次，用曼陀罗之茎、叶、花切细，卷入纸烟内吸，哮遂止，但不持久。

医案举例

●**案 1** 张某，16 岁。

八九岁时，患咳嗽痰鸣。自此后，每至冬令或稍露风寒即咳喘加剧，喉中痰鸣如水鸡声，胸闷不爽，必待来年夏天方可望好，所苦逐年加重。哮作服中药，只解暂时之急，始终不能根治。诊脉稍滑，舌淡苔腻，断为痰饮水邪搏结胸膈，发为冷哮。予砒苓冷哮丸，连服三宿后停三宿，随之又服如前法，持续守服 3 个月，七载痼疾一扫而尽。

●**案 2** 刘某，男，55 岁。

咳嗽近 20 年，入冬则哮吼不休，延治于予。切脉左弦右滑，弦主饮、滑主痰，砒石辛热，有涤饮豁痰之功，善治老人肾亏冷哮。乃授以砒苓冷哮丸，嘱服如前法，并加服肾气丸（每次 10g，日 3 次），越二月，哮喘十去七八，但终未毕竟全功。

原按： 砒苓冷哮丸，对冷痰固结胸膈有效。但砒石有大毒，若认证不确，切不可轻用。

点睛：砒苓冷哮丸·三伏天外治法

参考文献

湖南省中医药研究所.湖南省老中医医案选（第 1 辑）.长沙：湖南科学技术出版社.1980.

印会河

编者按：印会河（1923—2012），教授，著名中医学家。他出生于中医世家，先后任南京中医学校（现为南京中医药大学）教学业务组长兼金匮教研室主任，北京中医学院（现为北京中医药大学）内科教研室主任、温病教研室主任、中医基础理论教研室主任，中日友好医院副院长，是全国高等医药院校中医专业教材编审委员，首批全国老中医药专家学术经验继承工作指导老师，曾主编《中医学概论》与《中医基础理论》（五版教材）。印氏论治哮喘，立足于"定风"，采用"抓主症"之法，运用古方加减辨治冷哮、热哮，特别是应用清燥救肺汤治疗哮喘为其独到经验。

印氏认为，哮喘主因是风，故本病时作时止，不留痕迹，而风的发病又有寒热之分，所以有热哮、冷哮之别。病机核心是肺逆不降，治疗宜降肺定喘，同时无论寒热，都必须注意"定风"。

1. 印氏将冷哮分为两型：喉间哮鸣音重，但咳嗽痰不甚多，痰出不爽者，用射干麻黄汤加减；痰多清稀，或水泡痰，咳吐甚爽，倚息不能平卧者，用小青龙汤加石膏（用石膏的目的是配合温药降肺平喘）。

2. 热哮分为三型：咳吐痰黄白相兼者，用定喘汤加减；喘哮不能平卧，痰少者，用麻杏石甘汤加桑白皮、葶苈子；喘哮咽干口燥，无痰，或咳吐白沫不爽，甚难咳出者，用清燥救肺汤加减。

3. 因哮喘主因是风，以上诸型常于僵蚕、地龙、全蝎、蜈蚣等药中选一二味加入方中。

医案举例

●**案 1**　刘某，男，61 岁。

病史：自幼即患发作性哮喘，尤其在气候交替或感寒时发作为甚，痰白清稀，咳吐不爽，严重时不能平卧，但在平时则劳动一如年轻壮劳力。医药屡屡，有主肺失宣降而用麻杏石甘汤的，有主寒水射肺而用小青龙汤的，还曾服过寒喘紫金丹（内有砒石），但效果均不满意。当根据其痰出不爽而投用射干麻黄汤，意在散寒平喘排痰。

处方：射干 9g，麻黄 9g，紫菀 9g，桔梗 9g，细辛 6g，半夏 9g，全蝎 6g，蝉蜕 6g，生姜 9g。

药后咳喘均退，哮鸣亦除，经两年，前症未复发。

●**案 2**　吴某，男，52 岁。

病史：哮喘年久，交冬发作更甚而频，喘嗽痰鸣，不能平卧，甚则咽喉如有羽轻拂，食入即吐，小便不能自禁，痰多清稀，中杂水泡，脉细而弦，肢冷苔白。当诊为寒喘而投用小青龙加石膏汤以温化水饮，降肺定喘。

处方：麻黄 9g，桂枝 9g，干姜 6g，细辛 6g，五味子 10g，半夏 10g，白芍 10g，甘草 6g，杏仁泥 10g，生石膏（先煎）30g，全蝎 6g，地龙 9g。

药后痰喘悉平，呕吐咽痒均退，很快即恢复健康。

●**案 3**　郝某，女，32 岁。

病史：咳喘无痰，春秋两季发作较重，咳逆倚息不得卧，喉间哮鸣音，恶寒不渴，四末清凉，苔少，脉细数。医药屡屡，未见显效。当根据其无痰肺热现象，投用麻杏甘石汤加味，清降肺热，以保津润肺。

处方：麻黄 9g，杏仁泥 9g，生石膏（先煎）30g，生甘草 6g，桑白皮 15g，葶苈子 19g。

服 3 剂，咳喘皆退，恶寒肢凉亦解，从而悟出阴津与阳气之间的关系是不可分割的，肺津虚则不能布阳气使达于肌表及四肢末端，故见形寒肢冷等象，但这不是阳虚而是阳厥。阳厥者，热深则厥甚，故用清降肺热，热降则四肢厥冷等亦同时消除。

●**案 4** 于某，男，54 岁。

病史：17 年前的国庆期间发作哮喘，西医诊断为过敏性支气管哮喘，经治疗未能控制病情，乃来京就医。自述咳喘日发数次，尤以睡前（晚上 8～9 点时）的一次发作最重，每次均昏厥 10 分钟左右，咳嗽连声，呼吸不续，类似小儿百日咳之状。痰出如皂泡，纯白胶黏难出，由于咳嗽过度紧张，造成两眼瘀血贯睛，眼珠赤如涂朱，当根据"肺痿吐白沫"和"肺热叶焦因而成痿"的理论，投用清肺润燥之清燥救肺汤加减。

处方：沙参 12g，麦冬 10g，生甘草 6g，黑芝麻（捣）10g，石斛 12g，阿胶珠 10g，生石膏（先煎）30g，甜杏仁 10g，枇杷叶 9g，僵蚕 9g，全蝎 6g。

服药后当晚咳嗽即轻，未见昏厥，服 3 剂咳喘皆退，续用桑杏汤加减收功。经随访 10 年以来，迄未再发。病人由长期休养，转为每天上班工作，有时骑自行车日行百余里，身体照常不受影响。

●**案 5** 刘某，女，16 岁。1991 年 9 月 3 日初诊。

病史：经北京某医院确认为"尘土过敏性支气管哮喘"，已发病 5 年，一般一月喘 1 次。舌质红，苔薄白，吐白沫痰。治以清燥救肺，预防性治疗。

处方：桑白皮 15g，杏仁 10g，桑叶 10g，沙参 15g，天冬 12g，麦冬 12g，石斛 10g，生石膏 30g，阿胶珠 10g，青黛（包煎）6g，蛤粉（包煎）15g，炙枇杷叶 10g，芦根 30g，黑芝麻 15g，全蝎 6g，僵蚕 10g，鱼腥草 30g，水煎服。再以西洋参 6g，泡水当茶饮。

此后复诊 3 次，印老以"抓主症"之清燥救肺汤加味。痼疾

5 年，服药 20 剂，咳喘平息，后以西洋参、蛤蚧尾泡水饮，益气固本以提高免疫防病力。

●**案 6**　王某，男，54 岁。1991 年 9 月 16 日初诊。

病史：患哮喘 10 年，经省城某医院诊断为过敏性支气管哮喘合并肺气肿。刻诊：咳喘，日发数次，类似于小儿顿咳的痉挛性咳嗽，连声成阵，痰出非常困难，咳久始能吐出少量状如皂泡之黏性甚大的白沫。咳喘发作多以深秋至初冬为甚，每日发作则以睡前的一阵为最严重，总因咳喘而气厥不返，造成晕厥达 3 分钟左右。由于咳喘时的过度紧张，以致两眼白珠部分的小血管破损，造成瘀血贯睛。苔薄白，脉弦滑。根据"肺痿吐白沫"和"肺热叶焦因而成痿"的理论，治以清燥润肺，取俞氏清燥救肺汤为主。

处方：桑白皮 15g，杏仁 10g，炙杷叶 10g，生石膏 24g，阿胶珠 10g，黑芝麻 30g，沙参 15g，麦冬 10g，青黛（包煎）5g，蛤粉（包煎）12g，僵蚕 10g，全蝎 6g，鱼腥草 30g。水煎服，5 剂。印老说："由于患者咳喘系阵发性的，故加入僵蚕、全蝎，以定'数变'之风，实际上此二味药起的是与'脱敏'类似的作用。"

9 月 20 日二诊：痉挛性咳嗽的次数减少，吐痰较利，余症同前。守方 7 剂。

9 月 28 日三诊：咳嗽缓解，吐痰少，瘀血贯睛诸症悉平。印老回北京，我（编者按：指韩仲成医师）根据久病肺肾俱虚之候，守方加西洋参、蛤蚧、川贝母、五味子、南天竹子、天浆壳、橘红，共研细末，炼蜜为丸，继服 2 个月，今年冬至随访，咳喘平息。身体渐以康复，能正常上班。

编者按：所谓"抓主症"，我理解就是在辨证、辨病的前提下，抓住主要的、特别的症状（也就是所谓的"主症"），然后就能选出相应的有效方剂。这里所谓的"有效方剂"，是屡用屡验的方剂，与"主症"是高度相关的。所以，只要"主症"抓对了，那治之有效就是理所当然的事了。印氏就是这样构建他的中医内科学体系的，而哮喘则是其中一个病种。（这是我的理解，未必完全符合印氏原意。）

案一辨证属冷哮，主症是痰咳吐不爽，故用射干麻黄汤。案二也属冷哮，因痰多清稀、中杂水泡、不能平卧之主症，而投小青龙汤加石膏。案三证属热哮而无痰，故取麻杏石甘汤。案四至案六也属热哮，分别因"痰出如皂泡，纯白胶黏难出""吐白沫痰""痰出非常困难，咳久始能吐出少量状如皂泡之黏性甚大的白沫"之症，而选用清燥救肺汤。

印氏《中医内科新论》对清燥救肺汤所治哮喘之主症表述为：喘哮咽干口燥，咳吐白沫。其弟子韩仲成先生所著的《随印会河侍诊记》对清燥救肺汤证的主症表述前后有矛盾。其弟子侯振民、王世民两位先生主编的《印会河抓主症经验方解读》对清燥救肺汤证的主症表述较清晰：咳喘无痰，或咳吐白色泡沫，质轻而黏，甚难咳出，常咳逆连声，状似顿咳，咽喉干痛，甚则引起干呕或咳血，可供读者参考。

此外，张文选教授对印氏运用清燥救肺汤的经验更有继承与发扬，可参看其专著《温病方证与杂病辨治》。笔者对印氏、张氏经验也有心得而续有发挥，请翻阅拙著《半日临证半日读书》。

总之，印氏抓主症治哮喘的方法颇具操作性，特别是用清燥救肺汤治哮喘，是他的独到经验，是对方剂学、中医内科学的一大贡献。

点睛：抓主症·定风·清燥救肺汤

参考文献

[1] 印会河.中医内科新论.太原：山西科学技术出版社，1983.
[2] 韩仲成.随印会河侍诊记.北京：中国中医药出版社，2012.

［3］侯振民，王世民.印会河抓主症经验方解读.中国中医药出版社，2012.

［4］张文选.温病方证与杂病辨治.人民卫生出版社，2007.

［5］邢斌.半日临证半日读书.中国中医药出版社，2012.

禹新初

编者按： 禹新初，湖南省名老中医。《湖南中医医案选辑（第1集）》收录禹氏治疗哮喘医案1则。此案患者病程长，病情重，禹氏采用标本兼治之法，内服白果定喘汤，重用麻黄达一两五钱，同时用童便浸鸡蛋方，取得很好疗效，值得临证借鉴。

唐某，男性，30余岁。

患哮喘10余年，服中西药甚多。但愈后偶受感冒、过劳或受其他刺激时，即引起复发，一次较一次严重。发病时颜面、唇、甲发绀，颈脉怒张，张口呼吸，声粗气促，哮声如拽锯，坐卧不安，痛苦莫可名状，持续2小时以后，方始平息，每日一二发不等。脉之小滑，舌苔薄白。夫喘症久喘多虚，暴喘多实，平时治本，发时治标，此其常也。余稍变通之，拟一标本兼治之法。处方内服白果定喘汤，日1剂，麻黄重用至一两五钱，同时用童便浸鸡蛋方：以鸡蛋10枚，童便1盆（应每日换取新鲜者为宜），浸时将蛋的一端上用小针刺孔5～6个不等，并在蛋上写上1、2、3、4、5……等号码，每早按号码先后浸入鸡蛋一个，浸至5天以后，每早按号码先后取出鸡蛋1个，再用麻黄一两，同置缸中，加水煮熟，于早晨空腹服下，每早服蛋1个，10天服完为1个疗程。服后症状大好，不复发作，患者愉快万分，服完后出院，并嘱停药一段时间后，再服1个疗程，以巩固疗效。

点睛：重剂麻黄·童便浸鸡蛋方

参考文献

湖南省中医药研究所.湖南中医医案选辑（第1集）.长沙：湖南人民出版社，1960.

郁文骏

编者按： 郁文骏（1934—），教授，曾任四川省中医药研究院院长、四川省中医学会副会长。郁氏治哮喘颇有独到之处。如认为哮喘发作期，只治肺是不够的，必须参以治脾治肾，这不同于传统的发则治肺之说；又如哮喘发作期，根据病情轻重选择适宜的方剂与药物，这种病症分级的思维是颇可取的；再如哮喘缓解期，喜用补肾地黄丸加紫河车，据云获得根治者不在少数，这也是令人瞩目的经验，只是不知道这是否会引起小儿性早熟。

郁氏认为，哮喘发作，绝非单纯外邪之故，必内有窠臼伏饮，故单纯治肺，往往效不理想。临证应首辨寒热虚实，七分治肺，三分治脾肾。总的法则是肺气宜上宣下泄，脾气宜健运消积，肾气宜潜伏滋补，肺脾肾三脏同治。

需辨认轻、中、重症，但不论轻症、重症，总是急症，医者必须树立"三分病证，七分措施"的思想。此外，传统经验古方要按古今药理之说，严于选择成方；亦可加用新发现平喘之味。发作期主方如下：

1. 轻症

（1）寒实证：选三拗汤合二陈汤，加巴戟天、胡芦巴、黑故纸、淫羊藿。

（2）热实证：选麻杏石甘汤合导痰汤，加熟地、女贞子、枸杞。

2. 重症

寒热分证基础方和加味不变，无分寒热均需再加葶苈大枣泻肺汤与丹红饮（即丹参、红花二味，为郁氏验方），以加强泻肺、活血之功。

3. 极重症

哮喘持续状态，伴有抽搐、神昏、发绀的症状。其病机为风痰阻塞，痰浊蒙蔽清窍，引动肝风所致。主因在痰，亟须大剂攻逐豁痰之剂，自拟息风镇喘汤主之：麻黄、全瓜蒌、鲜竹沥、天竺黄、胆南星、钩藤、炒白芍、白僵蚕、地龙、生龙牡、鲜菖蒲、浙贝。同时化服控涎丹和金匮肾气丸、复方丹参片。

清代陈复正《幼幼集成·哮喘证治》中说："哮喘为顽痰闭塞，非麻黄不足以开肺窍，放胆用之，百发百中。"临证平喘之品除必用麻黄外，郁氏还常加用白僵蚕、地龙、秦艽。白僵蚕善通络中之风痰，散窠臼之伏饮。按现代药理之说，其所含的蛋白质有刺激肾上腺皮质激素入血的作用，间接能缓喘急。地龙所含之氮素也有抗组织胺治过敏和舒展支气管平滑肌的功效。秦艽能显著地降低毛细血管壁的渗透性，有抗过敏作用。以上三味是治疗哮喘的良药，协同辨证论治，与主方合用，相得益彰。

按一般证治规律，发作期当治肺脾，攻字着手，何以同用补肾之品？有无引邪入里之弊？实则非也，热实哮喘，必见手足心热、两颧潮红，此为肾阴亏损，不能上承肺金，滋生内热，炼液成痰，继而加重肺气闭郁，哮喘重作。如系寒实证，必有面色青灰、肢冷多汗，乃为肾阳亏损之证，有是证用是药，亦不离辨证论治之规范。儿科病证，非独哮喘，寒热虚实错杂，数脏同病者甚为常见，故表里同治、寒温并用、攻补兼施亦为常用之法，特别是疑难顽证，此习儿科者不可不知。

哮喘根治关键在于缓解期的调护与证治，目的是改变患儿的过敏体质，消散窠臼伏饮，护卫固表，调节阴阳平衡，治疗常需坚持服药1～3个月。常用以下三法：

1. 益气固表法，玉屏风散加生龙骨、牡蛎、炒白芍、北五味子。

2. 健脾燥湿法，六安煎加炒莱菔子、厚朴。

3. 补肾敛阳法，肾阴虚者较少，宜麦味地黄丸者不过十之一二；余多为肾阳虚，习用《幼幼集成》的补肾地黄丸（其中鹿茸昂贵，可用鹿角霜加倍剂量取代）加紫河车。何以选用此方？因陈飞霞自谓："哮喘于未发之时，可预防之……宜补肾地黄丸，多服自愈。"方中鹿茸温肾力强，内含生长激素，能促进生长发育，提高免疫系统功能。加紫河车意在补肾益精，既补肾阳而又能敛阳，且擅长于抗过敏。临证应用，虽不能谓百发百中，但如坚持服用二三月，从此根治，永不复发者，确非少数。

以上方法，以补肾敛阳法为基本方法，益气固表、健脾燥湿视实际情况而用，或可数法合用。

点睛： 发作期七分治肺三分治脾肾·发作期分级治疗·息风镇喘汤·麻黄、白僵蚕、地龙、秦艽、鹿茸、紫河车运用经验·补肾地黄丸

参考文献

史广宇，单书健. 当代名医临证精华丛书·小儿咳喘专辑. 北京：中医古籍出版社，1988.

岳美中

编者按： 岳美中（1900—1982），教授，曾任中华医学会副会长、中华全国中医学会副会长，是现代著名中医学家。主要著作有《岳美中论医集》《岳美中医案集》《岳美中医话集》等（其传人后将其著作汇编为《岳美中医学文集》）。岳氏对哮喘虽未作专题论述，但其关于延年半夏汤、河车大造丸的医案医话则有涉及。延年半夏汤出自《古今录验》，日本汉方医家常用于神经性痉挛，国内医家罕用之，故岳氏用治哮喘的经验颇有参考价值。

1. 延年半夏汤

这是《古今录验》方，载于《外台秘要》。组成：清半夏9g，炙鳖甲12g，前胡6g，苦桔梗4.5g，东人参6g，炒枳实3g，吴茱萸9g，槟榔片4.5g，生姜片9g。日本野津猛男于此方以柴胡易前胡，治胃痉挛有效，主要以神经痉挛为主，包括支气管痉挛。

岳氏认为，此方主治心胃痛，其得力处尤在于治胃中着力于治肝。早年曾治一男性胃脘痛患者，每一发作，遍地翻滚，呕吐不止，疼痛难忍，脉弦细而紧，遇怒更甚，多方医治无效，经用本方，数剂而愈。

后岳氏移治支气管喘息，其适应证为：突发性阵咳作喘，咳黏液样白沫痰，舌苔白腻，面目稍浮肿（此症不必悉具），或喘息兼有疼痛，其脉左关部浮细而弦者，投之辄效。数年间治愈五六例。

因肝脉浮细而弦，故用人参、鳖甲、槟榔；咳黏液性白沫痰，故用半夏、桔梗、吴茱萸，且茱萸一味，治咽头至胃部之黏液样白沫壅盛有殊效；桔梗与枳实相配伍，具升降肺气之力；兼之柴胡能除胸胁苦满；生姜主治水毒，合用能治支气管喘息。

2. 河车大造丸

本方由紫河车、川牛膝、淡苁蓉、天冬、黄柏、五味子、锁阳、全当归、熟地、生地、枸杞、杜仲组成。常服能使精血日增，不特劳损之疾得以蠲除，而虚弱之体亦得日臻强壮，所以能治久病宿疾。故咳喘宿疾，必须注重培本，坚持服河车大造丸有根治之可能。

医案举例

● **案 1** 萧某，女，42 岁。

病史：夙有支气管喘息，诊视时复发甚剧，持续 20 余日，昼夜迭进内服药及注射剂，无效。已频于危，其夫仓皇备后事。其症作突发性阵咳，咳则喘，咳喘 10 余分钟，咯黏液样白沫痰，至痰咯出而气道无阻，始渐平息。但隔半小时或一小时而咳喘又作，昼夜 20 余次，不能平卧，只以两手抵额，伏于枕上，面部浮肿。诊其脉虚弱无力，唯左关浮细而弦，无热，舌苔白腻，精神困惫，不欲睁眼，见医生至，稍抬头即伏枕上，作喘息声，自云痛苦万状，不欲求生。

根据其脉象及现症、舌苔，投以延年半夏汤，不意服药后夜间即能平卧，续进 1 剂，竟霍然而愈。

● **案 2** 彭某，女，15 岁。

病史：生后 7 个月，因感冒而遗留咳喘宿疾，每当气候变化即诱发咳喘，且缠绵难愈，发育不良。及学龄后，一遇劳累，亦每致病发。其父知医，常以小青龙汤、二陈汤等消息治之，10 余年屡发屡治，屡治屡发。1970 年夏，其父外出，嘱我随时照顾其疾。我在她感冒或劳累发作咳喘时，暂投以降气疏肺之剂，愈后即谆嘱她不间断地服河车大造丸，半年后体格健壮，到 1971 年夏季发育迅速，随之宿疾亦即蠲除。又观察 1 年，只在一次流感时偶发咳嗽，并未带喘。

点睛：延年半夏汤·河车大造丸

参考文献

岳美中.岳美中医学文集.北京：中国中医药出版社，2000.

曾庆骅

编者按：曾庆骅，原江西医学院教授、主任医师。曾氏将治疗哮喘的方法归纳为宣、降、纳三法，其实仍属常法，唯其用大黄粉釜底抽薪治哮喘的经验值得研究。据其验案所述，患者病情严重，用常规中西药物无效，用大黄粉5g吞服。服药仅2次后，出现腹痛泄泻，泻下大量黑色鼻涕样大便，哮喘随即缓解。这一心得值得临床进一步验证。

曾氏认为，治疗哮喘的关键在于理顺气机，从而总结出宣、降、纳三法。

1. 宣法

宣法分为温宣法、清宣法和祛宣法。冷哮者，温宣以通，常用射干麻黄汤合小青龙汤加减。热哮者，清宣以通，常用自拟清宣平哮汤，即麻杏甘石汤加葶苈子、马兜铃、桑白皮、鲜竹沥等药。浊哮者（过敏性哮喘，曾氏认为风邪引起，称为浊哮），祛宣以通，用祛逐风邪法，常用自拟祛风汤：防风10g，荆芥10g，白芷6g，细辛3g，地龙10g，蝉蜕6g，木蝴蝶5g，薄荷6g，苍耳子10g，甘草10g。

2. 降法

降法有理气降逆法、釜底抽薪法。痰气交阻者，宜理气宽胸涤痰，常用苏子降气汤合三子养亲汤。痰热腑实者，用清肺降气、泄痰通下法，常用宣白承气汤加味，药如生大黄、生石膏、杏仁、瓜蒌、桑白皮、枳实、厚朴、莱菔子。便秘甚者，加芒硝。若病情紧急，不便煎汤药者，可单用生大黄粉一味3～5g吞服，每日2～3次，亦有效果。

3. 纳法

纳法多用于缓解期。肺肾两虚者，用补肾纳气法，常用人参蛤蚧散加减。偏肺气虚者，加玉屏风散、五味子、紫菀；偏肾阳虚者，加胡桃肉、仙灵脾、肉苁蓉、鹅管石等；偏阴虚者，加熟地、麦冬、五味子，或改用麦味地黄汤。正气极虚，元气耗散者，用镇纳浮阳法，选用参茸黑锡丹吞服，或参附龙牡汤。

医案举例

邹某，男，15岁。1981年3月9日初诊。

主诉：哮喘发作10多年，加剧5天入院。

病史：3岁开始患哮喘，喉间痰鸣辘辘，张口抬肩，面唇青紫。每于冬春季节受凉辄发，久经中西医药治疗不愈，逐年加重。本次复发后，服氨茶碱及用哮喘喷雾剂喷射等均无效，故来住院。入院时，查体见发育不良，形体瘦小而矮，口唇发绀，胸廓变形，胸前隆起呈鸡胸状。听诊两肺满布哮鸣音，心率162次/分，律齐。舌质暗红，苔黄厚腻，脉弦滑数。辨证为痰热壅肺，肺失肃降。

治疗经过：先用中药清肺化痰，降气平喘治疗几天无效，加用氨茶碱静脉推注，可获短暂缓解。后因大便秘结1周，哮喘明显加剧，发作时跪于床上，呼吸急促，胸胀气粗，张口抬肩，哮喘声如拽锯，面色铁青，汗出肢冷，再注射氨茶碱无效，后从肺与大肠相表里考虑，故用釜底抽薪法。急以大黄粉5g吞服，每日3次，结果服药仅2次后，于当晚腹胀肠鸣，腹痛泄泻，泻下大量黑色鼻涕样大便，哮喘随即缓解。再调理脾胃半月而好转出院。

点睛：宣、降、纳三法·单味大黄粉釜底抽薪治哮喘

参考文献

宾学森."宣、降、纳"为曾庆骅常用的治哮喘方法.江西中医药，1993，24（4）：3-4.

詹起荪

编者按： 詹起荪（1919—2009），教授，历任浙江中医学院（现为浙江中医药大学）儿科教研室主任、副院长，首批全国老中医药专家学术经验继承工作指导老师。詹氏善用蝉蜕配旋覆花、僵蚕配地龙治疗哮喘。

詹氏认为，气闭痰壅是哮喘病机之关键，故常用蝉蜕配旋覆花升降宣肃、僵蚕配地龙散结解痉，熔升降通散于一炉。以其斡旋上下、升降气机、宣散达邪、解痉涤痰之功，使壅塞之气可通，郁遏之肺气开达，胶固之痰随气道之畅行而得以消散，治疗哮喘每获良效。

医案举例

赵某，女，5岁。1992年3月2日初诊。

病史：患哮喘2年，经常感冒，日前感冒，咽稍红，鼻塞流涕，喉间痰鸣，咳嗽不爽；伴有恶心，喘促胸闷，夜间难以平卧，大便干燥。舌苔白腻，脉弦滑。治拟清宣豁痰，降逆平喘。

处方：蝉蜕3g，炙僵蚕6g，地龙6g，旋覆花（包煎）6g，杏仁6g，竹沥半夏6g，浙贝母6g，化橘红5g，炒苏子4g，前胡5g，炒淡芩2g，神曲9g，4剂。

服药后咽红减，咳嗽渐缓，咳痰减轻，痰鸣喘逆已平，夜寐安宁。尚有胃纳欠振，大便干燥，苔白腻，脉弦滑，拟前方加减。

处方：上方去化橘红、前胡，加瓜蒌皮6g，枳壳3g。7剂而愈。

点睛：蝉蜕配旋覆花·僵蚕配地龙

参考文献

盛丽先. 蝉衣与天虫在儿科临床的应用——詹起荪老师用药经验. 浙江中医学院学报，1993，17（2）：30-32.

张百庆

编者按：张百庆，山东冠县老中医。张氏采用食疗方治疗虚证哮喘，取得显著疗效，而且提高了体质，这一方法值得进一步研究与推广。

张氏用自拟丸剂"食果丹"，治疗 5 例虚证哮喘患者，获得显著效果。他认为，此方不但能治虚证哮喘，而且有增强体质的作用。

组成：栗子（先煮去皮）200g，核桃仁 200g，炒杏仁 100g，炒桃仁 50g，生山楂 100g，花生米 200g，黑芝麻 200g，大枣泥 200g，柿饼 200g，生姜 50g。上药一起捣烂，然后放笼里蒸熟，做成丸，每丸 50g，随每顿饭服 1 丸，每日 3 次。

方中核桃仁、黑芝麻、花生米滋阴补肾，敛肺定喘；桃仁活血化瘀，润燥滑肠；生姜散寒止痛；大枣、柿饼、栗子、生山楂健脾益胃，消食化滞。

医案举例

崔某，男性，63 岁。

患哮喘病 20 多年。近几年来，病情逐渐加重。咳嗽，吐痰，动则作喘，饮食少纳，形体消瘦，面黄无华，精神不振。余嘱其服用食果丹，半年后哮喘即愈，且体质增强，满面红光，精神大振。

点睛：食果丹·食疗方

参考文献

孙继芬.黄河医话.北京：北京科学技术出版社，1996.

张光煜

编者按：张光煜（1900—1981），山西省名老中医，曾任山西省中医研究所儿科主任。《山西名老中医经验汇编》收录了张氏治疗哮喘医案1则。此案患儿年仅7岁，但病程却已6年余，张氏辨为本虚标实，用补肺阿胶散治疗，取得很好效果。医案用白糖参、阿胶等，目前医者均较少使用。一方面是医者较少想到应用，另一方面即使想到，也会考虑这些药物会不会引起性早熟。编者的想法是：这些补肾药物是很可能引起一般儿童性早熟的，但是哮喘肾虚患儿服之是不是也会导致性早熟，还有待系统观察、研究。

薛某，男，7岁。

主诉：哮喘反复发作6年余。

病史：患儿从生后数月起即经常罹患咳嗽感冒，并屡患喘息性支气管炎或支气管哮喘，每次遇风即发，曾多次住院不得根治。用过各种止喘药、抗生素、中药等效果均不佳。平素体虚多汗，尤其盗汗更为明显，手足心热。近1周来，咳喘又作，痰多色黄黏稠，咳吐不利，不能平卧，咽干口渴，舌质红，苔少而上有黄腻苔1块，脉细数。此系素体阴虚，复感外邪，新病虽属实，久病则属虚，本虚标实。治宜补肺化痰，标本兼治。方用补肺阿胶散加减。

处方：白糖参4.5g，川贝母6g，冬花9g，桑皮6g，炒苏子4.5g，阿胶（烊化）6g，马兜铃6g，橘红6g，炙百部6g，白前4g，炙枇杷叶6g，小麦9g，炙甘草6g。

二诊：服上方4剂后，哮喘明显减轻，痰亦减少，唯夜间睡眠时多汗，舌质红，苔薄黄，脉细数。继以养阴清沛之剂。

处方：白糖参 6g，麦冬 6g，川贝母 6g，阿胶（烊化服）6g，五味子 3g，白芍 6g，马兜铃 6g，牛蒡子 6g，杏仁 6g，炙百部 6g，橘红 6g，炙枇杷叶 6g，小麦 9g，炙甘草 3g。

三诊：服上方 6 剂后，诸症悉平。

乃嘱其继服阿胶、枇杷叶 2 月余，复诊后云：痊愈。

点睛：补肺阿胶散·白糖参·阿胶

参考文献

山西省卫生厅.山西名老中医经验汇编.太原：山西科学技术出版社，1992.

张洁承

编者按：张洁承（1940—），山东中医药大学教授、山东中医药大学附属医院主任医师。《诊籍续焰——山东中医验案选》收录了张氏治疗哮喘医案 1 则。此案病症较重，张氏取己椒苈黄汤合生脉散加味获效。除辨证选方正确之外，方中椒目重用 15g，可能亦为得效的重要因素。摘录此案如下，供读者研讨。

刘某，女，15 岁。1984 年 2 月 29 日初诊。

病史：哮喘反复发作 8 年，加重 3 年，每年夏季尤甚。外感、劳累、情志不舒皆可诱发或加重。对敌敌畏、汽油、煤油、油漆、煤烟、尘螨、花粉、多价霉菌、海腥均过敏，虽多方求治，取效甚微。现已发病 10 余日，每至夜半喘促哮鸣，张口抬肩，不得安卧。咳吐黄痰，咽喉灼痛，心悸汗多，翌晨逐渐缓解。平素自觉面部烘热，五心烦热，形疲乏力，大便干结。舌红苔黄腻，脉沉细。

证属：热哮，痰热交阻，气阴双伤。

治宜：清热化痰，益气养阴，降气定喘。

方用：己椒苈黄汤合生脉散加味。

处方：防己 12g，苏子 12g，麦冬 12g，椒目 15g，葶苈子 15g，台参 15g，大黄 6g，杏仁 6g，五味子 6g。

服药 3 剂，喘息渐平，大便畅通。效不更方，再进 3 剂，诸症缓解。继以玉屏风散合生脉散配制丸剂，连服 3 个月以巩固疗效。

原按：本案例因痰饮内伏，郁久化热，气阴两伤。故方中防己镇咳；椒目、葶苈子泄肺定喘；大黄通腑泻热，釜底抽薪。诸药合用，攻逐痰饮，杜其宿根。配生脉散清肺热，益肺气，敛肺阴，固其根本，故收效甚佳。缓解期以补肺固卫，益气养阴之丸剂扶正御邪，预防复发，又是治疗哮喘的重要方法。

点睛：己椒苈黄汤·重用椒目

参考文献

蔡剑前.诊籍续焰——山东中医验案选.青岛：青岛出版社，1992.

张介安

编者按：张介安（1921—2004），主任医师，曾任武汉市中医医院儿科主任、副院长，是首批全国老中医药专家学术经验继承工作指导老师。张氏诊治小儿哮喘发作期，重视消食、通腑等法是其特色。

张氏提出哮喘的诊治应分治标、治本及治未病三个时期。

1. 治标：即发作期治疗

（1）注重饮食内伤：张氏认为，内伏痰饮是哮喘发作的主因，痰饮的形成与肺、脾、肾三脏有关，而与脾关系最为密切。小儿"脾常不足"，饮食不知自节是导致痰湿内生的主要原因，因而立导滞化痰法为发作期的常用方法之一，方用自拟消食散加化痰药。消食散由厚朴、茯苓、陈皮、神曲、鸡内金、槟榔、谷芽、麦芽组成。化痰药根据兼症而定：兼表寒者，加苏梗、姜半夏、前胡；表热者，加桑叶、象贝母；还可酌情选加行气畅肺定喘之枳壳、桔梗、檀香等。

（2）宣肺降气通腑：张氏认为，哮喘发作时，痰气搏结，阻塞气道，以致肺气失宣，升降不利；同时，肺与大肠相表里，若肺气壅滞则腑气不通，以致浊气不降而上逆，又加重肺气之壅滞。张氏从调气这一角度出发，在治疗哮喘急性发作时，急投自拟宣肺通腑定喘之方。药用：麻黄 3 ~ 6g，大黄 6 ~ 10g，枳实 6 ~ 10g，蝉蜕 6g，开水泡服。本方根据《内经》"肺苦气上逆，急食苦以泄之"的理论，着眼于宣肺通腑。取蝉蜕是以风药有抗过敏之功。

编者按：2014 年出版的《张介安儿科临床经验集》收录张氏经验方"喘咳平泡剂"，由麻黄 10g，桔梗 10g，枳壳 10g，生军

10g，蝉蜕 6g，檀香 6g 组成。此方用开水泡 10 分钟即可服用，治疗小儿急性喘咳重症。此方外通玄府，上宣肺气，下降逆气，化痰止咳，具有简便、价廉、速效的特点。

（3）辨治寒热之哮：寒哮习用小青龙汤、热哮用麻杏石甘汤加减。张氏用小青龙汤，白芍剂量 3 倍于麻黄，取其调营卫、敛阴液之功，佐制麻黄发散之性。因"小儿卫外薄弱"，其收敛之功必倍于发散之力，以防阴液耗散太过，而达逐邪不伤正之目的。

2. 治本：即缓解期治疗

此期以正虚痰伏为主要矛盾。肺、脾、肾三脏不足，是痰饮留伏之因，所以调理三脏功能是治本的关键所在。临床上以补益脾肺之气为主。对脾虚者，拟健脾化痰法，常用参苓白术散加姜半夏。肺虚者，用补肺固表化痰法，方用参苏二陈汤加黄芪、白术。脾肺双补则拟扶脾养阴法，用沙参麦冬汤加味：南沙参 15g，北沙参 15g，麦冬 10g，扁豆 10g，山药 10g，生地黄 10g，白芍 10g，茯苓 10g，薏苡仁 15g，陈皮 6g，百合 10g。痰中带血者，加白茅根 15g；潮热者，加地骨皮 10g。此法重在扶脾，意在培土以生金。

3. 治未病：重视冬病夏治

对于肺脾气虚的患儿，夏季宜"春夏养阳"，多选可供食用的补益脾气之药，如山药 30g，莲子 30g，薏苡仁 30g，大枣 30g。无中满者，可长期服之。对于肺脾阴虚的患儿，则治于夏末秋初，阴虚之体当补之以阴。常以雪梨一个，加百合 10g，冰糖 20g，水煎服食，或用沙参麦门冬汤服之。

点睛：消食化痰·宣肺降气通腑·喘咳平泡剂·冬病夏治

参考文献

［1］张绍莲.张介安辨治小儿哮喘的经验.辽宁中医杂志,1992,19(11)：9-10.

［2］蔡建新.张介安儿科临床经验集.北京：人民卫生出版社，2014.

张梦侬

编者按： 张梦侬（1896—1977），湖北省名老中医，著有《临证会要》。张氏治哮喘临床经验丰富，认为最常见的证型是表寒内热或风寒化热型，先以按摩肺俞法迅速平喘，再以加减射干麻黄汤内服，可取得很好的临床疗效。此外，他还论及其他四种证型，也可参考。

1. 表寒内热或风寒化热

张氏认为，哮喘患者表寒内热或风寒化热这一类型为最典型。其病，或由肺胃先有伏热，后感风寒诱发；或初因风寒客于上焦，久则化热，后遇气候异常续发。

当先用按摩法缓其冲逆，平其哮喘以治标；继用散寒解热，化痰降气之加减射干麻黄汤以治本。

按摩之法，医者在病家背后，将两手搭在病家两肩上，用两手大拇指各按在脊柱两侧肺俞穴上，以轻重合度的手法按揉，连续 3～5 分钟，其喘立止（肺俞穴在第 3 胸椎下各旁开寸半许，大指在按揉时要略向下推）。

加减射干麻黄汤由炒枳壳 10g，炙麻黄 10g，桔梗 10g，炙甘草 10g，杏仁泥 10g，前胡 10g，款冬花 10g，紫菀 10g，法半夏 10g，海蛤粉 15g，细辛 2.5g，五味子 2.5g，鲜生姜 3 片、大枣 3 枚组成。水煎 1 小时，分 3 次温服。

此系成人剂量，如 1～3 岁小儿，1 剂可分 3 日，15 次服完。4～8 岁儿童，1 剂可分 2 日，8 次服完。如久病重病，可连服 3 剂，其哮喘当平，至少要见减轻，还可继续服 3 剂，再停药观察。

张氏体会，如患者用过激素，则服此方疗效较差。如未用过激素，则疗效较佳。一般服此方 3 剂，哮喘即平。经过观察，有些新发轻证，服药三五剂后，即未再发。

张氏认为哮喘以火热痰饮为本，风寒水气为标。在治法上如徒用降逆，不加升散；或徒用升散，不加泄热，则病必不除。是以采用《金匮要略》之射干麻黄汤，去苦平有毒之射干，易以咸平无毒、清热利湿、化痰定喘、降逆下气之海蛤粉为主药；更加桔梗以助麻黄、细辛、生姜之辛温宣散，升提开发；再加杏仁、前胡、枳壳、法半夏、款冬花、紫菀、五味子之降逆、敛肺、化痰、下气；合甘草、大枣之甘温补益脾胃，润肺和中。是升中有降，散中有收，温中有清，泻中有补，故能收到止咳定喘、降气化痰、散寒清热、利湿行水、敛肺安胃之功。历年以此治愈病人甚多。

医案举例

●**案 1** 王某，女，9 岁。1967 年 7 月诊。

哮喘经年频发，冬季更剧，发作则倚息不得卧。连服本方数剂，至今 7 年，病未再发。

●**案 2** 阮某，男，7 岁。1968 年 9 月诊。

患哮喘 5 年，夏季反较冬季为重，近一年来发作频繁，经用各种西药及中药并外治敷贴等法，效均不显。痰发则咳声重浊，痰不易出，继则喘息有音，连日不止，连服本方 8 剂，愈后至今，逐年走访，病未复发。

●**案 3** 王某，男，1 岁。1968 年 11 月诊。

患者初生两月即患哮喘，屡治无效，由豫来汉，住某医院 9 月余，不但哮喘未愈，而且发展为鸡胸，唯以激素维持现状。服本方 2 剂（2 日 1 剂），西药全停，至第 7 日复诊，哮喘已平，嘱续服数剂。经过 1 月，哮喘未发，鸡胸渐平。1969 年 5 月，其母来信谓病未再发。

●**案 4** 郑某，女，47 岁。1969 年 3 月诊。

患者哮喘数年，有时睡中病发，动则喘息，服本方10剂而愈。

2. 寒邪夹水饮

张氏认为，这一类型哮喘患者素有咳嗽气逆，遇寒则发喘促，喉中痰响，如水鸡声，甚则张口抬肩，肋骨下陷，坐不能卧，日久不愈，脉象浮紧。其病因肺中水饮停蓄，再加寒邪外束，饮邪与寒邪相搏，故上逆作喘。方用加味小青龙汤。

其组成为：麻黄10g，桂枝10g，杏仁10g，法半夏10g，炒白芍10g，炙甘草10g，紫菀10g，款冬花10g，干姜6g，五味子3g，细辛2g。

3. 外有风热，内蕴伏热

张氏认为，此型多发于夏季，发则咳喘气促，声如拽锯，汗出恶热，脉象洪数，舌红苔少。有时得热则喘，得凉则安，所以冬季病愈，春暖病发，暑季则剧。其病因：肺经原有伏热，或寒邪久伏化热，再由外热引动内热，所谓"诸逆冲上，皆属于火"。方用加味麻杏石甘汤。

其组成为：生石膏粉15g，麻黄10g，桔梗10g，甘草10g，杏仁泥10g，款冬花10g，紫菀10g，前胡10g，炒枳壳10g，瓜蒌皮10g。

4. 痰饮阻肺

张氏认为，此型症见喘促气急，呼吸极端困难，眼闭口张，颈项肿，面唇青，胸廓膨隆，四肢厥冷，口出白沫，喉中痰鸣如曳锯。其病因：痰饮水气，闭塞肺络。方用加味葶苈大枣泻肺汤。

其组成为：葶苈子（米炒）10g，桔梗10g，前胡10g，苦杏仁10g，炒枳壳15g，炒莱菔子30g，大枣7枚。水煎，频频灌服。

医案举例

聂某，女，20岁。1928年夏诊。

病由劳累汗出，渴饮凉水过多，入夜发热，咳嗽气促。因当时天花流行，医者误为天花，治用温补，使病势急剧恶化。症象一如上述。当为之按摩肺俞穴十多分钟，喘促得以暂时缓解，再以上方代茶频频灌服，2剂而平。

5. 下元虚寒

张氏认为，此型患者素体虚弱，经常短气畏寒，常于夜半突然发喘，坐不能卧，俯不能仰，脉象沉细，身半以上汗出，两足逆冷如冰。其病因肾气大亏，下元虚冷，再受寒邪侵袭，致虚阳浮越于上，气不归原，夜半为阴极阳生之时，所以病发较甚。方用高丽参汤送黑锡丹并小青龙汤。

（1）黑锡丹30g，分4次服。高丽参10g熬汤送黑锡丹，每隔3小时1次。如无高丽参，可用党参60g代之。

（2）小青龙汤加杏仁10g，款冬花10g。加水2磅，熬成1磅，每日分3次温服。每隔4小时1次。

丸用黑锡丹，以治真元亏惫，阳气大虚，肾不纳气，虚阳浮越之证，并有升降阴阳，除痰定喘等多种功效。用参汤吞服，则培元固本、补肾纳气之功更显。汤用小青龙汤加味以散寒除饮，是标本兼治之法，所以收效更速。

医案举例

李姓妇，47岁。1934年冬诊。

素体虚弱，不耐风寒，病发征象，概如上述，投以此法而安。

点睛：表寒内热或风寒化热·加减射干麻黄汤·按摩肺俞平喘法

参考文献

张梦侬.临证会要.北京：人民卫生出版社，1981.

张 琪

编者按： 张琪（1922—），黑龙江中医研究院主任医师、教授，首批全国老中医药专家学术经验继承工作指导老师，2009 年获得首届国医大师称号。张氏对哮喘肺实肾虚的证治，颇有心得，值得借鉴。

张氏认为，哮喘肺实肾虚，虚实夹杂证，治疗颇为棘手，必须肺肾虚实兼顾，方能取效。

风寒之邪袭肺，肺气不宣，肾气虚而不纳，上实下虚而喘，宜用麻黄、细辛、款冬花与熟地、山茱萸、枸杞、女贞子、五味子配伍合用；兼肺热者，加黄芩、沙参、桑皮、鱼腥草等，或麻杏石甘汤与都气丸合用亦可。亦有肺阳虚寒饮不化，肾阳虚腰酸痛尿频下肢肿者，张氏常用小青龙汤与八味肾气丸温肾助阳取效甚佳。

特别要提出，有属痰热壅肺、肺气不宣、肾阳虚气不纳而作喘者，此类喘证的辨证难度较大，虚实寒热夹杂，相互影响。辨证中当注意痰热壅肺，多表现喘息、口干舌燥、痰稠黏不易咳出、舌尖赤、苔白少津、脉虚数等。肾阳虚则表现腰酸畏寒、下肢软无力、小便频或大便不实，男子多阴囊湿冷，妇女多白带清稀、少腹寒凉、月经愆期等，但往往不能典型具备，抓住主症即可。治疗宜清宣肺热、化痰利气，如黄芩、杏仁、麦冬、瓜蒌仁、紫菀、芦根、枳壳、桔梗等，亦可加入少量麻黄以助宣肺之力；热盛者，加入石膏、鱼腥草、桑皮等。温肾阳可用苁蓉、补骨脂、仙灵脾、核桃仁、鹿角胶等，肉桂、附子用量宜小，避免大辛大热，劫伤肺阴，张氏用上法治疗肺气肿兼感染，喘息不能卧甚效。大便秘、舌苔黄厚，宜加入大黄以通腑泻热。

医案举例

1992年治一青年哮喘每至冬季即加重，一连三年经中西药治疗均无显效，发作时喘息抬肩，面目虚浮，畏寒肢冷，小便频，舌白苔，脉沉弱。余用八味地黄汤，温肾助阳纳气，合麻黄、细辛、干姜、五味、款冬、紫菀、苏子宣肺化饮止咳，上下兼顾。连服70余剂，全身有力，已无畏寒腰痛诸症，基本不喘，偶有过劳而小有发作。后按此方配制丸药，嘱其坚持久服。1993年冬季仅发作1次，甚轻；1994年入冬至春季未发作1次，身体健壮，体重增加4公斤，竟获康复。

编者按： 一般单一的辨证不难，难就难在分清虚实夹杂与寒热错杂上，张氏于医论中特别提出喘证肺实肾虚的证治，尤其是痰热壅肺、肾阳不足的论治，值得我们借鉴。

点睛：肺实肾虚

参考文献

张琪.张琪临床经验辑要.北京：中国医药科技出版社，1998.

张琼林

编者按: 张琼林（1930—），主任医师、教授，安徽省名老中医，是首批全国老中医药专家学术经验继承工作指导老师。张氏所著《临证碎金录》涉及哮喘的经验颇多，但散在各篇，现撮其大要，其特色在于强调缓解期的扶正培元治疗与外治法的运用，从而达到"截断"的效果。

1. 缓解期扶正治疗，张氏自创 3 张验方

（1）六味玉屏风散：此方用于肺脾肾三脏气虚者。组成为：黄芪 200g，炒白术 100g，防风 40g，大红参 60g，淫羊藿 60g，甘草 40g，打为粗末，每用 25g 作"煮散"剂，得汁 400mL，每日 2 次分服。或加黄精、大枣各 100g，熬膏，做膏方服用。

（2）补肾固本丸：针对肺脾肾三脏阳虚者。组成为：补骨脂 80g，钟乳石 80g，紫河车 1 具，北五味子 40g，党参 60g，炒白术 50g，茯苓 60g，甘草 40g，陈皮 50g，半夏 50g。炼蜜为丸，如绿豆大，每服 10g，日服 3 次。

（3）猪卵五味子汤：用于小儿寒哮的巩固治疗，能补肾益气、培元固本。组成为：猪卵 1 对（干品用 20g，最好选用第一胎的小雄猪睾丸，勿见水，切片干燥备用），淫羊藿 30g，北五味子 8g。此为 12 岁儿童的 2 天剂量，小于 12 岁者应酌情减量。连服 6 剂（12 天）后，每周再服 1 剂，再连服 4～6 周。对于发病有一定周期的患儿，必须在发病周期前月余服之。周期不明显的，在缓解期服用。服用本方，随着小儿青春前期内环境的不断改变，往往能获根治。

2. 外治法，张氏常用 4 法

（1）止嗽定喘散：此方出自 1971 年全国攻克老慢支会议秘

书处整理的经验集。组成为：甘遂 20g，玄胡 20g，细辛 20g，干姜 20g，白芥子 20g，洋金花 20g，樟脑 10g，异丙嗪 40 片，共研细粉。用时取黄豆大一团，从第一胸椎下凹陷中依次贴到第七胸椎之下，每次只贴 1 穴，2～3 天 1 次。如加贴膀胱经第一侧线的俞穴，成为平行三穴，则效果更佳。此方张氏用于急慢性支气管炎、哮喘、顽咳属寒证者。

（2）背俞拔火罐疗法：名虽曰"背俞拔火罐疗法"，但实际张氏取督脉、华佗夹脊穴、膀胱经第一侧线均可，选第一到第七胸椎拔火罐，治疗顽咳、寒哮。

（3）夹脊发泡疗法：此法与上法一样，名与实不符，张氏或取华佗夹脊穴第一胸椎到第七胸椎旁开一寸（双穴），或只取督脉经两椎之间凹陷处（单穴），置以发泡散（斑蝥 5 个，白芥子 5g，共研细粉），摊平约 2cm×2cm×0.3cm 大小，外用胶布固定 24 小时后去之，再以无菌敷料保护，勿破其泡，任其吸收，10～15 天 1 次。用于哮喘缓解期的巩固及发作周期前的"截治"。

（4）三伏针并贴药疗法：每年"入伏"后择一晴好天气，取身柱穴，针刺得气后稍加捻转，立即出针，复加火罐，形成深度郁血，针孔处敷温肺逐寒散 3cm×3cm 面积，外用胶布固定，小儿 6～8 小时，成人 8～12 小时，按时揭去，再用无菌敷料保护之。15 天后，于身柱穴下，脊突间凹陷处，再如前法，施术 1 次。每年 2 次，为 1 个疗程，连续 3～4 年。温肺逐寒散组成为：白芥子 25g，白胡椒 25g，硫黄 25g，斑蝥 10g，共研极细粉。此方辛温大热，针刺拔罐更可诱导药物直达肺系，从而提高了疗效。但必须按时揭去外敷之药，否则溃破难敛而发生意外。

3. 冬病夏治"截断"疗法

此法在夏季实施，综合了外治与内服。张氏从 1979 年开始观察过 314 例哮、喘、咳患者，有较好疗效。

（1）外治：即前述三伏针并贴药疗法。

（2）内服：在实施上述外治的当年"霜降"后，小儿用猪卵五味子汤，成人服补肾固本丸。猪卵五味子汤，连服 6 剂（12天）；继则每周再服 1 剂，连服 4～8 周。补肾固本丸，或用淫羊藿 30g 煮水送服，连服 15 天。

医案举例

●**案 1**　秦某，女，48 岁。1992 年 8 月 17 日初诊。

病史：自幼常发哮喘咳，婚后已愈。近 7 年，每至端午前后即发哮咳，日夜不宁，痰黏如胶，服药少效而失去治疗信心，时至凉秋，不医自愈。外院拟诊：慢性喘息性周期性支气管炎；支气管哮喘。拍胸片 2 次，提示肺纹理紊乱增粗。刻诊：哮喘额汗，舌淡而略紫，苔白而稍腻，脉细弦稍数。治以宣达涤痰、降气平喘之剂，再以固本之法。

（1）炙麻黄 10g，杏仁泥 15g，生甘草 8g，地龙干 25g，射干 12g，白苏子 15g，莱菔子 15g，金沸草 15g，全瓜蒌 15g，南沙参 20g，10 剂。

（2）华佗夹脊第 2～7 胸椎旁拔火罐，依次拔之，4 天 1 次。止嗽定喘散贴于罐痕中心。

（3）预约 1993 年端午前 1 月来截治。

1993 年 5 月 6 日二诊：去年来诊，症状减轻，但间歇性喘咳仍延至凉秋而愈，今来截断治疗。

（1）华佗夹脊发泡法。（具体方法见上文）

（2）黄芪 200g，炒白术 100g，防风 40g，生甘草 50g，淫羊藿 70g，补骨脂 60g，党参 60g，平地木 60g，打粗末，25g 作煮散剂，每日 2 次分服，同时服胎盘胶囊。

疗效：如此治疗 3 年，1993 年基本控制复发。1994 年小发作 1 次，4 天即止。1995 年未发，追访 5 年痊愈。

●**案 2**　胡小五，男，6 岁。1973 年 10 月 4 日初诊。

病史：患儿出生时受冻将死，获救后常哮咳而喘，着凉尤甚，冬日必剧。反复住院，拟诊为慢性喘息性支气管炎。遍用"丙球""核酪"，周折 6 年。诊见患儿面色不华，身体羸瘦，动辄多汗哮咳。检查：舟状腹，胸骨隆起，略显鸡胸，舌淡，苔薄白，脉细数。

处理：发作期，治以宣肺涤痰、定喘宁嗽法，处方为射干三拗汤加桔梗、白前、苏子、地龙干等。缓解期以补肾固本，培土生金法：①六味玉屏风膏加北五味子、补骨脂、黄精。②猪卵五味子汤。上两方 6 天交替服用，结合三伏贴药法和食疗，并常吃连毛鸡。

疗效：坚持治疗，2 年康复。1975 年冬，不慎落水，棉衣湿透，其病亦未发。成年后参军，后转业回来，已经商致富。

点睛：六味玉屏风散·补肾固本丸·猪卵五味子汤·外治法·冬病夏治"截断"疗法

参考文献

张琼林.临证碎金录.北京：中国中医药出版社，2006.

张若萍

编者按： 张若萍，河北省承德市名老中医。《河北中医验案选》收录张氏治疗哮喘医案 1 则。此案患者 27 岁，患哮喘已 24 年，病情严重，张氏用自拟镇喘汤加味治之，取得显著效果。镇喘汤一方集大队清肺化痰、解痉平喘药于一炉，但加一味冬虫夏草，标本兼顾。

张氏自拟镇喘汤，系麻杏石甘汤加味化裁而成。方中海浮石清热化痰，软坚散结；当归活血；黄芩清肺胃之热；冬虫草以维护心气；乌梅酸平，入肝、脾、肺、大肠经，能敛肺止咳；瓜蒌甘寒，入肺、胃、大肠经，清肺化痰，宽胸散结，润燥滑肠；白果入肺经，能敛肺止咳而定喘；细辛辛温，入心、肺、肝、肾经，能温肺化痰；地龙咸寒，入胃、脾、肝、肾经，既有清热息风之功，又有通络平喘利尿之效，是治咳喘之要药；全蝎辛平有毒，入肝经，有息风解痉、解毒散结之功。张氏体会虫类药物确能起到解痉平喘之效，是其习用之品。

其案如下：

曹某，女，27 岁。承德市制鞋厂工人。

病史：患哮喘已 24 年，每于冬春两季发作。初患时，喘憋尚可耐受，而后则逐年加重，每因喘甚而住院治疗。此次因外感诱发，于 1974 年 1 月 20 日入我院内科。入院后经吸氧、脱敏、消炎等多种方法治疗，效果不佳。2 月 1 日邀余会诊。

患者端坐，呼吸困难，张口抬肩，口唇青紫，两目呆滞，面晦无华，喉中有水鸡声，失音，问之不能答对，汗出如珠，夜不得眠，不思饮食。大便五日未下，溲短赤，痰黏不易咯出。心悸，胸闷肢凉。舌质红绛，舌乳头增大，有瘀点，苔白而燥，脉沉细数无力。

证系痰浊恋肺，肺失宣肃，复感风邪，痰涎壅塞。治以宣肺平喘，止咳化痰，兼清里热。以镇咳汤（自拟）（编者按：前文作"镇喘汤"，此处可能为笔误）加味治之。

处方：大黄 9g，山萸肉 12g，肉苁蓉 15g，麻黄 12g，细辛 3g，全蝎 9g，地龙 15g，杏仁 9g，石膏 60g，白果 12g，冬虫草 6g，当归 9g，乌梅 9g，海浮石 30g，黄芩 9g，瓜蒌 30g，甘草 12g。水煎服，日 1 剂。

2 月 8 日二诊：服药 8 剂后，诸症好转，排便 1 次但尚干，溲正常。舌质稍绛，苔剥脱，脉象沉无力。

病去七八，继服前方 3 剂，带药出院。

后于 7 月份又复发作，亦按前方调理而愈。为巩固疗效，以达根治之目的，投《寿世保元》丸药方 1 料。

处方：生地 120g，大枣（去核）60g，山药 45g，茯苓 45g，丹皮 45g，泽泻 45g，五味子 45g，麦冬 45g，枳实 45g，桔梗 45g，黄连 45g，杏仁 45g，贝母 45g，半夏 45g，枯黄芩 45g，瓜蒌 45g，甘草 15g。共研细面，炼蜜为丸，日服 3 次，每次 9g，空腹姜汤送下。同时加服金匮肾气丸，日 3 次，每次 1 丸。

1978 年随访，未复发。

编者按：如此重病，经内科治疗无明显效果，请中医会诊后显著好转，此案之辨证似不难，故其用药值得研究。窃以为，大黄通腑、重用麻黄宣肺、重用全蝎搜剔，以及用虫草扶正，可能是本案取效较为重要的因素。

点睛：一例久病重病哮喘验案·镇喘汤·冬虫夏草

参考文献

《河北中医验案选》编选组.河北中医验案选.石家庄：河北人民出版社，1982.

张泽生

编者按：张泽生（1895—1985），江苏省中医院教授、主任医师、博士生导师。张氏是孟河医派名医贺季衡先生的嫡传弟子，临床经验丰富，对哮喘的诊治亦有独到经验，他提供的两张治哮简易方可供读者参考。

张氏认为，哮喘临床多见寒证，寒包热也不少，纯属热哮较少。

寒哮者，以小青龙汤为主方。若轻者，可用射干麻黄汤，并配合苏子降气汤或三子养亲汤等。另有冷哮丸，组成为白砒、豆豉，每次用100～150mg，冷茶汤送服。但白砒炮制要严格，剂量要慎重掌握，密切观察，否则会引起中毒。

热哮者，用雪羹汤，组成为海蜇、荸荠，另可加蛤粉、蒌皮、竹沥、胆星。亦可用五虎汤，组成为：麻黄、石膏、杏仁、枳壳、茶叶。

寒包热者，用小青龙加石膏汤或麻杏石甘汤。

上实下虚、下元虚惫、痰浊壅肺者，用小青龙汤合黑锡丹或金匮肾气丸治之。

另有简易方两则：

1.顽痰胶结者，可用一方，久服可减轻发作。组成：白芥子30g，牙皂15g。开水泡牙皂取汁，用汁浸白芥子一宿，第二天取出晒干，放在锅中炒香。以患者年龄大小计算，每岁服1～2粒，每日2次。方中牙皂祛痰涤垢，白芥子亦为祛痰之品，故此方能化胶结之顽痰。

编者按：如每岁服1～2粒，高龄患者剂量就变得很大了，读者临床宜斟酌使用。

2.另方为景瓜一个，开个洞，去瓤，灌满饴糖，隔水蒸煮，每次一匙，每日 2 次。功能化痰定喘，对久咳亦有一定效果。

编者按： 曾咨询了多位专家，包括中药学专家，甚至张氏传人，都未能说出景瓜为何物。

点睛：冷哮丸·雪羹汤·五虎汤·牙皂汁浸白芥子长服祛顽痰

参考文献

张继泽，邵荣世，单兆伟.张泽生医案医话集.南京：江苏科学技术出版社，1981.

张震夏

编者按： 张震夏（1922—1976），上海市名老中医，曾任教于上海中医学院（现为上海中医药大学），并兼任上海市传染病总院与仁济医院中医顾问。《跟师医案医话存珍》一书收录了张氏治疗哮喘的医案 3 则。第一案用肃肺化痰、止咳平喘法，取水炙麻黄、生石膏、半夏、旋覆梗、代赭石、沉香片等，收咳止喘平之效。第二案从肺胃阴虚立论，麦门冬汤、沙参麦冬汤、一贯煎化裁，方中天竺子重用一两，值得留意。第三案拟纳肾气、降肺气，选用蜂房、胡桃肉、虫草、坎炁、海螵蛸等，取得较好疗效。现摘录后两则医案，供读者参考。

滋补肺胃阴虚案

李某，男，31 岁。

初诊：咳逆干呛气急，喘息不止，病已两月，火自咽上，喉痒不舒，纳少，心下痞闷，舌红裂纹，脉来细弦。肺胃阴虚，仿仲景意。

处方：大麦冬三钱，南沙参三钱，肥玉竹三钱，花粉四钱，大生地四钱，白扁豆三钱，天竺子一两，蒸百部一钱五分，腊梅花一钱，2 剂。

二诊：滋阴养肺奏效，咳呛大减，喉中得润，纳食得香，唯心下痞闷，舌红裂纹，脉细而弦，再宗上法。

处方：大麦冬三钱，南沙参三钱，北沙参三钱，大生地四钱，肥玉竹三钱，川石斛三钱，炒扁豆三钱，炒怀药三钱，陈木瓜三钱，炙乌梅四分，2 剂。

三诊：咳嗽渐止，喘息亦平，纳食亦可，舌光红苔少，脉细，阴分未充，尚须续养。

处方：生地四钱，明天冬三钱，南沙参四钱，北沙参四钱，肥玉竹三钱，炒扁豆三钱，炒枳壳三钱，川楝子三钱，生白芍五钱，炙甘草三钱，3剂。

纳肾气降肺气案

王某，女，47岁。

初诊：肺气失其肃降，则喘咳频频，肾气失其摄纳，则气喘短促，痰血神疲，肢节酸楚，病已十余年，舌淡苔白，脉沉而细。纳其肾气，降其肺气。

处方：大熟地三钱，砂仁末（拌）五钱，车前草五钱，半夏一钱五分，焙蜂房一钱五分，胡桃肉四钱，炙磁石（先煎）一两，明天冬三钱，南沙参三钱，2剂。

二诊：前进纳肾气之剂，已见效，动则喘，咳见呛，痰咯不爽，眩晕腰酸，舌红，苔薄黄，脉细无力，前法续进。

处方：大熟地三钱，砂仁末（拌）四钱，胡桃肉四钱，补骨脂三钱，灵磁石（先煎）一两，冬虫草三钱，山药三钱，车前草五钱，焙蜂房三钱，坎炁（另蒸冲入）三钱，3剂。

另：煅海螵蛸粉一两，地龙粉四钱，蛤壳粉六钱，混合每日吞二钱，开水下。

三诊：喘咳又减，遇阴天寒冷，本不能起床，今已可行，痰吐亦爽，腰酸得止，眩晕尚剧，口干，咽燥，舌苔白，脉细。症势日佳，益肾定喘，治当再进。

处方：熟地四钱，当归四钱，胡桃肉四钱，山药三钱，地龙五钱，焙蜂房三钱，车前草五钱，紫石英（先煎）一两，灵磁石一两，炒枳壳三钱，紫蛤壳（先煎）五钱，3剂。

另：地龙粉四钱，煅海螵蛸粉一两，每服二钱开水下。

点睛：天竺子·蜂房·坎炁·海螵蛸

参考文献

沈庆法.跟师医案医话存珍.北京：人民卫生出版社，2015.

赵清理

编者按: 赵清理(1922—),教授、主任医师,曾任河南中医药大学内科教研室主任,20世纪80年代创办张仲景国医大学,是全国首批老中医药专家学术经验继承工作指导老师。赵氏应用药物外治法治疗哮喘,颇有良效。

赵氏采用药物外治治疗哮喘。取麻黄3g,胡椒3g,车前草10g,杏仁6g,生姜6g,红糖5g,共捣碎,加水少许拌均。仿乳罩形式,内衬塑料布,将药摊于塑料布上,装入乳罩内,敷贴于双肺俞与双肾俞穴,3日换1次。

这些药物性质偏温,具有温肺化痰、止咳平喘的作用,主治哮喘经年不愈而证情偏寒者。通过敷药于肺俞、肾俞穴,使药力直达病所,哮喘自止。

医案举例

季某,女,会计。

病史:12岁即患哮喘,年年发作,时轻时重,冬重夏轻。屡服中西药均无效。1971年夏求治于赵老。患者频吐清痰,自觉恶寒,饮食尚可,舌体胖淡。证属寒哮。

处以上药令外敷肺俞、肾俞,并嘱其注意寒暖,慎避外邪,以免诱发。患者遵嘱,不期一年而瘥,至今无复发。

点睛:中药外治法

参考文献

赵安业,刘永业.赵清理医案医话集.北京:人民卫生出版社,2007.

赵心波

编者按： 赵心波（1902—1979），主任医师，曾任中国中医研究院学术委员、西苑医院儿科主任、中华医学会儿科分会理事。赵氏治疗哮喘经验简述如下。

1. 赵氏治疗哮喘的辨证论治经验

风寒型，用小青龙汤加减：麻黄3g，桂枝5g，细辛2.4g，干姜3g，五味子5g，白芍6g，射干6g，法夏3g，甘草3g；风热型，用麻杏石甘汤加减：麻黄5g，炒杏仁6g，生石膏18g，生甘草5g，桑叶10g，黄芩10g，海浮石12g，瓜蒌12g，海蛤壳10g；火郁型，用白虎汤加味：生石膏30g，知母6g，炙桑皮10g，玄参10g，粳米12g，炒杏仁6g，紫菀10g，款冬花10g；肺虚型，用本事黄芪汤加减：人参6g，黄芪12g，茯苓10g，炙草3g，附子10g，白芍6g，五味子3g，麦冬10g，天冬10g，乌梅1枚，生姜3片。

2. 赵氏治疗哮喘的经验方

（1）治疗小儿哮喘的经验方：桑白皮12g，麻黄3g，法夏5g，炒杏仁6g，黄芩10g，银杏10g，生石膏30g，瓜蒌12g，阿胶10g，麦冬10g，生甘草3g，苏子5g。急慢性哮喘均可用。

（2）成人慢性哮喘的经验方（慢性哮喘丸）：桑白皮30g，麻黄10g，杏仁12g，法夏12g，白矾6g，干姜6g，甘草6g，细辛3g，上药共研面，水丸，每袋18g。每服6g，量病轻重，可酌增减。

医案举例

徐某，男，7岁。

病史：幼患喘咳，每年发作，一周前因玩耍过度，天气骤寒，喘息又作，日来加剧，饮食难进，呕吐上逆，精神萎靡，坐卧不宁，大便二日未行，小便短黄，曾经治疗未效，转诊来院。

查体：呈喘息伏态，呼吸困难，如色苍白，两肺满布喘鸣音，心音低钝，无杂音，腹软，肝肋下 2.5cm。舌苔薄白，脉沉缓。

诊断：支气管喘息，风寒闭肺证。

治法：宣肺平喘，利气化痰。

处方：炙麻黄 3g，炒杏仁 6g，炙桑皮 10g，苏子 6g，化橘红 6g，款冬花 10g，白果 6 枚，旋覆花（包煎）10g，川贝 6g，浙贝 6g，清半夏 6g，炙杷叶 10g。

并配合非那根一针，对症治疗未效。

服药 3 剂后，效不显，仍咳嗽阵发，气促作喘，动则尤甚，日晡低热，请赵老诊视。见舌质微红，苔根黄，两脉数。为肺阴久伤，感寒作喘。当滋阴肃肺，止嗽宁喘。

处方：炙桑皮 10g，北沙参 10g，炙杷叶 6g，黄芩 6g，生石膏 18g，炒杏仁 6g，阿胶珠 6g，麦冬 10g，白术 10g，麻黄 2.4g，焦大黄 5g，知母 6g。

另：定搐化风锭，每服 1 丸，日服 3 次。

效果：服药 3 剂，咳轻喘止，身热已平，大便尚干，舌苔根部黄厚，脉稍数。诸症已减，胃肠滞热尚盛，上灼肺金，再予清燥润肺之剂善后。

处方：黑玄参 10g，阿胶珠 6g，炒杏仁 5g，炙桑皮 10g，炙杷叶 10g，麻黄 1.5g，黄芩 6g，焦麦芽 10g，生石膏 18g，麦冬 10g，焦大黄 5g，瓜蒌仁 10g。

住院六日，诸症悉无，肺无啰音，出院调养。

原按："形寒饮冷则伤肺"，暴寒外束，痰热内聚，郁阻肺络，清肃失司，喘息因之发作。赵老考虑到肺阴久伤，故在肃肺定喘的同时，重用滋阴润肺的沙参、麦冬、阿胶珠等药，收效显著。小儿阳常有余，阴常不足，肺为娇脏，喜润恶燥，故赵老在治小儿肺部疾患时，很重视甘寒清热、滋阴润肺之品。同时还留意润燥清肠，因肺与大肠相表里，清大肠即所以泻肺气。

附：定搐化风锭

组成： 全蝎20个，桔梗10g，黄连10g，蝉蜕15g，甘草10g，防风15g，羌活15g，大黄15g，僵蚕15g，法半夏15g，麻黄3g。

制法： 上药除全蝎外，共轧细面，再将全蝎混入，再轧过箩，每300g面兑朱砂30g，牛黄5g，麝香5g，冰片10g。共研匀蜜为丸，每丸重3g，每服1～2丸，日2次。

主治： 镇惊化痰。

主治： 急热惊风，痰涎壅盛，神志不宁，咳嗽发烧。

点睛：辨证论治经验与经验方2则

参考文献

中医研究院西苑医院儿科.赵心波儿科临床经验选编.北京：人民卫生出版社，1979.

赵正俨

编者按：赵正俨（1921—2010），山东省泰安市名老中医。《赵正俨医案医话》一书收录了5则哮喘医案。患者来诊时，均为哮喘发作期，根据辨证分别予射干麻黄汤、小青龙汤、定喘汤取效。有一例不愿服中药而采用西药治疗，获得缓解。其中有2则医案，在急性发作缓解后，赵氏予紫河车单方治疗，获得根治效果。现摘录这两则医案，供读者参考。

● **案1**　赵某，男，3岁。1972年3月16日初诊。

病史：其母代述，患儿发作性哮喘1个月余，经当地卫生室诊为支气管哮喘，肌内注射副肾素，口服百瑞朋、泼尼松（强的松）等，哮喘暂时缓解，但屡好屡犯，现又发作1天。诊查：体温36.5℃，脉滑数，舌淡苔白，喘促貌，三四征（＋），心率120次/分，律齐，无病理杂音，两肺满布哮鸣音，腹软，肝、脾不大。

西医诊断：支气管哮喘。

中医辨证：痰浊阻遏，肺气上逆。

治法：化痰降浊，宣肺平喘。

方用：定喘汤加减。

处方：白果6g，麻黄4g，款冬花6g，姜半夏4g，桑白皮6g，炒紫苏子6g，杏仁6g，厚朴6g，甘草3g，地龙6g。每天1剂，水煎2次，分服。

3月18日二诊：服上方2剂，喘止。继服2剂，以巩固疗效。

嘱其在哮喘缓解期，服食紫河车（胎盘）以图根治。患儿服食6具紫河车，随访20余年，哮喘从未发作。

●**案 2** 张某，男，5 岁。1969 年 4 月 16 日初诊。

主诉：哮喘发作 2 天。

病史：其母代述，患儿罹哮喘病 1 年余。反复发作，发则喉中痰鸣，呼吸困难，轻则门诊治疗，重则住院治疗。现发作 2 天。

诊查：体温 36.8℃，脉浮数，舌淡苔白，心率 120 次／分，律齐，无病理杂音，肺呼气音延长，满布哮鸣音，腹软，肝、脾不大。

西医诊断：支气管哮喘。

中医辨证：痰阻气道，肺气上逆。

患儿不愿服中药，要求服西药。

处方：氨茶碱 0.05g，每天服 3 次；百瑞朋 1/2 片，每天服 3 次；泼尼松 8mg，每天服 3 次。

4 月 18 日二诊：药后喘止。

嘱其在哮喘缓解期，服食紫河车，患儿服食 6 具紫河车。随访 10 余年，未复发。

原按：儿童哮喘多属外源性，在缓解期服食紫河车（即胎盘），多获佳效。上述 2 例小儿哮喘屡治不愈，服食紫河车 6 具，竟获根治效果。但病例太少，需要积累资料，重复验证，才能有说服力。本病辨证有虚实之别，实喘责之于肺，虚喘责之于肾。在急性发作期，采取急则治其标的原则，以治肺为主；在缓解期，采取缓则治其本的原则，以治肾为主。现代药理研究证实，紫河车含有多种抗体及多种激素，能增强机体抵抗力，能补肺气、益肾精，故可治肝肾两虚、摄纳无权、呼多吸少的虚喘证。

编者按：紫河车是根治哮喘的要药，值得重视，但此药是否会引起性早熟，剂量如何控制等，应该多加研究。

点睛：缓解期服紫河车断根

参考文献

王光辉.赵正俨医案医话.北京：人民军医出版社，2013.

郑启仲

编者按： 郑启仲（1945—），河南中医药大学第一附属医院主任医师、教授，是第三、四批全国老中医药专家学术经验继承工作指导老师，中华中医药学会儿科分会第四、五届副会长。郑氏临证善用古方，同时也创制了一些行之有效的新方，《郑启仲儿科经验撷粹》一书虽没有关于哮喘诊治经验的系统论述，然零金碎玉散在各处，现归纳如下。

郑氏认为，哮喘最为缠绵难愈，根源有二：一是营卫不和，痰饮内蕴；二是外寒引动内饮而发病。根治之法，首先从调整患儿体质出发，从消除体内痰饮入手，标本兼治。发作时治标，缓解期治本，方能收到良好效果。治标者温肺散寒，化痰平喘；治本者重调脾肾，以杜生痰之源。

古方治小儿哮喘，他特别推崇桂枝加厚朴杏子汤，治疗小儿哮喘每收良效。常用加减法：表虚者，加黄芪；肾阳不足者，加附子、白果仁；痰多者，加姜半夏；喘重者，加苏子、白芥子；血虚者，加当归；肾精亏虚者，加肉苁蓉、五味子、紫河车。

他还创制了两首新方：六子定喘汤、龙虎平喘汤。

1. 六子定喘汤

组成：葶苈子 6g，紫苏子 6g，车前子 10g，炒莱菔子 10g，五味子 6g，金樱子 6g，海浮石 10g，生姜 6g。

此为 5～7 岁用量，可随年龄增减。功能降气化痰，止咳平喘。主治痰多咳喘，症见反复咳喘、痰多不消、久咳不止。多见于慢性支气管炎、哮喘反复发作。

加减法：咳重者，加炙桑白皮；喘重者，加白果仁；大便稀溏者，去葶苈子，加茯苓；大便干者，加瓜蒌仁；痰湿重者，加白术、茯苓。

该方寒温并用,降敛兼施,肺肾同治,尤对久咳不止、喘嗽痰多者效佳。方中车前子性滑利,利湿消痰而止咳,是郑氏导师王志成先生经验。金樱子治久咳是郑氏导师王瑞五先生的经验,其有"久咳不止金樱子"之训,他常用金樱子一味治久咳而获良效。

2. 龙虎平喘汤

组成:炒地龙 10g,虎杖 12g,炙麻黄 3g,杏仁 6g,莱菔子 10g,满山红 10g,炒白果 6g,生姜 6g,甘草 6g。

此为 3～5 岁用量,可随年龄而增减。功能宣肺止咳,降气平喘。主治小儿哮喘急性发作,包括毛细支气管炎、支气管哮喘、咳嗽变异性哮喘等。

加减法:咳重者,加南天竺子;喘重者,加白芍、炒苏子;痰多而黏者,加炒僵蚕;痰黄者,去生姜,加黄芩。

医案举例

●**案 1** 刘某,女,5 岁。2010 年 10 月 8 日初诊。

代诉:遇冷哮喘发作 3 年余。

病史:患儿 1 岁时因受凉而发哮喘,每遇冷即发已 3 年余。经西药解痉平喘、中药定喘汤、射干麻黄汤等多方治疗未能控制复发。此次发病已 4 天,诊见:咳嗽喘促,喉中痰鸣,时自汗出,大便稀,小便清,体温 37.2℃。两肺满布哮鸣音。特禀体质。

舌脉:舌淡,苔白,脉浮缓。

诊断:哮证。

西医诊断:支气管哮喘。

辨证:营卫不和,肺失宣降。

治法:调和营卫,降逆平喘。

方药：桂枝加厚朴杏子汤加味。

处方：桂枝 9g，白芍 9g，厚朴 6g，杏仁 6g，苏子 6g，白果仁 6g，炙甘草 6g，生姜 6g，大枣 10g。2 剂，遵桂枝汤煎服法。

10 月 10 日二诊：2 剂后，哮止喘平，脉静身凉，唯大便稀薄，日 2 次。

处方：桂枝 6g，炒白芍 6g，白果仁 6g，姜半夏 6g，白术 6g，茯苓 6g，炙甘草 3g，生姜 6g，大枣 10g。3 剂。

药后诸症悉平。为防复发，拟善后之方。

处方：黄芪 10g，人参 6g，白果仁 6g，白术 6g，五味子 3g，陈皮 6g，砂仁 3g，紫河车 3g，炙甘草 3g，冬虫夏草 3g。共为细末，每服 3g，日 2 次，连服 4 个月，停药观察。随访 3 年，未再复发。

●**案 2**　苏某，男，11 岁。2009 年 11 月 12 日初诊。

主诉：咳喘 6 天。

病史：自 2 岁起患哮喘，近 1 年多来加重，遇冷即发。发作时胸闷喘咳，痰多而白，呼吸喘促，伴呕吐，纳差。此次发作已 6 天，经服止咳平喘药，时有缓解，但喘咳未能控制。诊见：面色无华，时喘咳，呼吸迫促，喉有痰鸣，咳后呕吐，痰多，夜卧难安，大便日 1 次，小便如常。痰湿体质。

舌脉：舌淡，苔白腻，脉滑微数。

诊断：哮证。

西医诊断：支气管哮喘。

辨证：寒饮克肺，宿痰内蕴，肺失宣降。

治法：宣肺化痰，下气平喘。

方药：射干麻黄汤。

处方：射干 6g，炙麻黄 6g，细辛 3g，姜半夏 10g，紫菀 10g，款冬花 10g，五味子 6g，白芥子 6g，紫苏子 10g，生姜 3 片，大枣 3 枚。3 剂。

服上方后喘咳大减，痰量减少，夜已能卧，苔见薄白。上方再进 3 剂，诸症消失。

2 个月后又复发如前，再服上方而愈。拟预防复发之方。

处方：桂枝 15g，白芍 15g，黄芪 30g，白术 30g，茯苓 30g，姜半夏 15g，陈皮 15g，白芥子 15g，五味子 15g，当归 15g，紫河车 10g，肉苁蓉 15g，炙甘草 10g，生姜 15g，大枣 30g，冬虫夏草 10g。制膏，服 3 个月。次年秋分后，又服 3 个月。随访 3 年，未见复发。

点睛：桂枝加厚朴杏子汤·六子定喘汤·龙虎平喘汤·金樱子

参考文献

郑宏，郑攀.郑启仲儿科经验撷粹.北京：人民军医出版社，2013.

钟耀奎

编者按: 钟耀奎(1908—1996),广州中医学院(现为广州中医药大学)教授,广东省名老中医。钟氏治疗哮喘,注重健脾燥湿化痰,采用降气化痰汤有良效。

钟氏认为,咳喘的形成主要由于久病脾胃受损,不能运化水湿,水湿停聚中焦,酿成痰浊,上贮于肺,阻塞气道,肺失肃降,遂产生咳喘。因此,他采用《医学统旨》降气化痰汤健脾燥湿化痰以治咳喘。

降气化痰汤由二陈汤配入苏子、前胡、北杏、瓜蒌仁、桑白皮等宣肺化痰、平喘止咳之品,既能宣肺平喘,又不致汗出过多。曾以此方治疗 300 例咳喘患者,包括慢性支气管炎 190 例、肺气肿 40 例、哮喘 23 例、急性支气管炎 20 例、肺心病 20 例、风心病合并肺部感染、支气管扩张等 7 例,总有效率 84.3%,其中哮喘总有效率 86.9%。

医案举例

李某,男,15 岁。1975 年 12 月 16 日初诊。

病史:4 年前受凉感冒后突发呼吸困难,咳嗽,某医院诊断为支气管哮喘,经治症状缓解。尔后每于感冒后发作,冬春季节较频。4 天前因感冒出现发热,畏寒无汗,呼吸困难,不能平卧,间有咳嗽,痰少,纳差,大便烂,经用西药治疗效果不佳而来我院求治。体检:精神差,面色苍白,呼吸促(32 次 / 分),双肺呼吸音粗,布满干性啰音,心率 106 次 / 分,律齐。口舌俱淡,苔白腻,脉细滑数。诊为支气管哮喘发作,中医辨证属冷哮(风寒阻肺)。治宜辛散风寒,宣肺平喘。方用小青龙汤加味。

处方：麻黄 9g，五味子 9g，炙甘草 9g，干姜 9g，细辛 3g，白芍 12g，法半夏 10g，桂枝 10g，射干 10g，桑白皮 15g，3 剂。

药后热退，咳喘稍缓，可平卧，表证已解。但汗出多，咳嗽，痰多难咯出。辨为痰湿型咳喘，改用降气化痰汤加味。

处方：苏子 12g，前胡 12g，北杏仁 12g，法半夏 10g，陈皮 6g，桑白皮 15g，茯苓 15g，炙甘草 9g，瓜蒌仁 21g，鱼腥草 30g，4 剂。

药后汗止，喘促缓解，痰易出量多，胃纳差。以上方加鸡内金 12g，服 4 剂后各症基本消失。舌淡苔白，脉细弱。上方去鱼腥草、桑白皮，加党参 30g，白术 12g，即合陈夏六君子汤，继续善后调治半年，至今无复发。

点睛：降气化痰汤

参考文献

罗日永，冯存伟.钟耀奎教授治疗咳喘经验.新中医,1992,24（12）:2-5.

周本善

编者按：周本善（1928—），主任医师，曾任常熟市中医院院长，系江苏省名中医。周氏以麻杏石甘汤合葶苈大枣泻肺汤加山慈菇等治疗小儿痰热哮喘，开肺纳肾法治疗小儿哮喘持续发作，颇有效验。遇小儿不肯服药者，采用药枣之法，值得效仿。

小儿痰热哮喘，周氏用加味麻杏石甘汤治之。其组成：麻黄3g，生石膏15g，杏仁10g，生甘草3g，制半夏6g，甜葶苈5g，大枣10g。水煎，每日1剂，分3服。此为3～6岁儿童剂量，10岁左右可适当加量。另用山慈菇3g磨成粉，分3～4次吞服或混合于食物中同食。山慈菇的应用，系从紫金锭外敷善消痰核肿毒而悟。哮喘反复发作，必有胶痰结聚，故借以消痰散结。《本草纲目》谓山慈菇味甘微辛，并无特殊气味，故可磨粉混入食物内服。

如遇小儿不肯服药者，可把上述方药制成药枣服。药枣制法：将上方除大枣外，余药浓煎2次，滤去渣，加入大枣10～15只同煎，使药汁吸进枣肉，至枣身变大，药汁吸尽即成。药枣去核去皮，分次服用。

编者按：关于山慈菇的运用，周氏曾说此来源于民间验方，相传治痰喘用山慈菇水磨服汁有奇效，但由病家用水磨很难推广，故改用干粉较为方便。他曾用此法治疗小儿咳喘40例，取得明显疗效。而且有19例患儿，保持联系，连续观察半年以上，其中16例远期效果很好。

若小儿哮喘持续发作，或伴有鼻塞喷嚏，用开肺补肾法。药用：麻黄5g，熟地30g，坎炁1条，地龙10g，蜂房10g，炙僵蚕10g。浓煎2次，滤去渣，加蜂蜜30g调和药液内，分2次温服。

医案举例

忻某,男,12岁。

病史:哮喘病史6年,秋令易发,此次复发3天。昼夜吼声不断,呼吸不畅,微咳,吐出少量白色泡沫样痰液后,气稍平片刻。夜间只能半卧位,不能安眠。体温正常,心率较快,三凹征明显。投以治疗持续发作之方,2剂即哮减;再服2剂,哮止喘平;又服2剂,恢复上学。

编者按:小儿哮喘持续发作,不囿于发时治肺之说,重用熟地、坎炁、蜂房补肾纳气,以及虫类药平喘、抗过敏而有良效,值得学习。

点睛:加味麻杏石甘汤·山慈菇·药枣·哮喘持续发作用开肺补肾法

参考文献

[1]周本善.临证心悟录.南京:江苏科学技术出版社,2010.

[2]周本善.加味麻杏甘石汤治疗小儿咳喘40例初步报告.江苏中医,1965,(11):15-17.

周定夺

编者按： 周定夺（1942—2012），师从四川名医卢铸之先生弟子石定国，在重庆市荣昌县行医40余年。《周定夺医案医话选编》收录了一例婴儿哮喘案例。患儿7个月大，反复哮喘，于大医院治疗花费甚剧，仍疗效不佳，经周氏治疗收效颇佳，摘录如下。

杨某，男，7个月。2007年11月29日初诊。

病史：喘而喉中哮鸣，烦躁不安，哭闹，鼻涕痰涎满面，舌苔白腻而厚，脉数而滑利动指。

处方：厚朴9g，苦杏仁3g，前胡6g，桔梗6g，法半夏3g，青礞石12g，瓜蒌壳6g，苏子6g，葶苈子6g，麻黄3g，枳壳3g，射干3g，胆南星3g，桑白皮9g，地骨皮9g，茯苓9g，黄芩9g，尖贝6g，僵蚕3g。水煎，少饮频服。

此外，患儿颈项、会阴、臀部红热糜烂，以苦参、五倍子、虎杖等味煎汤洗患处，以自配爽身粉扑之。

12月1日二诊：病情大减，糜烂处已愈九成以上。虽有较轻之喘咳，然精神大有改观，已不像昨日（编者按：似应为"前日"）之哭闹不已。守上方，加白术、蝉蜕。

12月7日三诊：厚朴9g，桑皮9g，地骨皮9g，茯苓9g，白术9g，枳壳6g，麻黄6g，瓜蒌壳6g，竹茹6g，白前根6g，尖贝6g，竹叶6g，黄连3g，胆南星3g，僵蚕3g，半夏3g，甘草3g，礞石12g，石膏12g。

12月17日四诊：咳喘诸症大减，目前出现乳糜尿，可加分利下焦之品。

处方：厚朴9g，茅根9g，桑皮9g，白术9g，萆薢9g，茯苓

6g，地龙 6g，尖贝 6g，车前子 6g，石菖蒲 6g，虎杖 6g，瓜蒌壳 6g，鱼腥草 9g，淡竹叶 9g，杏仁 3g，半夏 3g，胆南星 3g。

药后病愈。

编者按： 患儿仅 7 个月大，周氏用量不小，这可能也是取得显效的原因之一。

点睛：婴儿重症哮喘验案

参考文献

周定夺.刘世峰整理.周定夺医案医话选编.刘世峰整理.北京：学苑出版社，2014.

周连三

编者按： 周连三（1889—1969），河南省名老中医，行医60余载，重视阳气，善于扶阳。他治哮喘，推崇小青龙汤，认为关键是重用麻黄、干姜。

周氏常用小青龙汤治疗哮喘，他认为麻黄、干姜乃本方主药，两药配伍外解风寒，内散水饮。两药需重量运用，方可收效。其经验，麻黄量小有解表发汗之力，量大则有宣肺平喘之功。量大宜先煎，量小则后下为宜。

医案举例

● 案1　马某。

患咳嗽气喘已10余年，每感寒即发，近年来随着年龄的增长，气喘渐著。今年入冬后即卧床不起，多次服药无效。近日症状加重，饮食不下，气喘胸憋加剧。患者面色苍白，唇手紫绀，心胸憋闷，喉中痰鸣，辘辘有声，咳逆喘促，张口抬肩，恶寒。体温38.5℃，舌苔白滑，脉滑。

观前医所处之方，乃小青龙汤。然方中麻黄改为苏叶，干姜易为生姜。余处以原方，麻黄用至9g，干姜用至15g。家人观后问：其方与前医之方药仅差2味，可否见效？答曰："麻黄能散在表之寒邪，干姜可温在里之水饮，今若弃之，焉能见功？"

服3剂而表解寒除，气喘减轻。原方加减，继服6剂而愈。

● 案2　马某。

幼患哮喘，频繁发作，遇寒加重，入冬增剧。多方医治，时轻时重。近日因衣着不慎感受风寒，咳喘加重。患者恶寒无汗，发热头痛，面目虚浮，咳喘气急，不能平卧，入夜加剧，痰多稀白，饮食不下，口吐清水。舌苔白滑，脉弦紧。

前医处方：麻黄 4.5g，干姜 4.5g，甘草 3g，桂枝 12g，半夏 12g，五味子 12g，细辛 9g，白芍 9g。服上方 2 剂，咳喘稍减，仍面目浮肿，余症同前。

患者求愈心切，请余诊治。余观所处之方谓："麻黄、干姜用量过小，药不胜病也。"遂改麻黄 15g，干姜 15g。余药同前，3 剂而愈。

点睛：小青龙汤重用麻黄、干姜

参考文献

孙继芬.黄河医话.北京：北京科学技术出版社，1996.

周慕新

编者按： 周慕新（1902—1979），著名中医儿科学家，中华人民共和国成立后先后在北京儿童医院、北京中医医院任职。周氏将小儿哮喘分六型，与一般常规分型方法颇有不同，用药也有其特色，颇有参考价值。

周氏认为，小儿哮喘多由外感引起。小儿为纯阳之体，阳常有余，感邪后极易化热，邪热与伏痰相结，阻于气道，痰随气升，气因痰阻，因而产生痰鸣。肺气肃降不利，上逆而为喘，导致哮喘。周氏将小儿哮喘分成胸痹、痰热（此型比较多见）、热喘、虚喘、里虚及恢复期六型。

1. 胸痹型

主症： 气喘痰鸣，胸痛憋闷，痰多，不能平卧，脉沉紧。

证属： 痰多胸闷、喘重咳轻的哮喘。

治法： 通阳散结，豁痰下气。

处方： 瓜蒌6g，薤白8g，京半夏5g，白果10g，冬花6g，马兜铃8g，桑皮10g，苏子6g，莱菔子6g，葶苈子10g，杏仁6g。

方解： 取《金匮要略》主治胸痹之瓜蒌薤白半夏汤，加入苏葶丸泻肺降气定喘；取定喘汤中的白果、冬花、杏仁、桑皮清肺降气，化痰平喘；加马兜铃清肺降气，化痰止咳；以莱菔子化食定喘，增强化痰定喘的功效。

加减： 体虚者，加党参、核桃、生山药；肺热重者，加黄芩、茅根、生石膏；痰多者，加人工牛黄、竹沥水；喘重者，酌增葶苈子、莱菔子、白果的药量；纳差者，加石斛、炒谷芽、焦三仙。

2. 痰热型

主症：哮喘发作，时轻时重，时日持久，或咳喘连绵，日久不解。夜咳重，痰多，舌质红，苔白黄或少苔。

证属：痰热阻肺，肺阴已伤者。

治法：养阴清肺，祛痰平喘。

处方：黄芩 6g，知母 5g，地骨皮 10g，桑皮 10g，葶苈子 10g，五倍子 10g，乌梅 6g，阿胶 10g，黛蛤散 18g，白果 10g，生甘草 3g。

方解：哮喘日久，痰热阻于肺络，升降失调而致咳喘连绵。痰热久羁则伤阴，久喘伤气，故治疗时既要清肺祛痰平喘，又要养阴补肺。周氏选用加味泻白散清热泻肺，止咳平喘；补肺阿胶汤养阴补肺；黛蛤散清热化痰，白果消痰定喘；葶苈子泻肺定喘；五倍子、乌梅敛肺止咳。小儿哮喘属痰热型的较多，痰热清则咳喘止，阴复则阳平。此组方药是周氏临证经常使用的方剂，效果甚好。

加减：肺热重者，加茅根、瓜蒌；痰多者，加人工牛黄、竹沥水；喘重者，加苏子、莱菔子；咳久不止者，加米壳。

编者按：此型所选用之五倍子、阿胶等药，为一般医家所少用，值得留意，临床可试用之。

3. 热喘型

主症：咳喘烦闷，痰稠而厚，发热口渴，舌苔黄腻，脉滑数。

证属：感冒诱发之哮喘，内有痰热，外有表证者。

治法：宣肺清热，祛痰定喘。

处方：白果 10g，麻黄 0.6g，冬花 6g，苏子 6g，杏仁 10g，京半夏 6g，黄芩 5g，桑皮 10g，生甘草 3g。

方解：本方即定喘汤。

加减：高烧者，加生石膏、救急散；流涕者，加菊花；喘重者，加葶苈子；痰多者，加人工牛黄。

4. 虚喘型

主症：喘促日久，呼多吸少，痰鸣咳嗽，气喘夜重，面色黄白，体瘦神疲，睡露睛。

证属：哮喘日久不愈，脾、肺、肾俱虚，肾不纳气者。

治法：补益脾肺，纳肾定喘。

处方：党参 10g，核桃 6 个，白果 10g，山药 18g，桑皮10g，茅根 15g，苏子 6g，葶苈子 6g，莱菔子 6g，瓜蒌 6g。

方解：哮喘反复发作，脾、肺、肾虚是根本，咳嗽痰喘属标实，须标本并治。周氏以人参胡桃汤补气纳肾，加用山药补益。白果敛肺益气，祛痰定喘。苏葶丸泻肺降气定喘，莱菔子化食定喘，桑皮泻肺定喘，茅根清肺胃热，瓜蒌清热化痰、宽胸利膈。这是他在治疗反复发作、长期不愈的虚证哮喘时，常用的方药。

加减：体虚较重者，减葶苈子、苏子，加天冬、麦冬。

5. 里虚型

主症：素有哮喘，气候变化则喘，犯则连绵不已，发热而喘，肺热痰不易咯出。

证属：元气虚弱，肺热哮喘。

治法：补益化痰，宽胸定喘。

处方：党参 10g，橘皮 6g，京半夏 5g，胆星 1g，瓜蒌 3g，皂角炭 1.5g，香附 5g，白果 6g，款冬花 6g，炒莱菔子 3g。

方解：党参补脾肺去虚痰，以治其本；橘皮、半夏化湿痰降逆；莱菔子化食痰降气；胆星、瓜蒌、皂角清化热痰；橘皮、香附理气，使气顺痰消；白果、款冬花敛肺定喘化痰。

加减：虚重者，加生山药、核桃；肺热重者，加黄芩、知母、茅根；喘重者，加苏子、葶苈子；咳重者，加黛蛤散；呕吐者，加枇杷叶。

6. 恢复期

主症：哮喘发作恢复期，咳嗽气喘基本控制，痰热未净者。

治法：祛痰平喘清热。

处方：海螵蛸 30g，皂角炭 30g，白果 30g，炒莱菔子 30g，人工牛黄 1.5g。

共研极细面，以面粉作糊，丸为梧桐子大小，每日服 2 次，每次 10 丸，温开水送服。

方解：海螵蛸咸涩温，有收敛作用；皂角有祛痰作用；白果敛肺益气，祛痰定喘；莱菔子消食化痰，降气定喘；牛黄能消热化痰解毒。

编者按： 以上两型均应用了皂角一味，此药值得重视。

医案举例

●**案 1** 韩某，女，11 岁。1974 年 11 月 11 日初诊。

病史：患儿自 8 岁开始，反复咳喘，冬季发作频繁。近三四天来又犯，咳嗽气喘，胸闷发憋，夜不得卧。舌略红，苔白厚。

辨证：痰热胸痹。

治法：通阳散结，豁痰下气。

处方：瓜蒌 6g，薤白 6g，半夏 5g，白果 10g，款冬花 6g，马兜铃 6g，桑皮 10g，苏子 6g 葶苈子 12g，杏仁 6g，炒莱菔子 11g。

二诊：服上方 2 剂，气喘、胸闷减轻，能平卧，继用前法。

处方：瓜蒌 6g，薤白 6g，马兜铃 6g，白果 10g，款冬花 6g，桑皮 10g，苏子 6g，葶苈子 12g，杏仁 6g，核桃 4 个，炒莱菔子 11g。

效果：服上方 2 剂，喘止停药。1976 年 11 月追访，两年来未再复发。

编者按： 此案仅服药 4 剂，即喘平，且随访 2 年未复发，疗效甚高，值得研究。但要注意，患者 11 岁即将进入青春期，其哮喘自愈的可能性不能排除。

●**案 2**　李某，男，9 岁。1975 年 10 月 9 日初诊。

病史：患儿自一岁起，反复发作哮喘。一周来咳喘重，痰鸣发憋，进食差。患儿面色黄白，唇干舌淡，苔薄黄。桶状胸，两肺可闻及中等量哮鸣音。

查体：胸部透视检查，两肺未见实质性病变，双侧含气量增加，双下肺纹理模糊，心膈大致正常。

西医诊断：支气管哮喘，肺气肿。

辨证：肺虚脾弱，肾不纳气，痰热阻肺。

治法：补益脾肺，纳肾定喘，清肺化痰。

处方：党参 10g，山药 8g，核桃 6 个，白果 10，葶苈子 6g，苏子 6g，桑皮 6g，茅根 10g，莱菔子 6g。

效果：服上方 4 剂，气喘见轻，食欲好转，精神见好。又照方服药 2 剂，白天喘止，夜有轻喘，偶咳一二声。又照上方服药 2 剂，喘止，偶有痰鸣音，夜眠安，进食佳。肺两侧呼吸音粗，未闻及哮鸣音，停药。

●**案 3**　李某，男，17 岁。1975 年 4 月 1 日初诊。

病史：患者自 11 岁开始，哮喘反复发作已有 6 年，近一年加重。哮喘多发作在感冒以后，与季节无关。两日来发热口渴，咳喘痰鸣，痰中有血丝。

辨证：痰热内伏。

治法：表里双解，化痰平喘。

处方：麻杏石甘汤加桑皮、黄芩、白果、款冬花、杷叶、苏子、茅根、人工牛黄、竹沥水及朱砂面。

服药后热退、哮喘轻，痰中血丝消失，但仍痰鸣不止。

辨证：伏痰未净。

治法：清热化痰平喘。

处方：白果 10g，桑皮 6g，黄芩 6g，茅根 15g，白前 8g，黛蛤散 10g，人工牛黄（分两次冲服）0.6g，竹沥水（分两次冲服）12g。

连服上方 4 剂，哮喘及痰鸣止，停药。

一个月后，患者又有轻喘。

辨证：痰热内伏，肺阴已伤。

治法：养阴润肺，清热化痰平喘。

处方：茅根 15g，天冬 6g，麦冬 6g，白果 10g，阿胶 6g，桑皮 10g，瓜蒌 10g，百合 10g，炒莱菔子 6g。

共研细面，以白面为糊，丸为梧桐子大，每日服 2 次，每服 12 丸，共服二料。

5 月底，患者哮喘复发，咳稀痰多，痰中有血丝。

辨证：痰热阻肺，热久伤阴。

治法：清热养阴，化痰平喘。

处方：茅根 15g，黄芩 6g，阿胶珠 5g，知母 5g，瓜蒌仁 6g，天冬 6g，麦冬 6g，浙贝 6g，苏子 6g，葶苈子 5g，竹沥水（分两次冲服）12g。

连服上方 4 剂，喘止停药。

3 个月后（8 月底），患者患扁桃体炎，发热咽痛。周氏先后以养阴清肺汤、青蒿鳖甲汤治疗，热退，咽痛止。病后引起哮喘轻度发作，胸闷有痰，仍以清痰热法治疗。

处方：瓜蒌 10g，桑皮 6g，苏子 6g，前胡 6g，花粉 10g，焦楂 6g，炒莱菔子 6g，人工牛黄（分两次冲服）0.6g。

服上方后，哮喘时发时止，周氏在此方的基础上加减治疗。

9 月底，咳喘痰鸣加重，胸闷发憋。

辨证：喘久肺虚，热痰阻肺。

治法：双补气阴，泻肺化痰。

处方：党参 6g，山药 18g，贝母 6g，白果 6g，葶苈子 6g，紫菀 6g，苏子 6g，桑皮 10g，炒莱菔子 6g，人工牛黄（分两次冲服）0.6g。

此方加减连续服药 5 剂，喘止痰净。

12 月份，哮喘又发，气喘痰多。

辨证：虚喘，肾不纳气。

治法：补益脾肺，纳肾定喘，清肺化痰。

处方：白果 6g，党参 6g，核桃 4 个，瓜蒌仁 5g，苏子 6g，葶苈子 6g，桑皮 6g，黄芩 3g，人工牛黄（分两次冲服）0.3g。

连服上方 4 剂，喘止停药。

1976 年 1 月，发热咽痛，以养阴清肺汤调治，热退咽痛止。病后哮喘复发，咳嗽频，痰多，口中发黏。

治法：清热泻肺，化痰平喘。

处方：葶苈子 6g，苏子 6g，地骨皮 6g，桑皮 10g，黄芩 5g，瓜蒌仁 5g，茅根 12g，花粉 6g，炒莱菔子 6g，人工牛黄（分两次冲服）0.3g，竹沥水（分两次冲服用）12g。

连服上方 5 剂，喘止痰消。

2 月份，患者又患扁桃腺炎，以养阴清肺汤治疗后，未引起哮喘。此后哮喘未再发作，追访 4 年，病人一般情况好，已参加工作 1 年。

原按：这是一例痰热型的哮喘病人，反复发作已有 6 年，加重 1 年，周氏一直用清化热痰的方法随证加减治疗。如发热咽痛时，用养阴清肺汤；喘久伤阴时，加补肺阿胶汤；肾不纳气时，加人参胡桃汤；哮喘发作时用药，喘止痰净时停药。前后治疗达 10 个月，终于治愈。追访 4 年，未再复发。

编者按：此案患者服周氏方药喘虽得平，但仍反复发作不已，前后治疗达 10 个月，终于痊愈，追访 4 年未发。但这位患者究竟是怎么给治好的，恐怕还说不清楚。因此案涉及的信息量还是很大的，而且终究还是一例有效案例，且随访长达 4 年，故有参考价值。

点睛：独特的分型与某些独特的用药

参考文献

赵玉贤 . 周慕新儿科临床经验选 . 北京：北京出版社，1981.

周信有

编者按： 周信有（1921—），教授，曾任甘肃中医学院内经教研室主任，是首批全国老中医药专家学术经验继承工作指导老师。周氏治疗哮喘之用药经验，总结如下。

1. 麻黄可解气管痉挛，为治哮喘要药，用量以 10g 左右为宜。

2. 周氏在实践中探索到全蝎、蜈蚣、地鳖虫、僵蚕、蝉衣、炒地龙、蜂房、穿山甲等虫类药具有松解支气管平滑肌的作用。蝉衣、僵蚕更具解痉缓急之功。每在辨证施治方药中选加二三味，能收到显著疗效。

3. 朱丹溪医案中有椒目劫喘的记载，临床应用有效，可加用 6～9g。

4. "瘀血"与哮喘的发生及发病有密切关系，故在处方中选用丹参及川芎，能改善患者因长期缺氧而形成的微循环障碍。

5. 蛤蚧、冬虫夏草对改善呼吸功能有一定好处，但蛤蚧既有雄激素又有雌激素，儿童重用可能引起性早熟。

医案举例

单某，男，65 岁。1997 年 11 月 5 日初诊。

病史：来诊时气喘，喉中哮鸣有声，呼吸急促，不能平卧，胸膈满闷如塞，咳痰，面色晦暗，唇绀，苔白腻，脉弦紧。中医辨证属风寒外束，痰浊阻肺，肺气郁闭，宣降失司。治宜宣肺散寒，利肺平喘，化痰止咳。

处方：麻黄 6g，杏仁 9g，前胡 9g，桑皮 9g，半夏 9g，川贝母 9g，紫菀 9g，款冬花 9g，射干 20g，葶苈子 20g，鱼腥草

20g，五味子 9g，广地龙 20g，苏子 9g。

11 月 11 日二诊：服上方 6 剂，咳喘减轻，呼吸平稳，仍胸闷不适，加淫羊藿 20g 以温肾培本。

继服 6 剂，诸症除，嘱其连续服药 1 月余，以巩固疗效。

点睛：麻黄·虫类药·椒目·活血药·蛤蚧·冬虫夏草

参考文献

周有信.周信有临床经验辑要.北京：中国医药科技出版社，2000.

周仲瑛

编者按： 周仲瑛（1928—），教授，曾任南京中医学院（现为南京中医药大学）院长，首批全国老中医药专家学术经验继承工作指导老师、首批国医大师。周氏关于哮喘"新病未必皆实，久病未必皆虚，发时不尽攻邪，平时亦非全恃扶正"的观点颇为辩证，值得深思。

周氏治疗哮喘有以下认识与经验。

1. 一般认为，哮喘新病多实，发时邪实；久病多虚，平时正虚。治疗应"发时治标，平时治本"。但周氏认为，据其临证经验，新病未必皆实，久病未必皆虚，发时不尽攻邪，平时亦非全恃扶正。

2. 据周氏临床观察，冷哮多为气候过敏，因寒冷刺激而发病，故在气候突变，由热转冷，深秋、寒冬之时易作，有明显的季节性和一定的地区性；热哮多与内源性体内感染病灶所致的过敏反应有关，甚或可表现为典型的夏季哮喘；寒包热哮似属内源、外源的互为关联，而表现为风寒外束、痰热内郁；痰哮似属饮食过敏，因食鸡蛋、鱼、虾等过敏源，或因吸入花粉、烟尘、异味气体等致敏物；虚哮则因禀赋不强，体质虚弱，表现为过敏素质，若反复发病，又每易加重其过敏反应性。

3. 饮食不当者，病源于脾，而素质不强者，则多以肾为主。因此，痰哮重在治脾以杜痰源，虚哮重在治肾以清痰本。

4. 紫河车含有多种激素，功能大补精气血，能提高免疫机能、抗过敏，长期服用，确可使部分病例发作减轻或不发。

医案举例

曹某，女，32岁。1988年9月17日初诊。

病史：素有过敏性鼻炎病史，年前剖腹产后发生哮喘，迁延经年不愈，近来每日夜晚均发作，发时胸闷气塞，气逆作喘，喉中哮鸣，不得安枕，吸气尤难，伴有烦热多汗，口干，痰稠色黄味咸，脉来沉细滑数，苔淡黄腻中灰，舌质黯红。肾元下虚，痰热蕴肺，肺气上逆，升降失司。治宜补肾纳气，清肺化痰。

处方：南沙参10g，北沙参10g，当归10g，生地12g，知母10g，天花粉10g，炙桑白皮10g，竹沥半夏10g，炒苏子10g，炙僵蚕10g，诃子肉3g，沉香（后下）3g，坎炁2条。另：海蜇（漂）50g，荸荠7只同煮，代水煎药，7剂。

9月24日二诊：药后哮喘旋即控制，唯咳频痰稠，汗出量多，苔淡黄灰腻，脉细滑。肺实肾虚，治守前意观察。原方去诃子肉，加五味子3g，山萸肉6g，续服7剂，诸症悉平。观察半年，未见复发。

原按："发时治标，平时治本"，此为治疗哮喘之常法。临床所见，发作之时虽以邪实为多，但亦有正虚为主者。若囿于治标之说，纵投大剂祛痰降气之品，亦鲜有效验。本案素禀不足，产后体虚，阴血耗伤，复加外感诱发哮喘，故前投治标之剂少效。痰稠色黄，舌苔黄腻，脉滑数，虽属痰热之象，但审其痰有咸味，脉见沉细，乃肾元亏虚，气失摄纳，津液成痰。故取南沙参、北沙参、天花粉清养肺阴；生地、当归、山萸肉、坎炁、沉香滋养肾元，纳气归原；复以射干、知母、苏子、竹沥半夏、桑皮、僵蚕清肺化痰；加诃子肉、五味子收敛耗散之气，补敛相济；且仿王孟英雪羹汤意，用海蜇、荸荠清化痰热，甘寒生津，扶正祛邪。诸药合参，肺得清宁，肾能蛰藏，痰消气降而哮喘告平。

点睛：**新病未必皆实，久病未必皆虚，发时不尽攻邪，平时亦非全恃扶正·紫河车**

参考文献

周仲瑛.周仲瑛临床经验辑要.北京：中国医药科技出版社，1998.

朱良春

编者按：朱良春（1917—2015），教授、主任医师，曾任南通市中医院首任院长，是首批全国老中医药专家学术经验继承工作指导老师和首届国医大师。朱氏师从章次公先生，临证推崇辨证论治，处方不拘一格，注重收集民间验方，对虫类药尤有研究。主要著作有《朱良春用药经验集》《虫类药的应用》《章次公医术经验集》等。2015年来，又有《国医大师朱良春全集》10卷本问世，朱氏治疗哮喘经验散见于全集之"临证治验卷"。现归纳整理如下。

1.哮喘之偏实热者，用玉蜓丹。用蚯蚓100条，冷开水洗去泥垢，加浙贝母粉，同捣如泥，捻丸如绿豆大，每服1.5g，早晚各1次。蚯蚓具有清热解毒、消肿平喘之功，善于缓解支气管痉挛，使呼吸道通畅，分泌物大量排出；佐以浙贝母化痰定喘，疗效较佳。或取蚯蚓10条，洗净后加白糖2匙拌和，约1小时即化为黏液状，于临睡时顿服，连服7～10日后，可适当减量至喘息停止为度。一般服后，痰量排出增多，咽头有紧缩感，约数日后，痰量减少，咽头紧迫感即消失，随之喘息停止发作，且较少复发、无不良反应是其优点。据临床观察，玉蜓丹对各型发作性哮喘（除肾不纳气者外）均有助益。多数病例服后，喘促减缓，咳痰爽利，症状改善；连续服用，辅以培本之品，可以逐步治愈。

编者按：有关蚯蚓（即蜒蚰）治疗哮喘的更多资料，可参看朱氏主编的《朱良春虫类药的应用》，此书系《虫类药的应用》之增订本，2011年由人民卫生出版社出版。

2.哮喘发作，属寒哮者，可用巴豆霜、姜汁适量，拌调为丸如枣核大，用皮纸或药棉裹塞鼻内，片刻后鼻内有热灼感，而喘逆即渐平复。喘平后，即可将药取去。

3. 如心肾不足者，痰浊内蕴，一触外邪，即哮喘发作，咳痰不爽，兼见心慌、气急，甚则自汗淋漓。必须宣肺开闭，温阳镇逆兼施。推崇六神丸、黑锡丹，挫其喘逆。

（1）六神丸：麝香、牛黄、蟾酥、熊胆、犀角（此药现已禁用，用水牛角代）、珍珠、人参、冰片。丸中蟾酥能平喘、镇咳，具有缓解气管痉挛和抗过敏作用。

编者按： 朱氏对六神丸的应用经验，详见《朱良春用药经验集》一书。当然，他的经验渊系其师章次公先生。而章氏曾著《雷子纯与六神丸》一文，文章提到"六神丸为有效之强心平喘剂，施治心脏衰弱症，可代西药之毛地黄；而伤寒、赤痢、霍乱等传染病之脉息不良者，亦可资以顺引而平正也"的论述出自华实孚先生，故学术经验正是这样代代相传而不断发展的。

这里另外要讨论的是六神丸的组成。《雷子纯与六神丸》一文提到的六神丸组成是：蟾酥、麝香、珍珠、牛黄、雄黄、冰片、百草霜。此方是雷允上诵芬堂的产品，乃雷子纯所制。查《中医方剂大辞典》，名六神丸者共18首，其中有两张处方出自雷允上。一是《喉科心法》卷下引雷允上方，此方较章氏记载少雄黄、冰片，而多一味辰砂。其主治除时邪病毒，烂喉丹痧，喉风喉痛，双单乳蛾等，已记载可治"小儿痰急惊风，肺风痰喘，危在顷刻"。另一首方剂是《古今名方》引雷允上方，组成与章氏记载完全相同。而《朱良春用药经验集》记载的六神丸组成是牛黄、蟾酥、麝香、冰片、珍珠、雄黄，故上述正文中朱氏记载的组成不知出自何处。

（2）黑锡丹出于《和剂局方》，由黑锡60g，硫黄60g，制附子、胡芦巴、补骨脂、阳起石、小茴香、沉香、肉豆蔻、川楝子、木香各30g，肉桂15g组成。共研细末，酒糊为丸，每服

3～5g，每日2次。凡下元虚冷、肾不纳气致胸中痰壅，上气喘促，四肢厥冷，舌淡苔白，用之均有温肾纳气、定喘之功。但不宜久服，以防铅中毒。

4.哮喘久不愈，或伴有肺气肿，致面浮肢肿，表现为虚证哮喘（肾不纳气）者，用定喘散（又名参蛤散）、蛤蛳散固本断根。

（1）定喘散（又名参蛤散），由红参15g，蛤蚧1对，北沙参15g，五味子15g，麦冬9g，化橘红9g，紫河车20g组成。上方共研极细末，每服2g，每日2～3次。蛤蚧辛微温，能补肺润肾，止咳定喘；人参、紫河车、北沙参、麦冬补益气阴，以治其本；化橘红、川贝母化痰止咳；五味子敛肺止喘。如合并感染发热者，宜先服汤药以挫之，待热退后始可服用。在不发作时，可每日或间日服1次，以增强体质，控制复发，巩固疗效。又幼儿平素易于感冒，经常咳呛，甚则喘息者，由于经常发作，体质羸弱，影响发育者，用此散坚持服用，可以减少感冒之发作，增强体质，促进发育，有根治之效。

（2）蛤蛳散，由蛤蚧1对、海螵蛸150g组成。上药共研极细末，加白糖500g，混匀，每服4g，每日2次。治疗慢性咳喘不已，而体质偏虚者。一般1～2周见效，3～4周稳定。蛤蚧补肺润肾，止咳定喘；海螵蛸，孟诜谓其"久服益精"，《叶氏摘玄方》用其治小儿痰蛳。

此外，朱氏尚有一清热化痰、补肾纳气之散剂。组成是：地龙150g，海螵蛸100g，天竺黄100g，紫河车100g，川贝母60g。共研极细末，装胶囊，每服3g，每日2次。连服6个月为1个疗程。对慢性支气管哮喘不能平卧者，能增强机体功能，促使康复。对发育期前的儿童哮喘，收效甚佳。

医案举例

成某，女，61岁。

病史：患哮喘已近 20 载，入冬为甚。作则喘促不能平卧，冷汗淋漓，形神困惫，苔薄质淡胖，脉虚大，重按无力。此肺肾两虚，气失摄纳之重候，有肾气竭绝之端倪，亟当温摄纳气。予六神丸，每服 15 粒，每日 3 次；黑锡丹，每服 5g，每日 2 次。

服后喘促即见好转，冷汗渐敛，翌日哮喘已定，改予温肺补肾之汤剂，调理而安。

点睛：玉蜓丹·巴豆霜塞鼻定喘·六神丸·黑锡丹·定喘散·蛤蚧散

参考文献

朱良春.国医大师朱良春全集·临证治验卷.长沙：中南大学出版社，2015.

朱锡祺

编者按： 朱锡祺（1917—1989），上海中医药大学附属岳阳医院主任医师、中华全国中医学会上海分会理事。朱氏治疗哮喘，重视补肾，自拟固本培元粉用于儿童患者，取得很好效果。

朱氏认为，哮喘标在肺，本在肾。本病多见于体弱儿童，其中70%～80%婴幼儿期患过奶癣。体弱儿童先天不足（即肾精不足），肾主生长发育，故儿童患者常伴有鸡胸、龟背、面色少华、发育不良等症。成年患者久涎不已，亦可出现肾不纳气、肾气不足的症状。哮喘患者久而不愈，可使脾、肾更虚，恶性循环。

在治则上，标在肺，须明辨寒喘、热喘。寒喘宜小青龙汤加减，热喘宜泻白散合麻杏石甘汤加减。寒喘与热喘可以交替出现，亦可同时兼见，必须仔细辨证施治。本在肾，需培补肾精。朱氏多年临床实践选用紫河车、地龙、蛤壳、苍耳子、甘草组成方剂（另一篇文献方中还有蝉蜕），定名"固本培元粉"，用治哮喘患者缓解期，尤其是儿童患者，收效较为满意，不但可以改善体质，而且可以促进生长发育，有些患者获得根治之效。

固本培元粉组成：紫河车二两，地龙二两，蛤壳二两，甘草一两，苍耳子一两。

寒喘，加鹿角粉一两或仙灵脾一两；热喘，加川贝粉五钱至一两；胸鸡、龟背、体弱儿童，加生晒移山参一两疗效更佳。

朱氏经验，用原只紫河车，以古法焙干、研粉，效果最好，而药厂所制的胎盘粉效果欠佳。可能是已被提取部分有效成分，或在制作过程中某些有效成分遭到破坏的缘故。另，坎炁即脐带，功效同紫河车，每条相当于紫河车粉一钱。再有动物的胎盘也可代用。紫河车具有益气补精血、滋补强壮的功能，得以人参相助，其效更宏。

此外，朱氏对地龙也有丰富的用药经验。此药味咸寒，降泄，善走窜，可解除血管、支气管平滑肌的痉挛。古方补阳还五汤、大小活络丸中取其活血通络的作用。民间用其通乳汁，对乳腺管痉挛引起的少乳效果较好。广东民间用地龙煎红茶（内含茶碱）治疗哮喘也有一定疗效。朱氏用于治疗哮喘、雷诺病等疾患，收效较为满意。他在临床实践中体会到，广地龙取其肉厚、肥大、白颈者为佳，韭菜地里的地龙更好。

医案举例

●**案 1**　杨某，女，成人。1975 年 10 月 24 日初诊。

病史：今年 5 月上感后继发支气管哮喘。胸闷气急，咳嗽痰鸣，经常急诊输氧，曾用多种抗生素、氨茶碱、麻黄素、非那根等药物治疗，效果欠佳。脉细数，苔薄黄腻。治拟清肺化痰，平喘止咳。

处方：桑白皮三钱，杏仁四钱，旋覆花（包煎）三钱，鱼腥草一两，山海螺五钱，开金锁四钱，苏子四钱，莱菔子四钱，佛耳草一两，地龙粉（吞）一钱。

10 月 29 日二诊：服药 5 剂，哮喘明显好转，咳嗽痰多依然。脉细数，苔薄腻。

处方：原方去佛耳草，加白芥子三钱，江剪刀草一两。

服药 12 剂后，哮喘即愈，咳嗽显著好转，咯痰亦少。

●**案 2**　周某，男，9 岁。1966 年 5 月初诊。

病史：婴儿期患有奶癣，自 4～5 岁起，扁桃体炎反复发作，伴有高热，平时易于感冒，久治不愈。继发哮喘性支气管炎。曾给各种中西药物治疗，只能暂时控制症状。发作时，胸闷喘息，咳嗽频作，呼吸困难，夜不能眠或以半卧位入睡片刻。面色苍白，目光无神，形体消瘦，伴有低热。脉数，苔白腻。证属风邪痰浊互阻。

予以小青龙汤加味控制症状，待病情稳定后，续服固本培元粉。患儿间断服用该粉剂达 3 年之久，今已 19 岁，身体健壮，发育良好，身高 170cm，体重 60kg，完全改变了多病、体弱的状态，疗效满意。

●**案 3** 高某，男，13 岁。1967 年初诊。

病史：1962 年患儿 8 岁，因急性支气管炎未获治愈，嗣后罹患哮喘。本素体较差，发育不良，伴有鸡胸。目前哮喘频作，咳嗽痰多，喉头痰鸣，呼吸急促，痛苦呻吟，形体消瘦，不能坚持上学。

治疗守"急则治标，缓则治本"的原则。发作时根据症情，选服汤药；缓解期坚持服用固本培元粉加生晒移山参。辅以推拿胸部，加强体格锻炼，注意适当保暖，预防感冒。病情得到完全控制，逐渐恢复了健康。目前患者发育良好，身高 173cm，体重 65kg。

编者按：以上两案，均服用固本培元粉而获得根治哮喘的效果。而且，两则医案在结尾处都特意指出，经过长期随访，患儿发育良好，身高体重也都较为令人满意。是否能说明，肾虚患儿服用紫河车等补肾药物不会引起性早熟，甚至对正常发育有良好作用，值得探讨。

点睛：固本培元粉·紫河车·地龙

参考文献

[1]周荣根.朱锡祺老中医治疗哮喘的经验.辽宁中医杂志，1982（9）：34-35.

[2]上海中医学院.老中医临床经验选编·第一辑（上）.上海：上海中医学院内部印行，1977.

朱星江

编者按：朱星江，上海市名老中医。朱氏治哮喘思路清晰，药味简而剂量大，特别是重用葶苈子、大枣、生白术的经验，值得参考。

朱氏将治疗哮喘的根本法则，概括为三句话，即：泻肺气（平气化痰）、保元气（健脾利湿）、纳肾气（温补肾阳）。其基本方为：

葶苈子30～60g，大枣30～60g，生白术30～60g，炙马兜铃9g，肾气丸（包煎）12g，生甘草9g。

方中葶苈子、大枣为葶苈大枣泻肺汤。葶苈子辛、苦、大寒，泻肺平喘用于肺经邪实之喘咳痰多，且有利水消肿作用，其对于因哮喘年久而影响心脏功能者尤为适用。大枣缓中补脾，以防泻痰伤正。葶苈子常用量为3～9g，但只要配合得当，辨证正确，用量可以适当加大，一般不会出现副作用，尤其是对于个别顽固性哮喘可用到60g。此时可能有些病人出现腹泻，极个别病人出现呕吐。如有呕吐，剂量应适当减少。如腹泻，一般剂量不减，再加煨诃子9g。一般病人用量在30g左右时，达到明显的泻肺平喘作用。方中生白术健脾补中，善能燥湿，配红枣加强其健脾补中之力，有培土生金之意，用量同葶苈子。马兜铃具有清肺降气、化痰止咳作用，是本方一味重要配伍药物。肾气丸能温补肾阳，以纳肾气。甘草调和诸药且有祛痰、镇咳作用。本方药虽8味，配伍得当，重点突出，照顾到肺、脾、肾三脏，扶正祛邪，用在哮喘发作期，攻补兼施。

编者按：马兜铃因含有马兜铃酸，具有肾毒性，现已禁用，读者可选用其他药品替代。

如属寒喘者，加麻黄 9g，白果 10～30 枚；如属热喘者，加麻黄 9g，石膏 30g；如舌质红者，阴虚加南沙参 15g，阿胶 4.5～9g 冲服；如咳嗽重者，加炙百部 9g，炙款冬 9g，炙紫菀 9g；如咯痰不爽者，加礞石滚痰丸 9g（包煎或 3g 吞服）；如出现腹泻者，同用煨诃子 4.5～9g。其他随症加减，但如有肺心病者忌麻黄。

对于哮喘缓解期，仍要按上述基本方加减，加重温补肾阳药，每星期服 2～3 剂，以巩固疗效，或药量相应减轻，葶苈子、大枣、生白术均减为 15～18g。

医案举例

●**案 1** 姚某，女，32 岁。1973 年 12 月 2 日初诊。

病史：11 岁起患哮喘，时常发作。1970 年参军去沈阳后，每年冬季发作厉害。今气急，咳嗽，痰多白稠，咯痰不畅，面部稍有浮肿。苔薄腻，舌质淡红，脉细带滑。治以泻肺健脾、化痰益肾法（目前在服用氨茶碱、肾上腺素）。

处方：葶苈子 30g，大枣 30g，生白术 30g，炙兜铃 9g，肾气丸（包煎）9g，生甘草 9g，诃子 9g，补骨脂 9g，炙百部 9g，炙麻黄 4.5g，礞石滚痰丸（分两次吞服）3g。

1974 年 1 月 28 日二诊：上方服 23 剂，喘平，痰量减少，且易咯出，精神佳，夜寝已安，氨茶碱、肾上腺素已停服。脉细濡，苔薄。

处方：葶苈子 30g，大枣 30g，生白术 30g，炙兜铃 9g，肾气丸（包煎）9g，生甘草 9g，诃子 9g，补骨脂 9g，炙麻黄 4.5g，海藻 15g，海带 15g，炙远志 3g，礞石滚痰丸（分两次吞服）3g。

患者 1974 年 2 月愈后回沈阳，按上述基本方药在沈阳连服 2

个多月，在气温零下 30℃ 左右，哮喘未发。1974 年 5 月 6 日返回上海，途中疲劳过度，出现气急乏力，苔薄脉细，用调补脾肾药如补中益气汤、附桂八味丸等。

处方：党参 9g，黄芪 9g，当归 9g，白术 9g，茯苓 9g，甘草 9g，砂仁粉（吞）4.5g，阿胶（烊，冲服）6g，葶苈子 30g，大枣 30g，附桂八味丸 9g。

共服 20 剂而愈。

●**案 2** 陆某，女，46 岁。1974 年 8 月 1 日初诊。

病史：患者 3 岁起发哮喘，曾在发育期停发几年，以后又每年四季反复发作。近 2 个月哮喘发作，住急诊观察室 10 天，未能控制，伴有气急、汗出、痰多、痰黄稠、苔腻，血化验：白细胞增高。治用泻肺清热消炎法。

处方：炒葶苈子 30g，大枣 30g，生白术 30g，炙桂枝 9g，生石膏（先煎）30g，杏仁 9g，江剪刀草 30g，淡黄芩 12g，百部 12g，生甘草 9g。

1974 年 10 月 3 日二诊：前后服药 30 剂，症状改善，麻黄素、氨茶碱、激素均减为维持剂量。大便较软，有白沫，纳少苔薄。治当泻肺气，保元气，纳肾气。

处方：炒葶苈子（包煎）30g，大枣 30g，生白术 30g，炙兜铃 9g，生甘草 9g，肾气丸（包煎）9g，茯苓 9g，净麻黄 9g，白芥子 9g，煨诃子 9g，怀山药 15g，炒党参 12g，炙百部 9g。

10 月 17 日三诊：药后症状减轻，激素等西药停服，两肺仍有少量哮鸣音，苔薄白，舌胖质淡，脉细滑。再拟前方续进，随症加减。

原按：本病例以后虽有哮喘小发，但服中药能够控制发作。1974 年 8 月 1 日就诊时，因痰黄稠，苔腻，血常规检查白细胞升高，故方中加黄芩、江剪刀草等清热解毒消炎药物，因汗出，故麻黄不用，改用桂枝。

点睛：哮喘基本方·重剂葶苈大枣泻肺汤·大剂量白术

参考文献

上海市卫生局.上海老中医经验选编.上海：上海科学技术出版社，1980.

祝谌予

编者按： 祝谌予（1914—1999），教授，曾任北京中医学院（现为北京中医药大学）教务长、北京协和医院中医科主任、中国中西医结合研究会首届副理事长，是首批全国老中医药专家学术经验继承工作指导老师。祝氏对哮喘诊治的最大贡献，是发掘出验方过敏煎，并大力推广，使其成为一首名方，以致许多人想当然地以为此方为祝氏所创。

祝氏治疗哮喘有以下几个要点：

1. 哮喘发作期不论病程新久，均宜按实证论治。外寒内饮者，用小青龙汤或射干麻黄汤；外寒内热者，用麻杏石甘汤或定喘汤加减。祝氏认为，麻黄为治疗肺实哮喘之良药，唯因其发越阳气，体虚之人服后易致心慌、躁烦，可用生石膏、白芍、五味子等药监制之，有时亦可用苏叶代之。

2. 哮喘缓解期多属虚证，初病在肺，次则延及脾肾。如肺卫不固，腠理不密，屡易外感者常用升陷汤或生脉散；脾不健运，痰湿内生，纳差便溏者，常用香砂六君子汤、参苓白术散；肾失摄纳，呼多吸少，肢冷浮肿者，常用真武汤或桂附地黄汤、七味都气丸等。鉴于本病多属沉疴痼疾，故常加补骨脂、胡桃肉、女贞子、菟丝子、紫河车、大蛤蚧等纳气定喘之药配成蜜丸以缓图竟功。

3. 祝氏认为，肺脏所伏之痰浊水饮是哮喘屡发屡止的潜在病理因素，尝谓"治喘先治痰，治痰宜调气"，自拟五子定喘汤（苏子 10g，莱菔子 10g，白芥子 3g，杏仁 10g，葶苈子 10g）加味治疗痰喘。

4. 哮喘因肺胃气逆或肝经郁火致病者亦不少，故除宣肺、肃肺之外，还常以降胃气、舒肝气为主治喘，祝氏喜用旋覆代赭汤。对因精神紧张或情志不遂诱发哮喘者，常用逍遥散加丹皮、黄芩、钩藤、地龙、杏仁、前胡、白前等平肝解痉，宣肺止咳。

5. 对于过敏性哮喘，祝氏主张要辨病用药，常选验方过敏煎（银柴胡 10g，炒防风 10g，乌梅 10g，五味子 10g，生甘草 6g）或脱敏煎（香附 10g，五灵脂 10g，黑丑 3g，白丑 3g）以抗敏解痉、平喘止咳。随证加钩藤、薄荷、蝉衣、地龙等解痉药。

6. 部分哮喘病人病久可见唇甲青紫、面色晦黯、舌质黯红或有瘀斑，属气虚血瘀之候，宜从活血化瘀治疗，常随证加当归、川芎、丹参三药，或用桃红四物汤为主，活血祛瘀治标，辅以益气补肺治本。

医案举例

●**案 1** 李某，男，16 岁。

病史：自幼患哮喘，白昼无恙，入夜则喉中痰鸣，痰黏不畅，口渴喜饮冷，舌红，脉细弦。

辨证：肝肺风热，宣降失常。

处方：投以过敏煎合脱敏煎，加旋覆花、黛蛤散以清肺平肝，抗敏解痉。

效果：服药 5 剂，喘定痰减。守方再加丹参 15g，茜草 10g，10 剂后诸症告愈。

●**案 2** 徐某，男，24 岁。1985 年 1 月 30 日初诊。

病史：患哮喘 20 年，反复发作。经服泼尼松、异丙嗪、氯苯那敏、土霉素等药无效。每逢感冒后发作频繁，咳喘不能平卧、气短，胸透未发现异常。近 1 个月来经常咳嗽喘息，胸闷憋气，纳食一般，眠差多梦。舌质淡红，苔白腻，脉滑小数。

辨证：痰湿中阻，肺失宣降。

处方：苏子 10g，葶苈子 15g，白芥子 10g，莱菔子 10g，银柴胡 10g，乌梅 10g，防风 10g，五味子 10g，杏仁 10g，百部 10g，沙参 10g，甘草 3g。6 剂。

效果：药后咳喘减轻，自觉胸胁舒适，眠可，纳增。效不更方，守方又取 3 剂，共研细末，炼蜜为丸，每丸 9 ～ 10g 重，每服 1 丸，日 2 ～ 3 次。

药后诸症悉除，3 月后随诊未见复发。

原按：本案据证情分析是素痰湿（饮）中阻而肺受外邪，宣肃失职，从而发病。祝氏以自拟的五子定喘汤合过敏煎加百部、沙参主之，是以五子定喘汤涤痰肃肺而平喘，过敏煎宣肺逐邪、清热凉血且固本，加百部、沙参以助之润肺止咳喘也。

点睛：过敏煎·脱敏煎·五子定喘汤

参考文献

［1］董振华，季元，范爱平 . 祝谌予经验集 . 北京：人民卫生出版社，1999.

［2］董振华，季元，范爱平，等 . 祝谌予临证验案精选 . 北京：学苑出版社，1996.

［3］王道瑞，薛钜夫，祝肇刚，等 . 祝谌予临证用方选粹 . 北京：人民卫生出版社，2008.

［4］钱自奋，张育轩，郭赛珊 . 祝谌予临床经验集 . 北京：北京医科大学中国协和医科大学联合出版社，1993.

第三章

哮喘诊治之圆机活法

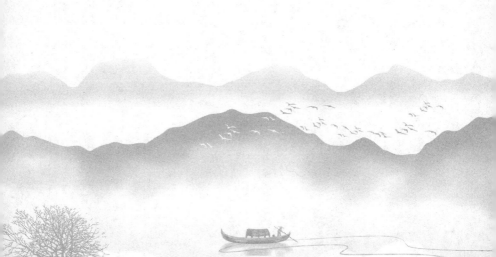

读者若系统阅读了第二章的内容，当能感悟到现代名医在哮喘证治理法方药的各方面均有突破与发展。下面从"圆机活法"的角度展开论述。

第一节　病因病机

一般认为，哮喘之病因以痰为主，是"夙根"，哮喘之病机主要与肺、脾、肾三脏相关。现代医家对哮喘的病因病机有一些新的看法。现从"邪实""正虚""正虚邪实"三方面撮要论述。

一、邪实

1.风

如印会河先生认为哮喘主因是风，故本病时作时止，不留痕迹。而风的发病又有寒热之分，但无论寒热，都必须注意"定风"。

江育仁先生认为，典型的外源性哮喘多因致敏因素刺激诱发，可骤然起病，或突然好转，或伴皮肤风团、湿疹、喷嚏鼻痒等症，与中医学"风性善行数变"的特点一致。同时哮喘发作时支气管呈痉挛状态，也与"诸暴强直，皆属于风"的理论相吻合，是风邪入于肺络的直接反应。实践证明，在辨证的基础上使用祛风解痉之品，确能提高疗效。

晁恩祥先生亦认为，哮喘在临床上仅借痰之寒、热而作分类是非常不全面的，有不少因过敏因素，如接触或吸入花粉、烟尘、异味、蜡虫、动物、毛屑等引发的哮喘，"痰"象并不明显，临床上"风"象突出，且此类哮喘从痰论治效果不好。晁氏提出，此类哮喘应当称为"风哮"，其病因是"风邪"为患。而"风邪犯肺，气道挛急"是哮喘急性发作时的主要病机。

刘弼臣先生则提出外风引动内伏风痰说。他认为，小儿哮喘内因风痰内伏，外因感受风邪，邪风引动内伏之风痰所致。

安效先先生则提出小儿哮喘发作的"风、痰、瘀"学说。他认为，"痰瘀伏肺"是哮喘的夙根，风邪为其发作诱因，哮喘的发作是"风、痰、瘀"相互作用的结果。

2. 湿热、湿毒

刘渡舟先生认为，因为自然界的气候变化及人们生活水平的提高，人们的体质朝着"湿热型"发展。湿浊在上者则出现湿温咳喘（也作"湿热咳喘"），其表现为：痰多黏稠，色白或黄，胸中发满，脘胀纳呆，身体酸倦，咽喉不利；兼有低烧晡热，小便色黄，大便黏腻不爽，舌苔白腻，脉浮濡。如果按照风寒火热医治，非但不见功效，且越治越重。

顾丕荣先生认为，过敏性哮喘最根本之病因乃是湿毒。所谓湿毒，有先天、后天之分。先天大多发自孩提奶癣之时，后天大多得之麻疹、百日咳等病之后。因为，顾氏在临床中发现，过敏性哮喘患者多伴皮肤湿疹或鼻、耳、眼等官窍作痒。且其发作与居处潮湿及嗜食肥甘时鲜，或接触瘴雾之气有关，患者大多脉濡苔腻，为湿毒之明证。

3. 瘀

胡希恕先生认为，哮喘多实证，病因主要是痰饮与瘀血。瘀血一说，过去医家多未能明确，而胡氏认为这是哮喘之重要病因。他曾说："气喘由于瘀血者甚多，大都不是由风寒诱发之证，时休时止，永喘无休，按少腹每有压痛。"

邵长荣先生根据哮喘久治难愈、反复发作的特点，结合"久病入络""久病必有瘀"的理论，自制"川芎平喘合剂"。经临床与实验研究证明，其能缓解平滑肌痉挛，改善肺功能。

黎炳南先生认为，顽固性哮喘患者肺病既深，血脉不畅，甚者可致心血瘀阻，治疗时应在宣肺降气的同时，早用、重用祛瘀通络之品。

颜德馨先生亦认为，哮喘久发不已，气机不畅，必致心肺同病、五脏俱伤。盖心肺同居上焦，肺主气，心主血，肺气不畅则心血瘀阻，气血同病，口唇发绀、青筋暴露，故应参以化瘀。

持类似观点的，还有江育仁先生、祝谌予先生、周信有先生、陈世安先生等。

4. 肝气、肝火

一些医家重视肝在哮喘发病中的作用，而从肝与肺的关系立论。从病因角度看，邪实者主要是肝气、肝火，正虚则是肝阴虚。因难以截然分割论述，这里将肝阴虚也一并纳入，请读者谅之。

如钱今阳先生指出，金本克木，而一旦金病，则又常易受木气反侮，慢性肺病者尤其如此。如肝失条达，一身气机升降乖乱，肺失肃降；或木郁化火，火性上炎克伐肺金；或肝阴不足，下吸肾水，子盗母气，肺少清润。

孙恩泽先生在哮喘的发病机理上重视肝木与肺金的关系，认为慢性反复发作之肺系疾病，是因肺金虚而受肝木反侮所致，需在治疗肺、脾、肾三脏的基础上配合清肝、疏肝、养肝之法。

程丑夫先生认为，肝肺气机升降失调，肺气上逆使津液失布，聚痰成饮，形成气、血、痰和湿等诸郁，上行于肺，引起哮喘发作。肝气郁结可导致肺气不降，而肺失宣化也可导致肝气郁结。

刘善锁先生认为，有一类哮喘是肝气上逆，引动宿根，症见胸部憋闷或胸胁胀痛，有情志不舒病史。此型单纯治肺不治肝，效果不佳，当治肺同时合用柴胡利膈汤。

王会仍先生亦认为，肺气痹阻或郁怒伤肝，肝气上逆于肺而发哮喘者，应佐以疏肝解郁、安神定志的药物。

5. 食积所致实热

毕可恩先生指出，有一类属实热喘，是由于饮食失节，长期以膏粱厚味为主食。一方面食停中焦伤脾，脾散精于肺的功能障碍；另一方面则积热上蒸，熏灼于肺，肺失宣肃；或积热灼津，气道干涩，也可致喘。

二、正虚

现代医家多强调正虚在哮喘发病中的重要地位。如屠揆先生认为，尽管哮喘发作时为实证，但应考虑到本病之所以反复发作和常用平喘化痰药物不能根治，必然有内脏功能虚衰的方面。也就是说，哮喘病人的共性是正虚。屠氏认为，凡哮喘获得根治的，多是在缓解期持续用补虚方法取得成功的。

又如刘韵远先生亦认为，哮喘的主要矛盾是正虚。他说："哮喘发作期属邪实，但这是短暂的，或为本虚标实，而正虚则是长期的，所以哮喘治本就是要注重扶正，提高抗病能力，以避免感冒和哮喘发作。"

王书臣先生亦认为，脏腑虚弱贯穿本病始终，无论已发、未发，都应注重培补正气，从本调治。

具体而言，多数医家又特别强调肾虚。

1. 肾虚

冯视祥先生认为，小儿哮喘的发作虽在肺，其实以肾虚为其根本。用补肾法防治本病，其显效率颇高。其临床体会，"发时治肺"和以"攻邪为主"的原则，对病程短和症状轻者可以收效，至于病程长而症状重，以及持续性哮喘患儿疗效多不理想。

姜春华先生指出，哮喘病位在肺肾。凡哮喘病之久者，其肾必虚，而肾为气根，肾虚则不能纳气，影响肺主气的作用，因而哮喘容易发作。故姜氏不拘泥于"发时治标（肺），平时治本（肾）"之说，无论发作期或缓解期，均重视标本并治。

陈耀堂先生对治疗哮喘宗朱丹溪"凡喘未发，以扶正为主，已发以散邪为主"之说不以为然。他认为哮喘大多自幼即发，来诊时发作多已几年甚至数十年，病久必虚，即使外感风寒而发，但"邪之所凑，其气必虚"。其表现虽可如张景岳形容之实喘者，也属真虚假实。哮喘发作时，呼长吸短，乃肾气不足，吸入之气不能归肾所致。

黄云樵先生认为，哮喘的主要病机在于肺脾肾功能的失调，尤其是肾气的盛衰。

马莲湘先生亦认为，本病与肾虚至关重要。

2. 气虚

毕可恩先生提出，小儿哮喘虚多实少。哮喘发病的主要机制是脾气散精的功能和肺宣五谷味的功能障碍，从而导致肺之气道失去水谷精微的濡润而发生哮喘。这类哮喘属脾肺气虚喘，简称"虚喘"，也可兼有肺经郁热。这类哮喘在小儿哮喘中较多见。

王有奎先生不认同哮喘是由于"宿痰内伏于肺"，并主张以祛痰平喘为主进行治疗的观点。他认为，本病的发生主要是由于肺、脾、肾气虚，尤以肺宣通肃降的功能失常所致，采取宣降肺气为主，配合调补脾肾药物进行治疗，疗效较为满意。

三、正虚邪实

王烈先生认为，哮喘的发病与气虚、血瘀、痰积有关。气虚易罹外感，受邪后肺气失调，血行不畅而瘀于肺，又导致痰积，故气虚为本病的病理基础，而瘀、痰的形成为发作的病理机制。

洪广祥先生认为，气阳虚弱是哮喘发作的重要内因，痰瘀伏肺是哮喘发作的夙根，而外感六淫（风寒为主）则是哮喘发作的主要诱因。三者常相互伴随存在。从标本角度来看，外感六淫为标，痰瘀伏肺、气阳虚弱为本，哮喘的发病是内因和外因相互作用的结果。

第二节　临床分期

　　一般认为，哮喘当分发作期、缓解期辨证论治，部分现代医家对此有新的认识与观点。

　　如王烈先生提出，小儿哮喘当分三期。①发作期，气血痰壅塞；②缓解期，虽不喘，但痰多未消除，此时主要矛盾为痰盛，治疗上当分虚实；③恢复期，此时多见血瘀气壅痰塞改善而呈气虚表现，易在感寒伤热等多种因素影响下，使哮喘复发。

　　王伯岳先生虽未明确将哮喘分三期，但体会其文义，应当也是三期。①发作期，分风热、风寒两型。②急性发作稍缓，呈痰喘状态，又分肺虚、脾虚、肾虚三型。③平喘以后的调理，小儿要着重补脾。

第三节　辨　证

一些现代医家在辨证方面有其独到之处，值得借鉴、学习。

一、对肾虚证的辨识

成人肾虚容易辨识，小儿肾虚显然不易辨识，不妨借鉴一下现代医家的经验。

冯视祥先生指出，小儿肾虚的症状确不如成人明显，较大的儿童可询及有腰酸脚软、下肢畏寒、夜尿多等肾虚症状；仔细望诊亦可查见方头、肋缘外翻，或身材矮小，或头发稀少、色黄少华等肾虚迹象；若重审脉象，往往重按无力。对那些虽无法诊察出肾虚症状的小儿，只要是反复持续性哮喘，便是肾虚不纳气所致，而同样运用补肾的治法，亦能取得满意的效果。

黎炳南先生指出，小儿肾虚之象，临证每易被忽视。因幼儿多无腰酸耳鸣之诉，更无精室胞宫之变，虚象每被标证掩盖。辨证当据小儿之特点，审其先天禀赋之强弱、发病之久暂，观其神色形态，参合指纹脉象，方不至漏诊。凡早产羸弱，久病不愈，神萎面㿠，发稀齿迟，目眶黯黑，鸡胸龟背，立迟行迟，肢冷遗尿，自汗盗汗，指纹淡而不显，脉沉无力等均为肾虚之征。

安效先先生则提出，活动后咳喘是否加重，是辨别小儿哮喘是否属于肺肾两虚证的重要依据。

二、对寒热辨证的看法

1. 对哮喘之寒证、热证的识别

一些现代医家根据自身临床所见，对哮喘之寒证、热证的识别，以及寒证、热证在整个哮喘患者人群的比例，提出了自己的看法。目前看来，尚难有共识，尽管如此，仍能给后学提供指导与帮助。

如陈先泽先生提出，如何辨别小儿哮喘的寒证与热证，一般从喜冷饮与喜热饮、口渴与否、痰液的清稀与黄稠、舌苔白与黄、舌质淡而胖与红而瘦来辨别。前者为寒，后者为热。但是年龄越小的小儿，对渴、饮、痰的寒热表现越有难辨之处，故以苗窍情况及其排泄物变化的观察尤为确切。如眼睑内侧红与不红，眼眵的有与无，白黏与黄浊或干结，鼻涕清与黄浊，清晨连续喷嚏与否，口气热与不热；大便干结与溏泻，色灰褐与淡黄带白或青带白，味臭秽与酸带腥或无味；小便色赤而臭难闻与清利不臭，量多少及遗尿与否，结合面色、山根情况以辨寒热。陈氏从70例181次临床观察中表明，寒哮、热哮之比为 1∶1.42（例次），以热喘为多。

而黎炳南先生则认为，哮喘的病机为正虚寒凝，即使有热象，亦多为寒热错杂，很少见纯热之证。黎氏认为，哮喘患者常见上热下寒，上热多为局部之兼症，下寒才是病发之主因。譬如症见唇舌暗红色深，为气郁血瘀之征，但易误作热证；喘作时，不论寒热虚实，其脉必数，不能单凭此作热证之据。

2. 对哮喘之寒热错杂（上热下寒）证的识别

如徐仲才先生认为，临床常见寒喘兼阳虚，但亦有上见痰热蕴肺，下见肾阳亏损、肾气不纳证者。当此变局，徐氏认为不必拘泥于成法套方，以采用清上（肺）温下（肾）法为宜，用麻杏石甘汤以宣肺清热，再加附子、局方黑锡丹以温肾纳气，从上下分治、温凉并用而取效。

张琪先生则提出，有属痰热壅肺、肺气不宣、肾阳虚气不纳而作喘者，此类喘证辨证难度较大，虚实寒热夹杂，相互影响。辨证中当注意痰热壅肺多表现喘息、口干舌燥、痰稠黏不易咯出、舌尖赤、苔白少津、脉虚数等症。肾阳虚则表现腰酸畏寒、下肢软无力、小便频或大便不实，男子多阴囊湿冷，妇女多白带清稀、少腹寒凉、月经愆期等，但往往不能典型具备，抓住主症即可。治疗宜清肺化痰，同时温补肾阳。

王书臣先生针对哮喘急性发作期之上实（热哮）下虚证，制订既清泻上焦痰热实邪，又温补下焦阳气不足的"仙地合剂"。

三、哮喘的六经辨证与方剂辨证

胡希恕先生认为，哮喘常表现为太阳病，或少阳病，或太阳少阳并病、少阳阳明并病、三阳并病。哮喘发作剧烈的，常见少阳阳明合病的大柴胡汤证。

而大柴胡汤合麻杏石甘汤方证、大柴胡汤合葛根汤方证、大柴胡汤合小青龙汤方证是经常遇到的，用之极验。而又以少阳阳明合病兼夹瘀血最为多见，即大柴胡汤合桂枝茯苓丸方证或大柴胡汤合桃核承气汤方证最为多见，屡用皆验。

第四节　治则治法

一般认为，哮喘当以"发时治标，平时治本"为治疗原则，而现代不少医家对此有所突破。此外，一些医家对某些具体的治法上颇有心得，值得学习。

一、对"发时治标，平时治本"提法的不同看法

如许济群先生治哮喘，发时不囿于祛邪，认为根据辨证也可兼扶其正。对哮喘反复发作的病人来说，发时既有外邪客肺、痰阻气机之实证，同时又有肺脾不足之本虚表现。许氏立足于祛痰利气攻邪；对肺脾肾三脏兼有虚象者，兼扶其正，可以达到扶正祛邪、虚实兼顾的目的，而无壅邪之弊。哮喘反复发作，或发作日久而一般药效果不明显者，用此法甚为满意。

郁文骏先生认为，哮喘发作，绝非单纯外邪之故，单纯治肺，往往效不理想。临证应七分治肺，三分治脾肾。又说：按一般证治规律，发作期当治肺脾，攻字着手，何以同用补肾之品？有无引邪入里之弊？实则非也，热实哮喘，必见手足心热、两颧潮红，此为肾阴亏损，不能上承肺金，滋生内热，炼液成痰，继而加重肺气闭郁，哮喘重作。如系寒实证，必有面色青灰、肢冷多汗，乃为肾阳亏损之证，有是证用是药，亦不离辨证论治之规范。

李传方先生认为，慢性频发性哮喘发病时，既有外邪客肺和痰浊壅肺的标实证，又有脾肺肾不足的本虚证，故而不能囿于"发时治标"之说，而忽视扶正培本。故李氏于哮喘发病期采取标本兼图，侧重补肾，采取宣、降、纳、敛并施的法则。

以上三位名医认为，哮喘发作时不全是邪实，可同时存在正虚，故当攻补兼施，差别在于有的以攻为主，有的以补为主。而也有名医认为，哮喘发作时可全属虚证，当补虚为治。

如周仲瑛先生认为，"发时治标，平时治本"，此为治疗哮喘之常法。临床所见，发作之时，虽以邪实为多，但亦有正虚为主者。若囿于治标之说，纵投大剂祛痰降气之品，亦鲜有效验。

孙谨臣更明确指出，对因虚而致之哮喘，虽属急性发作，但并无表证，不必从肺论治，而从补虚入手。

还有的名医，则对缓解期补虚亦提出不同意见。

如王会仍先生不仅认为哮喘发作时多表现为虚实错杂之候，必须在祛邪同时酌加扶正之品外，而且还认为急性期后，由于宿根伏邪留恋，应在扶正固本的同时，适当加用宣肺、清肺、化痰等祛邪药物，以奏邪去正安之效。

周仲瑛据其临证经验，亦提出：新病未必皆实，久病未必皆虚，发时不尽攻邪，平时亦非全恃扶正。

又如吕同杰先生也对哮证"发作期多实证，缓解期多虚证"的传统认识提出了自己的见解。他认为，凡体强感受外邪失于表散，邪毒深入脏腑或因食生冷腥咸之物，内酿成痰，上干于肺者，其邪属实。而素体虚弱，将息失宜，则易脾虚生痰，贮伏于肺，此属虚邪为患。一旦宿痰形成，内外相应，感而即发，因此发作期并非都实。缓解期气虚者，常出现肺、脾、肾亏虚的征象；而气盛者，则痰降气顺，形如常人。因此，缓解期并不尽虚。

此外，还有曹培琳先生认为，培补"三真"（真气、真阴、真阳）为哮喘的治本之法。实喘，祛邪肃肺、化痰平喘为主，培补"三真"为辅；虚喘，则培补"三真"为主，止哮平喘为辅。其观点也与上述医家近似。

刘安澜先生认为，小儿哮喘多为寒热错杂，虚实并见。既有外邪犯肺，肺气郁闭的实证；又有饮食少思、面黄肌瘦，其喘入夜加重、病史较长、反复发作等脾肾亏虚之象。此本虚标实也。采用标本兼治法，晚上以射干麻黄汤加减，攻邪为主；白天则用强壮药物改善病孩的体质，补脾益肾为本，以六君子汤加味。其具体服药方法，值得进一步研究。

二、因势利导

王正公先生认为，治哮喘要"顺其生机，因势利导"，善用汗吐下法。

1. 急性发作期，王氏以发汗、宣肺透邪为主，佐以祛痰降气。临床常用三拗汤、二虫止嗽散（止嗽散加僵蚕、蝉衣、防风）及三子养亲汤。

2. 哮喘急性期，痰壅喘急而体质较强的患儿，王氏尝以吐法治之，喜用生莱菔子、桔梗、白前为吐法祛痰药。此外，他还曾以鸡羽探吐治疗小儿痰喘。一般来说，能吐出白稠黏痰，气急即能平缓。

3. 据王氏弟子统计，哮喘患儿便秘者约占 60%，王氏善用下法通腑治疗哮喘。而且，他认为大黄本身就有治喘作用。王氏还推崇升降散治哮喘。总之，他认为只要症见咳喘痰稠，伴汗多、大便干、舌尖红、口干、脉数者，即使每天有大便亦可用大黄，不必待便秘才用。大黄之功不止泻下，下法也不能简单理解为通大便。

三、"肺与大肠相表里"与通腑法

前文提到王正公先生善用下法通腑治疗哮喘，实际上有颇多名医善用此法。

如黎炳南先生认为，肺与大肠相表里，气机相通。气逆而喘者，每致腹胀便秘；腑气不通，又令肺气不降。黎氏常用枳实、川厚朴、胖大海降气通腑；夹热者，酌加大黄，用量以大便畅通为度。

李贺林先生认为，日常诊治哮喘时往往着眼于严重的喘急主症，而忽略便燥与否，实则这关系到辨证立法，必须引起重视。他曾见痰热哮喘患者吴某，喘急 7 天，用药少效，一老医查其哮喘并存腹满硬痛，大便五日未行，遂采用肃肺兼通下法，取白果定喘汤加大黄，药后燥屎排出，喘急大减渐愈。此后，李氏本人多次诊治喘危之证兼便燥时，药物增用通腑攻下之品，亦屡获良效。

王会仍先生治哮喘不忘保持腑气的通畅，尤其是痰热壅肺而腑气不通的实证哮喘，适当加入通腑泄热或润肠通便之药，如瓜蒌仁、桃仁、大黄、枳壳等药以通腑降气平喘。

张介安先生认为，哮喘发作时，痰气搏结，阻塞气道，以致肺气失宣，升降不利，同时肺与大肠相表里，若肺气壅滞则腑气不通，以致浊气不降而上逆，又加重肺气之壅滞。张氏从调气这一角度出发，在治疗哮喘急性发作时，急投自拟宣肺通腑定喘之方。药用：麻黄 3 ～ 6g，大黄 6 ～ 10g，枳实 6 ～ 10g，蝉蜕 6g，开水泡服。

蒋洁尘先生认为，只要是哮喘实证，均可采用泻下法。药用牵牛 60g，大黄 30g，共研细末，每服 6g，蜜水调下。蒋氏所在科室有治哮喘的协定处方，用黑白丑、麻黄、大黄等分研末蜜丸，每服 6 ～ 9g，效果满意。

以上名医用通腑法尚局限在哮喘伴有便秘，尚局限在实热证上，而陈子富先生的经验则更进一步。他认为无便秘患者、寒凝痰结患者，亦可根据"肺与大肠相表里"的理论使用通腑法而取得很好效果。他说，在其从医之初，遇热哮病人兼有便秘者，用化痰平喘、清热止咳之剂，偶加润肠之品，收效颇速。后无便秘的哮喘病人则试加润肠之品，平喘效果亦佳，但多限于实热证者。再后，又在寒凝痰结的咳喘患者身上，用温化寒痰、下通大肠之法，其平喘之速、痰去之快，令人振奋。这样，才体会到"肺与大肠相表里"之说并非虚设。长期以来，依此理治咳喘，甚至改润肠为峻下，治愈者数以百计。

再论通腑的用药，最常用大黄，如前述王正公先生的经验。曾庆骅先生亦有用大黄粉釜底抽薪治哮喘的案例。据其验案所述，患者病情严重，用常规中西药物无效，以大黄粉5g吞服，服药仅2次后，出现腹痛泄泻，泻下大量黑色鼻涕样大便，哮喘随即缓解。

孟景春则用玄明粉与瓜蒌仁，也取得很好效果。患者病哮喘已逾两周，前医予三拗汤合射干麻黄汤，但喘势不减，孟氏拟三拗汤，重用玄明粉，并配伍瓜蒌仁，其效显著。

四、调肝胃，理气机

李石青先生认为，哮证急发，气逆痰壅，脘胁胀满，呕苦吞酸，必兼治肝胃。盖肝主升发，胃性和降，肺喜清肃，肝气条达疏泄有致，胃气冲和斡旋有序，肺气始宣发肃降不悖；若肝失疏泄，胃失和降，升降逆乱，势必影响肺气宣降之职而发喘哮。从临床看，哮证发作多在夜半丑时，而丑时为肝气所主，肝气太过，侮金动喘；肝气不足，疏泄无力，也致肺气宣降失职。另外，研究已证实：胃食道反流、胃酸刺激也会造成支气管收缩引发哮喘。症状多有嗳气嘈杂、恶心呕吐、口苦泛酸、呕吐清涎、脘胁作胀等肝胃见症。

祝谌予先生亦认为，哮喘因肺胃气逆或肝经郁火致病者亦不少，故除宣肺、肃肺之外，还常以降胃气、舒肝气为主治喘，祝氏喜用旋覆代赭汤。对因精神紧张或情志不遂诱发哮喘者，常用逍遥散加味平肝解痉、宣肺止咳。

五、急则治标，迅速缓解哮喘

哮喘是临床急症，如何能迅速平喘，是医家们需要思考的问题。针灸无疑是一个值得推荐的方法，但本书暂时没有收录这方面的内容。不过我们仍能发现一些现代内科医家（不以针灸为业）的思考与实践。

如崔玉衡先生用自制"平哮灵胶囊"，针对哮喘急性发作，目的是迅速控制哮喘。其方组成为：洋金花 0.3g，地龙 5g，椒目 3g（以上 1 日量）。共研细面，装胶囊，在哮喘急发期服用，每次 4～6 粒，每日 2～3 次。洋金花辛温有毒，有较强的解痉平喘止咳作用，椒目、地龙均能平喘利水，共用协助洋金花而达即刻平喘之效。病人就诊时，一经明确诊断，当时就让病人服用 4～6 粒，并留观 1 小时，每 20 分钟听诊 1 次，最快的服药 20 分钟哮鸣音就可减少一半以上，闷喘随之减轻。这为下一步中药辨证治疗赢得了时间。

张梦侬先生则采用按摩之法，医者在病家背后，将两手搭在病家两肩上，用两手大拇指各按在脊柱两侧肺俞穴上，以轻重合度的手法按揉，连续 3～5 分钟，其喘立止（肺俞穴在第 3 胸椎下各旁开寸半许，大指在按揉时要略向下推）。

朱良春先生在哮喘发作属寒证者，用巴豆霜、姜汁适量拌调为丸，如枣核大，用皮纸或药棉裹塞鼻内，片刻后鼻内有热灼感，而喘逆即渐平复。喘平后，即可将药取去。

陈文伯先生则自制"定喘搽剂"，用此药酒在膻中、天突、肺俞、定喘等穴点按搽药，有较快的平喘效果。

六、外治法

作为内科医家，当然要掌握各种方剂治疗的方法，但同时也不能废弃外治方法，显然方法多多益善，前文已涉及一些外治方法。此外，还有一些医家的经验值得重视。

许济群先生采用穴位敷贴，以冀迅速平喘。许氏根据临床近1万人次的体验，认为组方适宜的外用定喘膏能攻逐内伏之痰饮，可于哮喘正发时迅速平喘。外治选用穴位以背俞穴为主，常用肺俞、膈俞、定喘，以及天突等穴。

易聘海先生创制的外治方，蹢躅花、生南星、生半夏、生芥子、生甘遂、生姜汁各等分，麝香、蟾酥少许，共研细末，开水调涂膏肓、天突两穴。以三伏天涂敷为佳。

罗冬秀先生亦采用敷贴疗法，在三伏天或哮喘发作时敷贴膻中、肺俞、天突、大椎、定喘等穴，以图温复阳气、驱除潜伏之痰饮，达到阳复痰除气行的目的。

胡国俊先生亦擅用"冬病夏治"敷贴疗法治疗小儿哮喘，与一般医者不同处在于，他针对寒哮、热哮，分别拟定处方。寒哮以白芥子散化裁，药用白芥子、细辛、甘遂、延胡索、制南星等；热哮，以葶苈子、泽漆、麻黄、地龙、甘遂等为方敷贴。

赵清理先生取麻黄3g，胡椒3g，车前草10g，杏仁6g，生姜6g，红糖5g，共捣碎，加水少许拌均，仿乳罩形式，内衬塑料布，将药摊于塑料布上，装入乳罩内，敷贴于双肺俞与双肾俞穴。主治哮喘经年不愈而证情偏寒者。

张琼林先生采用多种外治法治疗哮喘。①止嗽定喘散敷贴背部穴位。②背俞拔火罐疗法。③夹脊发泡疗法。④三伏针并贴药疗法。

七、其他

裘沛然先生治疗哮喘的一些经验与观点值得探讨。

首先，他认为哮喘常呈寒热夹杂、虚实并见的复杂局面。裘氏治此，不囿常法套法，采用反激逆从、大方复治，常辛温与苦寒并用，发散与敛降共投。

此外，还有一些患者看似辨证明确，但投以正规的治疗，却毫无效果，改弦易辙，用大剂量石膏、黄芩、知母、桑皮、合欢皮、芦根、茅根、凌霄花等药奏功。裘氏说："我行医已半个世纪，类似这种情况所见颇多，渐渐体会到治疗疾病，既要不离于法，又要不拘于法，因为医理很难明而用法每可变，只有懂得法无常法和常法非法这个深刻的道理，才能真正掌握中医治病方法的真髓。"裘氏这番话，值得我们深思。

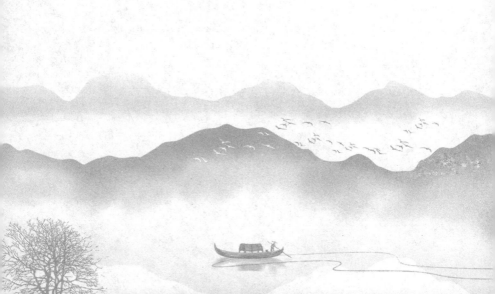

第四章

哮喘诊治之达方效药

本书第二章收集了 151 位名老中医诊治哮喘的经验，前一章从"圆机活法"的角度进行了归纳，本章则从"达方效药"的角度进行整理。

第一节　常法中的达方效药

根据本书第一章所述哮喘诊治之常法，发作期属寒哮者，常选用射干麻黄汤、小青龙汤、紫金丹、苏子降气汤；属热哮者，常用定喘汤。若病久热盛伤阴，虚中夹实，可用麦门冬汤加味。此外，若哮喘发作时以痰气壅实为主，寒与热俱不显著，可用三子养亲汤加味，另吞皂荚丸，必要时可予控涎丹泻其壅痰。哮喘缓解期，属肺虚者，根据患者实际情况，常选用玉屏风散、桂枝汤、生脉散加减。属脾虚者，常用六君子汤加减；属肾虚者，常选用金匮肾气丸或七味都气丸化裁；虚不能纳气者，加胡桃肉、冬虫夏草、紫石英，或予参蛤散，并可常服紫河车粉。

应该说，上述方药的确是行之有效的治疗哮喘的达方效药。但是很可惜，由于种种原因，目前紫金丹、皂荚丸、控涎丹，会用或想要去用的医师已经很少了，暂且不说现实中是不是能用。所以，这些方药现在看来，或者说从实际应用来看，已不能说是常法，而只能归入变法了。

这扯开去了，话说回来，即便是大家都知道或者说本身是属于常法的达方效药，现代一些医家仍有其应用上的某些独到心法，值得学习、借鉴，这又不妨称之为"常法中达方效药之中的变法"。下面举一些例子。

1. 小青龙汤

徐伯远先生认为寒性哮喘在临床上较多见，治此常以小青龙汤作为基本方。方中君药麻黄，宣肺平喘作用较明显，一般用9g，较重的患儿用 12～15g，一般没有什么副作用。但如果服药后有心跳不适等症，或平素体虚多汗的患儿，可以减少用量。

周连三先生亦常用小青龙汤治哮喘，他认为麻黄、干姜乃本方主药，两药配伍外解风寒，内散水饮。两药需重量运用，方可收效。其经验，麻黄量小有解表发汗之力，量大则有宣肺平喘之功。量大宜先煎，量小则后下为宜。他用麻黄、干姜可达15g。

洪广祥先生很推崇小青龙汤治哮喘的作用，他的经验是治哮喘当全程温法，而代表方药便是小青龙汤。

2. 射干麻黄汤

刘善锁先生推崇射干麻黄汤治哮喘，认为此方是哮喘主方，方中又以麻黄、射干、细辛、干姜、五味子、紫菀为主药，必不可少。临床遇各种类型的哮喘，以射干麻黄汤为主加减即可。

张梦侬先生的经验则有所不同，他用射干麻黄汤去射干，易以海蛤粉为主药；更加桔梗以助麻黄、细辛、生姜之辛温宣散，升提开发；再加杏仁、前胡、枳壳、法半夏、款冬花、紫菀、五味子之降逆、敛肺、化痰、下气；合甘草、大枣之甘温补益脾胃，润肺和中。是升中有降，散中有收，温中有清，泻中有补，故能收到止咳定喘、降气化痰、散寒清热、利湿行水、敛肺安胃之功。历年以此治愈哮喘病人甚多。

3. 麻黄与黄荆子（又名牡荆子）

麻黄是治疗哮喘最常用之药，有较多名医对此药有丰富经验。又由于麻黄较为峻烈，有一定副作用，又有多位名医用黄荆子代替麻黄的经验，故将麻黄与黄荆子的运用经验一并择要介绍如下。

徐仲才先生认为，麻黄是宣肺平喘主药，不要拘于"麻不过钱"（约等于3g）的说法，应适当增加剂量，力克病邪。成人哮喘，生麻黄一般用6～9g，炙麻黄一般用9g左右。个别酌情增加剂量。按一般常规，小儿剂量应根据成人剂量酌减，但徐氏的体会是，小儿哮喘病变较为迅速，兼之体质多见虚弱，"无粮之师，利在速战"，根据病情需要，不失时机地重用、多用麻黄以宣肺平喘，但是还要参照成人常用剂量，即使对个别顽固病例加大剂量，也只能在取得疗效的基础上逐步增加。有人认为，哮喘急性发作，往往大汗淋漓，在多汗情况下重用麻黄，担心会"汗出亡阳"。据徐氏多年临床经验，尚未遇到类似情况。多数病人随着哮喘的缓解而汗亦渐减。可见汗出不已是由于哮喘发作之故，喘平而汗自止。这里应用麻黄并非用于发表，乃是作为治喘的手段，正是符合治病求本法则的。

又如前述，徐伯远先生常用麻黄9g，较重的病例用12～15g，一般没有什么副作用。

邵长荣先生认为，麻黄为平喘要药，只要配伍恰当，寒热之喘都可应用；根据需要可用至15g，但需蜜炙以润其燥烈之性；有时配白芍30g，桂枝9g，调和营卫，以纠正麻黄过汗之弊。邵氏有这样几点配伍经验：①麻黄配麻黄根：麻黄根有固表止汗的作用，可收麻黄散越之性。②麻黄配黄荆子：黄荆子有祛痰平喘作用，而无麻黄升高血压和心悸的副作用，因此对于哮喘发作较重者，常在不增加麻黄的基础上加用黄荆子。或对伴有高血压、心脏病的老年哮喘患者，改用黄荆子。③麻黄配芍药、五味子：赤芍理血，白芍理气，调和营卫，气血同治；五味子敛肺降气，宽胸安神。三药不但可以防止麻黄的副作用，还可提高平喘效果。

刘韵远先生认为，炙麻黄的用量，根据年龄不同、病情轻重而异，如3岁以内用3g，4～7岁用6g，7岁以上用9g。常配炙甘草，以减轻麻黄辛散之弊，炙甘草用量不得低于炙麻黄剂量，夏天如有表虚多汗或心气虚者，可将麻黄与麻黄根并用，或用苏梗代之。

刘氏常取银杏配炙麻黄，一敛一宣，一降一升，使肺气宣降得宜，用于哮喘发作期，疗效显著。一般银杏用量为炙麻黄的 2～3 倍。如 3 岁内，炙麻黄用 3g，银杏则用 9g；4～7 岁，炙麻黄 6g，银杏则用 15g；7～14 岁，炙麻黄用 6～9g，银杏则用 15～27g。银杏与炙甘草配伍，虽剂量较大但无中毒之弊。他认为银杏与白果仁不同，前者为连皮壳打碎之药，其皮壳能解白果仁之毒，故虽用量稍大，而不中毒。

陈苏生先生常将麻黄与麻黄根配伍，他认为麻黄平喘、麻黄根敛汗，开阖相济，能调整肺气，并创制二麻四仁汤以治疗哮喘。

胡天游先生治疗哮喘，每以生麻黄 30g 杵细，筛去黄粉，连筛 2 次。用豆腐一块，挖一空洞，纳麻黄，上盖一层冰糖，入锅内，文火炖熟，以冰糖溶解为度，去麻黄渣，吃豆腐与其汤。据云，连服数剂，必有效验。

裘沛然先生常用麻黄配伍马兜铃，前者主宣肺，后者主降肺；麻黄配细辛，辛温散寒饮；麻黄配黄芩，清泄肺热功效确实；麻黄与龙胆草相合，乃裘氏独到经验，龙胆草治咳历代罕见，裘氏以之苦寒肃肺，佐金平木；麻黄配诃子、细辛配五味子，一宣一敛，祛邪而不伤正，平喘而不留邪。

王会仍先生认为，麻黄是治疗哮喘常用药，但对于高血压、快速型心律失常或年高体弱者，可用黄荆子代替。黄荆子能行气祛风、降痰平喘，有类似麻黄之作用，但无麻黄之弊端，常用 12g。

徐辉光先生认为，麻黄是一味久经考验的平喘专药，平喘作用较强，对一般哮喘的用量不必太大，成人不宜超过 9g，而对心律不齐、高血压、冠心病等患者不宜用。黄荆子平喘作用虽不如麻黄，但也有良好效果，且无明显的副作用，可以代替麻黄，用量宜大，一般用 15 ～ 18g。黄荆子与麻黄配合应用，平喘作用明显增强，适用于哮喘发作较剧而持续时间长者。对一些不宜用麻黄的患者，可用紫苏叶代替。

王士福先生用麻黄治哮喘，一般用量为 15g，极量为 30g，且必配以地龙四五倍量。

禹新初先生用麻黄剂量更大，其一则医案给患者处方内服白果定喘汤，日 1 剂，麻黄重用至 45g。

4. 桂枝

黎炳南先生认为，哮喘寒象明显者，桂枝非重用不能奏效。幼儿可用 6 ～ 10g，年长儿可用至 15g，成人常需 15 ～ 30g。多汗者，可配等量白芍同用，以制约其辛散之性。曾治某 14 岁男孩，喘而痰白，恶寒喜暖，面白肢冷，脉浮而紧，证属感寒作喘。初拟小青龙汤加减，桂枝用 15g，药进 3 剂，症稍减而未见显效，乃加量至 30g，余药不变，续进 2 剂，患儿自觉全身温暖，喘咳大减。

5. 干姜

孙谨臣先生治小儿寒喘，必用干姜。曾治某小儿喘兼风寒表证，用葱、豉、桔梗等药治疗，其中淡豆豉一味三钱，药肆误为淡干姜配出，药煎成后，儿母喂之，药一入口，即见患儿摇头吐舌，哭闹异常，儿母欲知其异，乃亲口尝药，觉其味辛辣，难以下咽，随持药罐、处方来寓所询问，经检点所煎之药，方知淡豆豉被司药误为淡干姜配出。急趋视儿，迨至其家，儿已喘息顿平，安然入睡矣。如斯重症，1 剂而安，悟干姜有温通肺气之力，肺气通降而不上逆，则喘哮自平。以此获得经验，尔后凡小儿寒喘，辄投此药无不立应。

6. 附子

徐小圃先生及其哲嗣徐仲才先生皆善用附子治疗哮喘。如徐仲才先生常将附子和温肺化饮法配伍应用，发中有补，常用熟附子先煎 15～20 分钟，一般剂量在 12g 左右，个别病例用到24～30g。小儿剂量酌减。

黄云樵先生亦善用附子治疗哮喘。他认为，哮喘发作期多为实证、急证，治宜化痰定喘为主，方用自拟哮喘麻附汤；哮喘控制后期，由于病久脾肾两虚，治宜扶正补益脾肾为主，方用哮喘补益汤。两方均用附子。

颜亦鲁先生有一预防哮喘之验方，以大附子一个去盖，纳入公丁香 49 粒，再加盖扎好，外用麦麸面包裹，置文火中煨炙，研为细末，每次服 1.5g，日服 3 次，逐步加至 2.4g。

7. 蛤蚧

蛤蚧是治疗哮喘的常用药，可用于急性发作，也可用于缓解期固本治疗。

如王文鼎先生经验，久病暴喘，用蛤蚧尾研末顿服，治喘甚效。吴光烈先生则在三伏灸后，蛤蚧研末冲服 1 对，三伏共服3 对。

王振熹先生采用饮食疗法：鲜蛤蚧 1 条，去头及内脏，洗净，瘦猪肉 100g，共剁成末，酌加油、盐调匀，蒸成肉饼，吃肉喝汤，每日或隔日 1 剂，连服 15～20 剂。

8. 冬虫夏草

冬虫夏草也是治疗哮喘扶正固本的常用效药，只是价格昂贵，有些令人望而却步。

如王烈先生赞扬冬虫夏草的防哮效果，此品配黄芪，是其后期防哮汤的主药。

马荫笃先生针对脾肾虚弱证，自拟山药纳气汤，方中即用冬虫夏草。

张若萍自拟之镇喘汤，系麻杏石甘汤加味化裁而成，方中亦含冬虫夏草一味。

周信有先生认为蛤蚧、冬虫夏草对改善呼吸功能有一定好处，但蛤蚧既有雄激素，又有雌激素，儿童重用可能引起性早熟。至于冬虫夏草对小儿患者是否会引起性早熟，恐怕也应好好研究一下。

9. 紫河车与坎炁

紫河车或坎炁，更是常用于哮喘的补肾效药。

如周仲瑛先生认为，紫河车含有多种激素，功能大补精气血，能提高免疫力、抗过敏，长期服用，确可使部分病例发作减轻或不发。

屠揆先先生在哮喘缓解期针对先天不足者，嘱服紫河车粉。

马莲湘认为哮喘与肾虚至关重要，对哮喘反复发作患儿，每于冬令适量服用紫河车粉，或坎炁粉，或新鲜胎盘，均有助于次年哮喘缓解或不发。

赵正俨先生让哮喘儿童在缓解期服食紫河车，多获佳效。其医案例举了 2 例小儿哮喘屡治不愈，服食紫河车 6 具，竟获根治效果。

此外，姜春华、陈耀堂、朱锡琪、陈先泽诸先生均有类似经验或用法。

当然，紫河车或坎炁是否会引起儿童性早熟，也是一个值得进一步研究的问题。

第二节 变法中的达方效药

这一节我们总结现代医家在哮喘方药方面的独到经验。

一、变法中的达方

1. 大柴胡汤

大柴胡汤是《伤寒论》方。

胡希恕先生从六经辨证的角度出发，认为哮喘常表现为太阳病，或少阳病，或太阳少阳并病、少阳阳明并病、三阳并病。哮喘发作剧烈的，常见少阳阳明合病的大柴胡汤证。

大柴胡汤合麻杏石甘汤方证、大柴胡汤合葛根汤方证、大柴胡汤合小青龙汤方证，是日常经常遇到的，用之极验。少阳阳明合病兼夹瘀血是最多见的，即大柴胡汤合桂枝茯苓丸方证，或大柴胡汤合桃核承气汤方证，屡用皆验。

2. 延年半夏汤

延年半夏汤是《古今录验》方，载于《外台秘要》。

岳美中先生将此方移治哮喘，其适应证为：突发性阵咳作喘，咯黏液样白沫痰，舌苔白腻，面目稍浮肿（此症不必悉具），或喘息兼有疼痛，脉左关部浮细而弦者，投之辄效。数年间，治愈五六例。

3. 金水六君煎

金水六君煎是张景岳之名方，原本就治疗咳喘。《景岳全书·新方八阵》云此方"治肺肾虚寒，水泛为痰，或年迈阴虚，血气不足，外受风寒，咳嗽呕逆，多痰喘急，神效"。可惜的是，后世用之不多。

黎炳南先生治哮喘缓解期之基本方即以金水六君煎为基础，并参用宣肺化痰之品。其组成为：当归、熟地、党参、白术、茯苓、陈皮、法半夏、五味子、鹅管石、炙甘草。

肖正安先生谓，根治哮喘重在三脏共调，如果患者某脏偏虚之证不明显，只用一方统治即可，即景岳金水六君煎，不必加减。肖氏应用时，以法半夏、陈皮、茯苓、当归、熟地、甘草为主，再加沙参、白术、女贞子、菟丝子、故纸、胡桃肉、土茯苓、龙骨，共服3个月。

4. 清燥救肺汤

清燥救肺汤出自喻昌的《医门法律》，后世用于哮喘的似乎不多，故印会河先生将此方治疗哮喘的经验颇为可贵。据其弟子总结，清燥救肺汤证的主症为：咳喘无痰，或咳吐白色泡沫，质轻而黏，甚难咳出，常咳逆连声，状似顿咳，咽喉干痛，甚则引起干呕或咳血。

5. 补肾地黄丸

补肾地黄丸出自陈飞霞《幼幼集成》，陈飞霞谓："哮喘于未发之时，可预防之……宜补肾地黄丸，多服自愈。"

郁文骏先生认为，哮喘肾虚者多阳虚，他习用《幼幼集成》的补肾地黄丸（其中鹿茸昂贵，可用鹿角霜加倍剂量取代）加紫河车治疗。方中鹿茸温肾力强，内含生长激素，能促进生长发育，提高免疫系统功能。加紫河车意在补肾益精，既补肾阳又能敛阳，且擅长于抗过敏。临证应用，虽不能谓百发百中，但如坚持服用2～3个月，从此根治永不复发者，确非少数。

6. 升降散

升降散出自陈良佐《二分析义》，名赔赈散。杨璿将之更名为升降散，后收录于《寒温瘟疫条辨》。

胡翘武先生认为，小儿哮喘的主要发病机理为"气闭痰壅"，故升降蠲涤是治疗大法。方用升降散去姜黄，加枇杷叶或金沸草，再加猪牙皂、葶苈子、芫花、商陆、泽漆、白芥子等蠲饮涤痰性猛力专之品。胡国俊先生在乃翁翘武先生经验基础上，又拟订了升降止哮平喘汤，具有宣肃太阴、化痰降气、解痉宽胸、止哮平喘的作用。

王正公先生治疗哮喘急性发作，以发汗、宣肺透邪为主，佐以祛痰降气，常用三拗汤、二虫止嗽散（止嗽散加僵蚕、蝉衣、防风）及三子养亲汤。二虫止嗽散可视为升降散与止嗽散的合方。

7. 阳和汤与阳和饮

阳和汤出自王洪绪《外科证治全生集》，阳和饮则出自蒋椿田的《椿田医话》，然此书已轶，只能从其子蒋宝素的著作中得窥其组成。

阳和汤原为中医外科的名方，后世医家颇多发挥，移用于内科杂症，包括咳喘，这不算很冷僻。程门雪、胡翘武、胡国俊诸先生均有这方面的经验。

《椿田医话》阳和饮由熟地、鹿茸、麻黄、山药、山茱萸、菟丝子、胡桃肉、附子、肉桂、茯苓、白芥子、人参组成，温补之力较之阳和汤更甚。顾玉龙先生以此治疗阳虚哮喘之重症，取得良好疗效。

8. 河车大造丸

河车大造丸出自《扶寿精方》，原主治"男羸女弱，素无孕育者"，后《医方集解》收录此方，但未提及此方能治哮喘，然现代医家用之治哮喘者较为多见。

如岳美中先生认为，河车大造丸常服能使精血日增，不特劳损之疾，得以蠲除，而虚弱之体，亦得日臻强壮，故咳喘宿疾，坚持服河车大造丸有根治之可能。李正全先生认为，本方有填精补髓、滋阴扶阳、敛肺纳气之功，与肺肾虚所致之哮喘，切切相合，故用之其效甚佳。

9. 血府逐瘀汤

血府逐瘀汤出自王清任的《医林改错》，本不治疗哮喘。

王怀义先生宗"久病入络"说，且思王清任血府逐瘀汤主治胸中血府血瘀之证，而肺亦在胸中，故移用此方治疗久病年深、诸常法不效，而出现咳逆胸满、胸痛如刺，或经期前后，哮喘严重发作者，取效甚验。

颜德馨先生以善用王清任诸方而闻名于世，其亦有以血府逐瘀汤治疗哮喘之验案。

王烈先生也有顽哮治以血府逐瘀汤的验案。

10. 紫金丹

紫金丹出自许叔微《普济本事方》，主治"多年肺气喘急，响嗽晨夕不得眠"，由信砒、豆豉组成。此方原即治疗哮喘，但因组成中含砒，有剧毒，虽几十年前的名医仍在使用，但今时之医已罕用。

徐伯远、徐仲才先生均善用寒喘丸（徐伯远先生文章说寒喘丸即紫金丹，但从徐仲才先生文章看，应为紫金丹加枯矾）。徐伯远先生实践证明，寒喘丸治喘有效，有的病儿单用此药也能收效，副作用较小，偶有患儿服后诉胃部不适等。若有皮疹发出，应注意肝肾功能。寒喘者，与小青龙汤合用（或单服此丸也可），对热喘有时也有效果。徐仲才亦常用寒喘丸（又名哮喘丸），其经验：哮喘急性发作时，哮喘丸与小青龙汤加减方同用效果较好。有些患孩白天不发，至半夜则出现哮鸣音，此类病人往往在临睡时服1次即可。亦有在气候变化或患孩有胸闷呼吸不畅等发病先兆时，立即吞服哮喘丸，有时亦能阻止或减轻哮喘发作。

姜春华先生治寒哮，用砒矾丸（砒石2.5g，明矾9g，豆豉15g，共研糊丸，绿豆大），每服5丸，连服一周，无效即停，有效可间断服至1个月，有肝肾病、出血或热喘者忌用。服后有三五年不发的，有不再复发的。

　　董漱六先生则采用清代名医马培之的经验方——加味紫金丹（白信、白矾、杏仁、蝉衣、陈皮、马兜铃、甘草、沉香、银杏肉，研细末，用桑白皮煎汤，水泛为丸，如芝麻大），在20世纪50年代曾用于门诊病人80余例、住院病人30例，疗效显著，无1例出现副作用。

　　刘民叔先生用上下两信丸治哮喘。其门人谓此方出自《太平惠民方》，其主要成分为砒石。刘氏认为，砒石大辛大热大毒，专能燥痰，治寒痰坚结不解之哮喘夙疾，以及疟痢诸症。用之得当，真有劫病却痰之效，内服只可极少量合入丹丸，取其久而收功之效也。但《太平惠民方》究竟指哪本书，是否为《太平惠民和剂局方》，不得而知。编者曾查阅《中医方剂大辞典》全书，亦未能检索到此方。

　　易聘海先生认为，冷哮"非辛热不可扫除阴霾，非温肾不可治其根本"。因本草载砒石"性大热，功能益肾气，疗风痰在胸膈"，故创制砒苓冷哮丸。其组成为：白砒石6g，云苓30g，共研细末，米汤为丸（分作100丸，每丸含砒量二厘），睡前冷开水送下。此方与紫金丹主药一样，均为砒石。

　　此外，程门雪先生亦推崇紫金丹。

11. 牛黄解毒片

　　牛黄解毒片是现代中成药，据《中国药典》牛黄解毒丸成分为：牛黄、雄黄、石膏、冰片、大黄、黄芩、桔梗、甘草。

　　牛黄解毒片本不治喘，因组成有雌黄、雄黄，二药均含砒，故姜春华先生移用于哮喘。但砒能治寒喘，不适用于热喘，然因其中配以黄芩、犀角、川连，可以拮抗砒之热性。故牛黄解毒片能治热喘，或寒热不明显者。

12. 控涎丹

　　控涎丹出自《三因方》。

　　许济群先生认为，痰饮之邪其性黏滞，易于胶固凝着，而一般化痰药短期难以奏效，攻逐痰饮是急则治标之法，对痰饮实证效果尤好，使有形之痰饮得以祛除。许氏喜用控涎丹，改为胶囊剂型，早晨空腹枣汤送服 0.6 ～ 1g，连服 2 ～ 3 天，其后辅用健脾化痰方药，以绝生痰之源。董廷瑶先生治哮喘实痰壅塞之急症，亦用控涎丹。

13. 黑锡丹

黑锡丹出自《和剂局方》，另有二味黑锡丹出自《医部全录》，仅由黑铅、硫黄两味药组成。

徐伯远、徐仲才先生均善用黑锡丹。徐伯远先生说，黑锡丹有二味黑锡丹及局方黑锡丹两种，二者效果差不多，目前临床用局方黑锡丹。医书上原用来治疗肾不纳气之虚喘，而徐氏在临床上用得较宽一些，只要喘得厉害一些，即可加在汤药中煎服，每次用量 9 ～ 15g。此药不宜吞服，可导致铅中毒。徐仲才先生亦常用局方黑锡丹，他通过多年的病例总结体会到，对于寒喘兼阳虚者，附子与局方黑锡丹同用，温阳纳气力强，常收明显的平喘效果。

蒋洁尘先生经验，黑锡丹纳气定喘的作用颇为明显。凡喘急促者，无论虚实均可应用。唯注意量不可大，而且不宜常服。

朱良春先生认为，凡下元虚冷，肾不纳气致胸中痰壅、上气喘促、四肢厥冷、舌淡苔白者，用黑锡丹有温肾纳气、定喘之功。但不宜久服，以防铅中毒。

董廷瑶先生治哮喘久病累肾，确系肾不纳气之证，也认为尚可加用黑锡丹。

14. 六神丸

六神丸是雷允上诵芬堂的产品，乃雷子纯所制。

朱良春先生移用六神丸治疗哮喘。

盛国荣先生在哮喘急性发作期，善用六神丸。他认为六神丸所含的蟾酥、麝香、冰片具有通窍解痉作用，对哮喘发作时气管痉挛有良好的缓解作用，所以常用为发作期的治标药，效果卓著而无副作用。

15. 玉涎丹

据姜春华先生说，玉涎丹是一张民间单方，江南部分地区居民常用以治疗气喘。在历代医家方书里，并没有详细的记载，仅黎阳王氏秘方记载："治哮喘方：蛞蝓（即无壳的蜒蚰）十条，象贝三钱，共捣为丸，每服五分，早夜各一次。"

姜氏曾见喘剧者发作欲死，迫不及待活吞数条蜒蚰，其气遂平，后六七年未发。他所在的上海医科大学附属华山医院中医科曾于1957年1月至12月以"玉涎丹"治疗64例支气管气喘病人，总有效率为81.2%。

朱良春先生治哮喘之偏实热者，亦用玉蜒丹（编者按：姜氏作玉涎丹，而朱氏作"玉蜒丹"，但不知孰是孰非，还是两者皆可）。他说：蛞蝓具有清热解毒、消肿平喘之功，善于缓解支气管痉挛，使呼吸道通畅，分泌物大量排出；佐以浙贝母化痰定喘，疗效较佳。或取蛞蝓10条，洗净后加白糖2匙拌和，约1小时即化为黏液状，于临睡时顿服，连服7～10日后，可适当减量至喘息停止为度。一般服后，痰量排出增多，咽头有紧缩感，约数日后，痰量减少，咽头紧迫感即消失，随之喘息停止发作，且较少复发、无不良反应是其优点。据临床观察，玉蜒丹对各型发作性哮喘（除肾不纳气者外）均有助益。多数病例服后，喘促减缓、咳痰爽利，症状改善。连续服用，辅以培本之品，可以逐步治愈。

16. 治吼积方

洪广祥先生介绍了一则儿童哮喘食疗方：截哮蛋。

制法：备瓦罐或瓷盆1个，留置健康人或患者自身的24小时尿液，取新鲜鸡蛋7～10个，先在蛋壳上按序编号，将蛋略破壳但不能破膜，然后将蛋浸入盛有尿液的容器内，尿液应高出鸡蛋面半寸左右，每天换新鲜尿液 1 次，连浸 3 ～ 5 天（夏季 3 天，冬季 5 天）即可食用。

用法：每天早晨按编号顺序，依次取出截哮蛋 1 ～ 2 个，洗净连壳煮熟，然后去壳空腹服用。每次取出鸡蛋后，应及时补充，并与原序号的尾数相连接，1 个月为 1 个疗程，连食用 3 个疗程。用于哮喘缓解期，预防复发。平时对蛋类有过敏者忌服。

禹新初先生亦有童便浸鸡蛋方，与上方雷同。

洪氏谓此方渊出《万病回春》，经验证对青少年哮喘的远期疗效较好。查《万病回春》，载"治吼积方"："用鸡子 1 个，略敲碎损，膜不损，浸尿缸内三四日，夜取出煮熟，食之神效。盖鸡子能去风痰。"笔者印象中多次读到此方，《万病回春》未必为此方最早源头。

17. 现代新方

现代名医治疗哮喘，积累了丰富的经验，不少医家创制了新方，然多数还是在古方基础上的加减变化，个人以为较有特色者列于下。

姜春华先生的"截喘汤"。此方是一张辨病为主的方剂，采用古今民间及日本、朝鲜的单方而组成新方。组成为：佛耳草 15g，碧桃干 15g，老鹳草 15g，旋覆花（包煎）10g，全瓜蒌 10g，姜半夏 10g，防风 10g，五味子 6g。此方适用于各种类型的发作期哮喘病人。上海医科大学（现复旦大学上海医学院）中山医院中医科以此方为基础诊治数千例哮喘患者，并制成"截喘液"应用于临床，取得满意疗效。

饶天培先生自拟"二岩虎果汤"。此方由岩豇豆、岩白菜、虎杖、果上叶组成，专治肺热咳喘证。方中岩豇豆、岩白菜养肺化痰；虎杖清热祛痰，止咳平喘；果上叶养胃生津，润肺化痰。全方配合精当，效果确切。饶氏常用本方鲜品各 30g 或单用岩豇豆 60g 炖肉内服，治疗急性支气管炎、大叶性肺炎、小儿哮喘等无不应手取效。

洪广祥先生的"蠲哮汤"。此方重视疏利气机，消痰散瘀。其组成为：葶苈子、青皮、陈皮、槟榔、大黄、生姜各10g，牡荆子、鬼箭羽各15g。药后1～3日内，若解痰涎状黏液便，为疗效最佳的标志。

二、变法中的效药

1. 皂荚（又名皂角、猪牙皂）

傅再希先生认为，哮证发作皆由顽痰闭塞所致，痰涎胶固，不易咳出，可用小牙皂、白芥子等。服后患者咳出一些坚韧黄绿色的浓痰，哮即立止。若只用一般化痰平喘之药，犹如隔靴搔痒，无济于事。

王玉玲先生善用皂角除痰。尤在泾谓"皂角味辛入肺，除痰之力最猛"，且小儿不善咯痰，呕吐及通泄不失为祛痰之途径，服皂角后，患儿多呕吐痰涎。又配以川大黄，因肺与大肠相表里，川大黄泻下痰滞，清洁肠腑，可逐壅肺之痰，使痰浊上下分消。

毕可恩先生认为，哮喘总属肺窍闭塞，气道不通，因此在祛除病因治本的同时，要重视通肺窍定喘，他常用地龙、皂角。

吴寿生先生善用清金丹治疗哮喘，此方出自《幼幼集成》第三卷"哮喘门"。其组成：猪牙皂角一两，莱菔子一两。吴氏认为，哮喘多痰结气道，皂荚能消胸中痰结，莱菔子能下气降痰，《金匮》用皂荚丸治咳喘吐浊，今更佐以莱菔子，所谓治痰先治气，气顺则痰消，用治哮喘多痰者，疗效显著。

2. 椒目

陈孝伯先生研读朱丹溪著述，根据"诸喘不止"用椒目劫喘的经验，将椒目研粉，令患者每日服3次，每次服3g，直接吞服或装胶囊服；亦可榨油制成胶丸，每丸含 200mg，日服 3 次，每次服三五丸。10 余年来，通过大量临床观察和实验研究，证明椒目劫喘有着特殊的效果。

椒目劫喘有如下特点：① 起效快。绝大部分病例在服药后 5 分钟，自觉症状即开始缓解，胸闷减轻，气道通畅，咯痰爽快；10 分钟左右，哮鸣音显减或消失。② 临床疗效好。观察近期疗效 786 例，有效率为 87.1%，显效率为 57.9%；有些长期依赖激素的哮喘患者，服该药后能逐步递减直至停用激素。③ 运用范围广。现代医学之支气管哮喘、喘息性支气管炎、心源性哮喘、肺气肿等用之均有显著的平喘疗效。

吴涛先生亦用椒目治哮喘，同样是师法丹溪用此药"治诸喘不止"的经验。无论治寒、热哮喘，他均加用椒目 10 ～ 15g，效果很好。

徐仲才先生有时也用椒目治哮喘。根据他多年临床经验，本品与温肾扶阳药同用，可治肾虚水泛，上渍于肺之哮喘。

崔玉衡先生自拟"平哮灵胶囊"，组成为：洋金花 0.3g，地龙 5g，椒目 3g（以上 1 日量）。共研细面，装胶囊，在哮喘急发期服。椒目、地龙共用，能协助洋金花达到即刻平喘之效。

3. 胡颓叶

邵长荣先生常用胡颓叶治哮喘。此药味微苦性平，有止咳平喘作用，且能补气。配麻黄、桂枝、赤芍、白芍、射干等可提高宣肺平喘之效；配太子参，由古方清肺散演变而来，可提高免疫力，防止或减少感冒，有助于预防哮喘复发，因而治少儿哮喘常奏奇效。

徐嵩年先生治哮喘验案中，重用胡颓叶达 60g，可供参考。

4. 山慈菇

周本善先生喜用山慈菇治疗哮喘。因哮喘反复发作，必有胶痰结聚，故用山慈菇以消痰散结。常用 3g 磨成粉，分 3 ～ 4 次吞服或混和于食物中同食。他曾用此法治疗小儿咳喘40例，取得明显疗效。而且有19例患儿保持联系，连续观察半年以上，其中16例远期效果很好。

5. 人参

一些哮喘发作持续不解的患者，屠揆先先生常选用人参定喘汤（人参、麻黄、阿胶、半夏、麻黄、罂粟壳、甘草、桑白皮）。亦有部分病人年老体弱，在哮喘严重时，可发生危险。征象是头面、四肢冷汗淋漓、脉象转为细数无力或沉细，这时要提高警惕，须急投人参四逆汤（人参、干姜、甘草、附子）。特别要加重人参、甘草的用量，人参一日量可用30g。

王文鼎先生亦善用人参治哮喘。他说，哮喘中期本虚标实，此时三拗汤、大小青龙汤及射干麻黄汤均不相宜，后世人参定喘汤、人参麻黄汤皆标本同治之方，人参与麻黄同用，治疗半虚半实。但见脉上部浮数、下部两尺沉细，为上盛下虚，以下虚为主，治宜大补肺气、纳气归肾，予全真一气汤衍化方：人参30～60g（或潞党参60～90g），熟地30g，山萸肉12g，麦冬15g，五味子3g，怀牛膝10g，白芥子6g，生姜5片。王氏经验，人参小剂量应用其性上浮，大剂量应用则下沉。

李仁生先生治疗激素依赖性哮喘，善用人参。他根据不同的时期，运用不同的治法。急性发作期属危重证候，重用人参、附子、山茱萸等，一日1～2剂；稳定期以人参、虫草等滋补肺肾。

6. 熟地

黎炳南先生认为，熟地在哮喘发作期不但可用，且有其独特之效：一是痰湿内盛而肺肾阴虚者，用香燥化痰除湿之药配用本品，则燥而不耗阴，滋又不助痰，此即"润燥互用"之谓；二是肾阳虚而需用附子、肉桂者，可以熟地制其辛燥，助其化源，令其温而不燥。

周本善先生治小儿哮喘持续发作，或伴有鼻塞喷嚏，用开肺补肾法。药用：麻黄 5g，熟地 30g，坎炁 1 条，地龙 10g，蜂房 10g，炙僵蚕 10g。浓煎 2 次，滤去渣，加蜂蜜 30g 调和药液内，分 2 次温服。

顾玉龙先生善用《椿田医话》阳和饮治哮喘。此方由熟地、鹿茸、麻黄、山药、山茱萸、菟丝子、胡桃肉、附子、肉桂、茯苓、白芥子、人参组成，他重用熟地达 60g。若哮喘重症伴中运不健者，须加莱菔子、青皮、陈皮，并参张锡纯投大剂熟地时采取"徐徐温饮下"之法。

7. 罂粟壳

李凤翔治哮喘突然暴发，摸索出一急救方，为苓桂术甘汤加罂粟壳 6g，五味子 10g 煎服，可以济危于顷刻。方中罂粟壳具强有力的宁肺作用，亦能定喘止咳。

前述屠揆先先生治哮喘发作持续不解的患者，常选人参定喘汤（人参、麻黄、阿胶、半夏、麻黄、罂粟壳、甘草、桑白皮）。方中人参、麻黄、罂粟壳不能减去一味，其中麻黄与罂粟壳等量。

马荫笃先生治哮喘寒证，自拟"冬花五炙饮"。其组成为：炙款冬花 12g，炙紫菀 6g，炙枇杷叶、炙杏仁各 10g，炙罂粟壳 6g。

8. 葛根

王书臣治疗哮喘经验方"仙地合剂"含葛根，其医案亦常用葛根。此用药经验源自《伤寒论》："太阳病，桂枝证，医反下之，利遂不止，脉促者，喘而汗出，葛根黄芩黄连汤主之。"条文表明，葛根芩连汤不仅治下利，还有平喘之功。研究显示，葛根素具有改善血液循环，抗感染，抗氧化作用。预防性干预能够有效抑制哮喘大鼠气道炎症，同时纠正其凝血平衡紊乱，且效果优于地塞米松。

9. 猪胆、羊胆

丁光迪先生之祖传验方"止哮豆"，由猪胆汁、黄大豆两味组成，方中猪胆汁凉肝脾、去郁热；黄大豆宽中下气，补脾生津。全方清热补脾，肃肺止哮。哮喘无论寒热久暂都可用，尤其是麻疹或其他急性感染后所致者为良。

顾丕荣自拟化哮八宝丹治疗哮喘，此方是在《外科正宗》及《景岳全书》的五宝丹基础上加味而成。所加之药有一味羊胆，此药《本草纲目》云："善治远年咳喘。"

10. 虫类药

虫类药治疗哮喘，目前最常用者为地龙。

如朱锡琪先生认为，地龙善走窜，可解除血管、支气管平滑肌的痉挛。广东民间用地龙煎红茶（内含茶碱）治疗哮喘也有一定疗效。朱氏用于治疗哮喘、雷诺病等疾患，收效较为满意。他在临床实践中体会到，广地龙取其肉厚、肥大、白颈者为佳，韭菜地里的地龙更好。

王士福先生认为，地龙有良好的止喘作用，观其医案，最多用至120g。

周信有先生在实践中探索到全蝎、蜈蚣、地鳖虫、僵蚕、蝉衣、炒地龙、蜂房、穿山甲等虫类药具有松解支气管平滑肌的作用。蝉衣、僵蚕更具解痉缓急之功。每在辨证施治方药中选加二三味，能收到显著疗效。

孙幼立先生针对咳嗽变异性哮喘，创立"蝉衣合剂"。此方重用蝉衣18g，配僵蚕、地龙祛风解痉，桔梗、甘草、杏仁、贝母、百部宣肺止咳，枳壳理气解痉，木蝴蝶利咽止咳，加蜈蚣、蛇类、全蝎等平肝息风。

洪百年先生运用虫类药治哮喘颇有经验，他认为地鳖虫是虫类中功效最佳者，这与一般中医的认识不同，需要进一步临床验证。